基层儿科医生能力提升培训教程

主　编　李　秋　刘恩梅　华子瑜

副主编　程　茜　许红梅　于　洁　李晓庆

编　者（以姓氏笔画为序）

于　洁　王　墨　韦　红　许红梅

朱　岷　华子瑜　刘　芳　刘　晓

刘恩梅　李　秋　李晓庆　易岂建

罗征秀　赵瑞秋　洪思琦　郭振华

唐雪梅　程　茜　詹　学　魏　华

人民卫生出版社

·北京·

图书在版编目（CIP）数据

基层儿科医生能力提升培训教程 / 李秋，刘恩梅，
华子瑜主编 . —北京：人民卫生出版社，2021.8（2022.8重印）
ISBN 978-7-117-31937-9

Ⅰ.①基… Ⅱ.①李…②刘…③华… Ⅲ.①小儿疾
病 —诊疗 —岗位培训 —教材 Ⅳ.①R72

中国版本图书馆 CIP 数据核字（2021）第 161932 号

人卫智网	www.ipmph.com	医学教育、学术、考试、健康， 购书智慧智能综合服务平台
人卫官网	www.pmph.com	人卫官方资讯发布平台

基层儿科医生能力提升培训教程

Jiceng Erkeyisheng Nenglitisheng Peixun Jiaocheng

主　　编：李　秋　刘恩梅　华子瑜
出版发行：人民卫生出版社（中继线 010-59780011）
地　　址：北京市朝阳区潘家园南里 19 号
邮　　编：100021
E - mail：pmph @ pmph.com
购书热线：010-59787592　010-59787584　010-65264830
印　　刷：北京九州迅驰传媒文化有限公司
经　　销：新华书店
开　　本：787×1092　1/16　印张：21
字　　数：511 千字
版　　次：2021 年 8 月第 1 版
印　　次：2022 年 8 月第 3 次印刷
标准书号：ISBN 978-7-117-31937-9
定　　价：68.00 元

打击盗版举报电话：010-59787491　E-mail：WQ @ pmph.com
质量问题联系电话：010-59787234　E-mail：zhiliang @ pmph.com

前　言

目前的儿科学教材主要适合于临床医学、儿科学（五年制或长学制）、儿科住院医师规范化培训等学生（学员）学习及巩固儿科学专业知识使用，内容全面、专科性强且与儿科各亚专科发展水平相适应，但对于基层儿科或全科医务工作者而言，知识难度高，涉及病种多，相关诊疗要求高，无法完全满足基层医疗机构的临床实践需求。

随着国家生育政策的调整，特别是高龄产妇的增加，儿科就医需求持续增高。儿童专科医师资源的流失和集中分布，导致儿童就医地点基本聚集在儿童专科或区域中心医院，基层、社区全科医生儿科知识更新不足，对儿童病情的识别存在畏惧和认识不足的现象日益突出。加强基层医生儿科基础知识培训，逐步实现儿科常见病在基层诊疗是积极响应国家分级诊疗政策号召，切实推进儿童健康服务，主动践行《"健康中国 2030"规划纲要》的重要举措。

为了提升基层医疗机构医务人员儿科服务水平、推进分级诊疗工作顺利开展，重庆医科大学附属儿童医院于 2018 年牵头成立"重儿儿科医生联盟"，在重庆市卫生健康委员会各级领导的大力支持下，重庆地区共有 288 家基层卫生服务中心参与。为了确保培训质量，有效提升基层医疗机构医务人员儿科服务能力，在征求基层儿科医生的意见建议后，我们提出建立基层儿科服务的"六个一"标准，标准的基层儿科培训教程是其中之一。在"重儿儿科医生联盟"培训网络课程的基础上，由儿科学临床与教学经验丰富的专家执笔完成《基层儿科医生能力提升培训教程》，以儿科常见疾病临床征象为引导，以解决基层儿科常见疾病的规范化诊疗为核心目标，兼顾儿科常见危急症的识别、急救与转诊，主要包括儿童生长发育、营养等常见保健问题，新生儿复苏、黄疸与感染、支气管肺炎、贫血、惊厥、先天性心脏病、出疹性疾病、急腹症等常见疾病诊疗，新生儿代谢筛查、预防接种等常见儿科临床活动，并结合我国西部地区流行病学、经济发展等区域特点，对地中海贫血、葡萄糖 -6- 磷酸脱氢酶缺乏症、寄生虫病、营养不良等基层医疗机构相对较多见的儿童疾病的诊疗规范和医患沟通要点进行详细阐述；着重于儿科常见疾病诊断思路、常见检查检验判读、常见药物合理使用等内容，特别设置知识要点、转诊指征，同时关注儿科医患沟通技巧与人文精神培训，力图搭建基层医生在儿科常见疾病诊疗的同质化知识结构，最终真正满足基层儿科医疗服务的实践需求。

　　本书面向基层儿科医师培训,针对性、实用性强,内容与形式均有别于既往儿科教材,强调地域特点,临床要点清晰,容易掌握。希望对规范、提升基层医疗机构,尤其是西部地区医务人员的儿科服务能力起到积极促进作用。本书出版之际,恳切希望广大读者在阅读过程中不吝赐教,欢迎发送邮件至邮箱 renweifuer@pmph.com,或扫描封底二维码,关注"人卫儿科学",对我们的工作予以批评指正,以期再版修订时进一步完善,更好地为大家服务。

编者

2021 年 6 月

CONTENTS

目　录

第一章

生长发育及影响因素

知识要点

√ 基层医生应掌握儿童生长和发育的规律,用以监测全儿童期的生长发育,实现早期发现生长发育偏离;理解生长发育的影响因素,用以指导家庭创造合适的条件促进儿童生长发育。

√ 生长曲线是最基本的体格生长评价工具,丹佛儿童发育筛查量表是最基本的行为发育评价工具。必须正确应用于基层儿童保健临床。

√ 生长发育是儿童生命过程最基本的特征。儿科临床有很多问题涉及生长发育,异常的生长发育可能是某些疾病的唯一或最早的临床表现。儿科医生掌握生长发育规律有助于及时发现异常,促进儿童健康成长。

第一节　体格生长规律

学习目标

1. 掌握　体格生长的总规律。
2. 掌握　儿童体格生长的变化规律。

儿童体格生长各不相同,但都遵循共同的趋势和模式,即体格生长总规律。

一、体格生长总规律

(一)生长的连续性、非匀速性、阶段性

从受精卵到长大成人,儿童的生长发育在不断进行,即体格生长是一个连续的过程。连续的生长过程中生长速度不完全相同,呈非匀速性生长,形成不同的生长阶段。例如身材的增长,有生后第一年和青春期两个生长高峰,其他年龄段生长速度则趋近于匀速。

（二）生长的程序性

各器官系统发育有先有后。神经系统发育领先于其他系统。淋巴系统生长迅速，青春期前达顶峰，以后逐渐萎缩降至成人水平。肌肉、脂肪等其他系统的发育与体格生长平行。生殖系统的启动最晚，在青春期才启动并迅速成熟。

各个系统的发育也遵循一定的顺序。如身体各部分的生长发育，遵循头部先于躯干、躯干先于四肢、近端先于远端的顺序。

（三）个体差异

个体的生长既遵循总规律，又因受遗传与环境的影响存在个体差异。连续观察可全面了解儿童的生长状况。相对于人群"正常值"，个体自身的生长特点更为重要。

生长是一个连续的过程，以下为了讲述方便，将生长划分为青春期前和青春期两段分别讲述生长规律。

二、出生至青春前期体格生长规律

（一）体重的增长

出生体重与胎龄、性别及母亲妊娠期营养状况有关。一般早产儿体重较足月儿轻，男童出生体重大于女童。我国 2005 年 9 市城区儿童体格发育调查结果显示，男婴中位数体重是 3.32kg，女婴是 3.21kg。新生儿在初生数天内因摄入不足、胎粪及水分排出可出现生理性体重下降，一般在第 7~10 天恢复至出生体重。如果及时喂哺，可减轻甚至避免新生儿生理性体重下降。如果体重下降超过 10%，或到第 2 周仍未恢复到出生体重，应考虑喂养不足或病理原因。

生后 3~4 个月的婴儿体重约为 6kg，是出生体重的 2 倍；1 岁时约为 9kg，为出生体重的 3 倍；2 岁时约为 12kg，为出生体重的 4 倍。可以看出，体重的增长是非匀速的，生后第一年增长最快，是第一个生长高峰。在第一年中，生后前 3 个月体重的增长约等于后 9 个月的体重增长。2 岁后体重增长速度趋于平稳，至青春前期体重年增长约为 2kg。体重有性别差异，同龄男孩略重于女孩。

（二）身材的增长

出生时身长男童平均约 50cm，3 月龄时约 61~63cm，1 岁时约 75cm，2 岁时约 86~87cm，女童身长与男童大致相同，略低于男童。身长的增长规律与体重相似：生后第一年是增长最快的时期，是第一个生长高峰，前 3 个月身长增长约等于第一年后 9 个月身长增长。2 岁后身长的增长速度趋于平稳，到青春前期每年身高约增长 5~7cm。与体重相似，身材有性别差异，同龄男孩略高于女孩。

（三）头围的增长

新生儿出生时头围比胸围大，平均 34cm。3 月龄时约 40cm，1 岁时约 46cm，2 岁时约 48cm，5 岁时约 50cm，10 岁时约 53cm，15 岁时达成人头围。头围增长的规律与体重、身材增长规律相似：生长是非匀速的，生后第一年为生长高峰，婴儿前 3 月龄头围的增长约等于后 9 个月增长的总和，与此期中枢神经系统的迅速发育一致；2 岁后头围增长减慢，所以除非特殊监测需要，3 岁后不再测量头围。

（四）胸围的增长

出生时胸围平均约 32~33cm。胸围在第一年增长最快，1 岁时胸围约等于头围，出现头、胸围生长曲线交叉。1岁后胸围开始超过头围。

三、青春期体格生长规律

青春期启动的标志是女孩在9~11岁乳房增大,男孩在11~13岁睾丸增大,此为青春前期。青春期前1~2年身高增长减慢。进入青春前期后,身高增长加速。1~2年后,进入青春中期,是身高增长的高峰期,持续1年左右,女孩身高每年增长约8~9cm,男孩身高每年增长约9~10cm。进入青春后期,身高增长速度减慢。青春期体重也迅速增长。儿童体形在青春期出现显著的性别差异:男孩肩部增宽、下肢较长、肌肉增强,形成倒三角体形;女孩耻骨和髂骨下脂肪堆积,臀围增大,呈三角形体形。

(刘 晓 程 茜)

第二节 生长监测和评估

学习目标

1. **掌握** 体格评价的方法、标准。
2. **熟悉** 体格监测常用的指标,对评价结果的解释。

体格生长的变化在生长发育过程中最容易被观察到,体格指标通过用度量衡工具测量可以清楚呈现。定期进行体格生长监测,不仅可以了解体格变化,还可以与以往的测量值对比,了解生长变化的趋势,有利于早期发现异常。年龄越小体格生长变化越快,监测的频率应该越高,随年龄增长,体格生长趋于稳定,监测的频度可以减少。

一、监测常用指标及监测目的

1. **体格监测常用指标** 常用指标有体重、身长/身高、头围、胸围等。体重是身体所有组织器官体液重量的总和,是反映营养状况的敏感指标;身长/身高是指头顶到足底的垂直距离,包括头、脊柱和下肢总的长度;头围是头的最大围径,反映颅骨和大脑的发育;胸围指经乳头过肩胛角下绕胸一周的长度,反映胸廓的情况。

2. **定期进行体格监测的目的** 了解儿童生长的轨迹,各项体格指标生长是否在正常范围,及时发现生长的偏离的原因,进行早期干预。儿童年龄越小,生长速度越快,因此早期的监测应该频率越高,随年龄增长,生长速度减慢,监测的频率可以降低。通常在6月龄以下的婴儿,要求每个月进行一次体格指标监测,对于早产儿或低出生体重儿,间隔时间还可以更短,以利于早期纠正不良因素导致的体格生长偏离。6~12月龄,每2~3个月监测一次;12~36月龄每3~6个月监测一次;3岁后可每年监测一次,直至18岁。

二、体格生长评价

体格生长评价是指把个体体格生长指标与国家或国际的标准参照值做比较,得到个体生长状况的结果。世界卫生组织(World Health Organization,WHO)推荐使用的参照值标准为国际标准。我国目前使用的是国家卫生健康委员会推荐的 2005 年中国九省市儿童生长标准,分别有 0~18 岁儿童年龄的体重、年龄的身长或身高、身高的体重、年龄的体质指数(body mass index,BMI)的参照值表和生长曲线。在 WHO 官方网站和国家卫健委官方网站可下载儿童青少年标准生长曲线及儿童生长标准数值表。

对于特殊疾病儿童,如唐氏综合征、先天性软骨发育不全、脑瘫和一些遗传性疾病等在国外有专门的生长曲线,中国目前尚未完善。

儿童体格指标的正常值范围:采用均值离差法为 $\overline{X} \pm 2SD$,采用百分位法为 $P_3~P_{97}$。

全面的体格评价需要对体格单项指标的生长水平、生长速度以及两指标间关系如匀称度作出评价。正常儿童的体格生长监测,也需要评价生长水平、速度和匀称度。

生长水平是将某一年龄点获得的某一体格指标与参照值进行比较,得到的该儿童在同年龄、同性别人群中所处的位置。所有体格测量的单项指标均可评价其生长水平。结果以上等、中上等、中等、中下等及下等表示。

定期连续监测各生长指标的增长情况,可以获得儿童每个单项体格指标在某一段时间的变化值,称为生长速度。将此变化值与同一时间段参照值的变化做比较,可以判断该项体格指标是生长正常、增长不足、未增长、下降,还是加速生长。生长速度在评价时更为重要,因为它是以长期监测为前提的,评价生长速度能够早期发现生长轨迹的偏离,不仅对正常儿童生长监测非常重要,也利于尽早发现慢性病儿童营养方面存在的问题,还能评估营养干预的效果。

匀称度常用体型匀称度和身材匀称度反映体格指标间的关系。体型匀称度可以通过标记身长(身高)的体重或年龄的体质指数曲线进行判断。目前国际推荐对儿童青少年用 BMI 作为肥胖筛查工具。如果年龄的 BMI 大于第 95 百分位,则为肥胖,在第 85 百分位与第 95 百分位之间,则为超重。身材匀称度常用坐高 / 身高的比值来表示,其比值随年龄增长逐渐减小。

无论选择国际或国内的标准,生长曲线都是最直观的便于临床使用的评价工具。每次进行测量后,把体格测量值描记在相对应的生长曲线图上,不仅可以判断该儿童在同质人群中的生长水平,还可以通过连续的数据标记,观察被监测者的生长速度和生长轨道,从而作出正确的评价。体格生长评价是对儿童目前体格生长状况的定量描述,医生可发现某些疾病的早期表现。但是,体格生长异常不是作出疾病诊断的唯一依据,必须结合病史、体检及相关的实验室检查等。医生解释生长曲线标示出来的结果应该谨慎和客观,需要仔细询问病史和进行体格检查,既不能漏掉诊断的线索,又要避免给家长和儿童造成不必要的焦虑紧张。

(程　茜)

第三节　发育里程碑

学习目标

1. 掌握儿童大运动、精细运动、语言、个人社会能力的发育里程碑。
2. 熟悉感知觉发育里程碑。

儿童神经心理发育是一个连续且复杂的过程,遵循一定的规律,但不同阶段各有自身的特点。正常的感知觉器官的发育和神经系统的发育是儿童心理行为发育的基础。对于婴幼儿而言,神经心理发育大量地反映在日常行为中,包括大运动、精细动作、语言及个人社会能力的表现,重要的发育技能所获得的时间称为发育里程碑。

1. **感知觉发育**　感觉就是通过各种感觉器官从外界环境中选择性地取得信息的能力,也就是人脑对直接作用于感觉器官的客观事物的个别属性的反映,如形状、颜色、声音、味道、温度、软硬等。这对儿童神经心理发育非常重要。知觉是在感觉的基础上产生的,是对作用于感觉器官的事物的各个部分和属性的整体反映。在婴幼儿早期的神经心理发育中,感知觉占着主导的地位,对儿童的运动、语言、社会适应能力的发育起着重要促进作用。感知觉发育异常也会影响儿童的行为发育。

(1)视觉发育:视觉是重要的感知觉,与运动发育的关系极大,尤其是精细运动的发育。新生儿已经具有视觉感应功能,瞳孔有对光反应,强光可以引起闭眼。新生儿视野较窄,只有焦距为 15~20cm 的物体才能看得清楚,所看到的物品也仅是粗略的轮廓。婴儿 1 月龄出现头眼协调,头可随移动的物体水平方向转动 90°。3~5 月龄时,头眼协调好,头部可灵活转动,头随物体水平转动 180°。8~9 月龄深度视觉开始发育,通过视觉能估计对象的距离,能看到小的物体,当婴儿学会爬之后,深度知觉可以使他们避免从床上、台阶上摔下来。2 岁时视力达到 0.5,4~5 岁时视力达到 1.0,能阅读书本和黑板上的符号和文字。视感知发育的关键年龄是 3 个月至 6 岁。

婴儿早期如果不注视人脸,不跟随物体运动,要考虑到视觉异常的可能。学龄前儿童如视觉异常可出现动作不协调或易摔跤。以上情况均需进一步进行专科检查。

(2)听觉发育:听觉与儿童语言理解及表达和社交能力发育都有关。在胎儿 20 周左右听觉系统就开始发育,胎儿后期听觉已经比较灵敏。但是新生儿出生时鼓室没有空气,听力较差。生后 3~7 天听觉敏锐度有很大提高。3~4 月龄婴儿听到声音头可以转向声源,出现头耳协调。7~9 月龄可听懂语气,10~12 月龄叫其名字已有应答的反应,1~2 岁可听懂简单指令。到了 4 岁,听觉的区别能力更进一步。听觉的发育持续至少年期。

如果婴儿对声音没有反应或不敏感,需考虑有听力异常的可能。听力损失儿童的语言发展取决于干预的时间,6 月龄前干预最有效,干预后其语言技能(手势或口语)可达到正常儿童水平。因此,早期发现听力障碍并及时干预非常重要。

2. **大运动发育**　大运动就是身体对大动作的控制,运动扩大了儿童同外界的联系。儿童大运动发育首先表现为头的控制,然后是躯干发育,最后是下肢的发育。即儿童大运动总是按照抬头、翻身、坐、爬、站、走、跑、跳的顺序发育(表 1-1)。

表 1-1　0~3 岁儿童大运动发育

里程碑	达到的平均年龄	发育异常警示
俯卧抬头	2 个月	4 个月不能抬头
俯卧位翻到仰卧位	4 个月	
独坐	6 个月	8 个月不能独坐
爬行,爬到坐位转换	8 个月	

续表

里程碑	达到的平均年龄	发育异常警示
独站片刻	10 个月	13 个月不能独站
独自行走	12 个月	15 个月不能独走
会跑	16 个月	
单足跳	3 岁	

达到发育里程碑的平均年龄,通常指人群中 50% 的人能够获得这一技能的年龄,可以作为一个正常婴幼儿发育的指导。但是大运动发育是存在个体差异的,正常年龄跨度比较大。作为临床医生,应该关注整个动作发育的进程。如果儿童 4 个月不能抬头,8 个月不能独坐,13 个月不能独站,15 个月不能独走,临床上需要考虑大运动发育可疑迟缓。可能的原因有脑瘫、广泛的发育迟缓、原发的肌肉疾病等,需进一步评估和检查。

3. **精细运动**   精细动作是指手和手指的动作及手眼协调能力。手部精细动作的健全发展、精细运动的发育更需要视感知的协调,两者密切相关。

新生儿两手握拳很紧,2~3 个月时两手握拳姿势逐渐松开,3~4 个月随着非对称颈紧张反射的逐渐消失,婴儿可以将手伸至中线,可胸前玩手,有吃手动作。随着 5~6 个月握持反射消失,这个阶段的宝宝可以有意识取物。6~7 个月时宝宝可用拇指和其他 4 个手指抓起小物体,并把物品从一只手交到另一只手,出现物品换手与捏、敲等探索性动作,可以比较物品。8~9 个月时精细动作进一步复杂化,能用拇指和示指对捏拿起小物品了。随着眼手协调的进一步发展,12~18 个月时儿童可用笔乱画,18 个月时可搭 2~3 层积木。2 岁会折纸,在这个年龄阶段,折纸仅限于将纸对折,此时还可以一页一页地翻书。2~3.5 岁时能搭桥,能自己穿袜子、鞋子。更大儿童的精细运动更多的就体现在灵活的握笔、写字等方面(表 1-2)。

表 1-2   0~3 岁儿童精细运动发育

里程碑	达到的平均年龄	发育异常警示
手过身体中线,可玩手	3 个月	
伸手触及物品	4 个月	6 个月不能伸手抓物
换手	5 个月	9 个月不能换手
拇指、示指捏起小的物品	9 个月	12 个月不能拇指、示指取小丸
乱画	13 个月	
搭 2 层塔	15 个月	
搭 6 层塔	22 个月	

如果 6 个月不能伸手抓物,9 个月不能换手,12 个月不能用拇指和示指捏小的物品,要考虑有精细运动发育的迟缓。精神发育迟滞、视力异常、严重肌张力低下或增高(如脑性瘫痪)都会导致精细运动发育迟缓或异常。

4. **语言发育**   语言是人类所特有的一种高级神经活动,是表达人的思想、观念的心理过程。从广义上讲,文字、说话、视听信号、手势都属于语言的范畴。语言发育在婴幼儿认知和社会功能的发生发育过程中起着重要作用。

语言产生的生理条件,首先是语言信号通过听感受器接受,然后传入语言中枢,最后通过发音器官产生语言。因此,评价儿童语言发育需评价听觉、发音器官及大脑功能。三者是语言获得的生理基础。任何一方面发育异常,都会影响语言的发育。语言发育的重要条件是外部语言环境的刺激,儿童语言发育也必须在合适的语言环境下获得。

语言发育 1~6 个月为发音阶段,7~11 个月为学语阶段,1~3 岁为单词单句阶段。其中,7~24 个月是语言理解的关键期,2~3 岁是语言表达的关键期。一般是在 1 岁左右,会有意识地叫"妈妈"或"爸爸",意味着婴儿真正开始用语言与人交往,标志着语言的产生,进入语言阶段。12~18 月龄的幼儿单词词汇增加到约 20 个,出现不完整的单词句,内容限于儿童日常生活有关的事物,而且多为名词。18~24 月龄时词汇量骤增,进入词语暴发期,出现 2 个单词组合的动词短语阶段。如"妈妈坐""外外去",表达的意思比单字词明确。幼儿词汇量明显增多,用词较恰当,大部分是完整句、复合句,形容词、代词、连词也逐渐增多。能在交流中应用已学词汇,例如能表达自己的意图,说出自己的姓名、年龄,认识常见的物品、图画,遵循连续 2~3 个指令。3 岁时平均掌握 1 000 个词汇,几乎能够表达日常生活中经历的所有事情(表 1-3)。

表 1-3　0~3 岁儿童语言的发育

年龄	接受性语言	表达性语言	发育异常警示
1 个月	对声音敏感		
2 个月	社会性微笑	发类似元音的声音	
6 个月	对自己的名字有反应	单音节	
8 个月		无意识地说"mama,baba"	
12 个月	理解家庭成员名称,熟悉物品名称	说"妈妈,爸爸",示指指物示需要	
15 个月	理解物品名称,身体部位,简单词组,如"不要"	说 2 个字的词	
18 个月	图片、物名	15~20 个词,手势动作	18 个月不会说话
24 个月	更多的物名、图片、简单指令	说 2~3 个字的短语,词汇量扩大	24 个月词汇量少于 30 个
36 个月	几乎所有物品名称,方位,简单的数量,2~3 步指令	说短句,正确的用词,简单的介词,量词	30 个月无短语

相对于其他感觉运动能力而言,婴儿语言发展进程的速度和质量受语言环境的影响更大。语言发育个体差异比较大,但是如果 18 个月不会说话,24 个月词汇量小于 30 个,30 个月无短语,临床上需考虑语言发育迟缓,应进一步检查。

5. 个人社会能力发育　个人社会能力发育是儿童在生长发育过程中获得的自理能力和人际交往能力,又称"社会适应性能力"。儿童个人社会能力是神经、心理发育的综合表现,与儿童智力发育、独立生活能力、社交能力有关。

新生儿可出现无意识的微笑。1~2 个月出现社会性的逗笑,是对人的反应。到了 5~8

个月,能够区别熟人和生人。7~11 个月,可以做再见表达。大约 10~14 个月的时候,会示指指物。儿童的同伴交往是社会化过程的重要部分。6 个月前婴儿的同伴交往没有社会意义,6 个月后才出现了对同伴的微笑和发声,但只有极短暂的相视、微笑或是触摸。1.5~2.5 岁的幼儿开始出现交往性游戏,如相互对话或给玩具,仍以单独游戏为主。在 3 岁左右社会性游戏明显增多。

2 岁幼儿可初步建立自我照顾能力,如自我进食、如厕训练。如厕训练可在 1 岁半开始,但最佳的时机因人而异,开始训练的前提是儿童具有一定的控制大小便能力和如厕的兴趣。到了 2~3 岁,大多数孩子都会自发的模仿家长或同伴的如厕行为。2.5~4.5 岁可以穿脱衣服。这里年龄跨度比较大,与父母的教养态度是有关系的。如果父母鼓励宝宝独立自主,这些能力的获得可能更早(表 1-4)。

表 1-4　0~3 岁儿童个人社会能力发育

里程碑	达到的平均年龄	发育异常警示
社会 / 游戏能力		
逗笑	2 个月	3 个月不能逗笑
区别熟人和生人,回避陌生人	6 个月	
示指指物表示需要	12 个月	15 个月不能示需要
平行游戏(与其他儿童一起玩,但各玩各的)	24 个月	
参加互动游戏	36 个月	
生活自理能力		
使用勺子、杯子	15 个月	
穿、脱部分衣服	24 个月	
使用便盆或使用卫生间	2~3 岁	

如果 3 个月不能逗笑,15 个月不能示需要,要考虑个人社会能力发育迟缓的可能,需进一步检查。如果儿童是以个人社会能力的异常为主要表现,要警惕孤独症谱系障碍的可能性。

(魏 华　程 茜)

第四节　发育筛查与评估

学习目标

1. 掌握　丹佛儿童发育筛查量表的操作方法和结果判读,筛查法和诊断法的区别。
2. 熟悉　常见的发育评估方法和适应证。

进行儿童发育评估的主要目的:监测儿童的发育水平,早期发现异常;为发育障碍性疾病的诊断和鉴别诊断提供依据;在患儿随访过程中辅助评价疗效和判断预后。发育评估步骤一般分两步:先筛查性测试,确认异常后再做诊断性测试。如果是非常明显的异常,可以直接进行诊断性测试。基层医疗机构受限于测评技术与条件,适合开展发育筛查,需要进行诊断性测试的患儿应及时转诊。

1. 心理测验的基本要求 测试结果的可靠性与测试过程的严谨程度密切相关,心理评估需按指导手册进行规范操作。

(1)对测试者的要求:测试者应具有儿童神经心理发育的知识,并获得儿童心理测验资格。善于根据儿童特点选择恰当的交流方式,使其在测试中充分展示能力。解释测试结果要谨慎、合理。遵守保密原则,对测试资料、工具、测验程序、记录纸张和指导语等物品要注意保管,不能将测试方法、评分标准及结果向非专业人员公开。

(2)对受试儿童的要求:受试儿童测试时应精神饱满,情绪愉快。根据情况可适当允许中间休息。原则上测试时避免家长在身边,如儿童难以离开父母,可允许家长一人在旁,但事先要约定家长不给任何指导或暗示。

(3)对测试环境的要求:光线柔和、安静、温度适宜。房间相对封闭,布置简单,色调单一。使用的桌椅高低、大小要适宜舒适。

2. 筛查性测试

(1)丹佛发育筛选测验(Denver Developmental Screening Test,DDST):由美国儿科医生 Frankenberg 和心理学家 Dodds 在丹佛制订,发表于 1967 年,1975 年修改。项目从左下到右上呈阶梯形排列,难度递增。

1)适宜年龄:2 月龄 ~6 岁(最适宜年龄 2 月龄 ~4.5 岁)。

2)目的:儿童发育筛查及高危儿的发育监测。

3)测试内容:国内修订的 DDST 共 104 项,分布于四个能区,即个人社会能力、精细动作适应性、语言和大动作。

4)测试程序:每个能区的测试应按由易到难顺序进行。为节省检查时间,可自年龄线左侧的 3 个项目开始,然后向右直到连续 3 个项目不能通过为止。每个项目可重复 3 次。每个项目的测试结果记录:P(通过)、F(失败)、R(不合作)、NO(无机会或无条件完成)。

5)结果评定:测试结果有异常、可疑、正常及无法解释四种。

1981 年 Frankenberg 精简修改测查项目,称 Denver Ⅱ。Denver Ⅱ 要求先测查年龄线左侧的 3 个项目,4 个能区共 12 个项目,缩短筛查时间。如果 12 个项目全部通过,评定结果为正常;12 个项目不是全部通过,则按照前述方法,切年龄线的项目都要检查,再作结果判断。

(2)瑞文测验联合型(Combined Raven's Test,CRT):是一种非文字的智力测验,由英国的 Raven 于 1938 年创制。我国进行了全国常模修订。

1)适宜年龄:5~75 岁,个别测试或集体测试。

2)目的:测验观察力及抽象推理能力。

瑞文测验具有一般言语文字智力测验所没有的优势,可以在语言交流不便的情况下实施,适用于各种跨文化的比较研究,且省时省力,是大规模智力筛查的较理想工具。

(3)Peabody 运动发育量表(Peabody Developmental Motorscales 2,PDMS-2):由美国 Folio 及 Dubose 于 1974 年出版试验版,1983 年正式出版商业版。国内目前使用的是其第 2

版的中国标准化版本。

1）适宜年龄：0~5 岁。

2）目的：评价运动功能，对两侧肢体运动可分别进行。

（4）早期语言发育进程量表（Early Language Milestone Scale, ELMS）：由美国儿科医生 CoplanJames 编制，中国修订部分项目后于 2005 年完成上海地区标准化。

1）适宜年龄：语言发育年龄 0~3 岁的儿童。

2）目的：评价口头语言的理解和表达，以及肢体语言的理解和表达能力。

3. 常见临床问题及沟通要点

（1）同类量表怎样选择：首先要明确测试目的，是评估儿童的单项能力还是整体能力，然后考虑测试对象的发育年龄（不一定是生理年龄），这样去选择量表才有方向性。

（2）如何应对家长拿着其他医院的发育评估结果要求解释：首先要确认测评结果来自有测评资质的单位，然后确认被试者表现与平时一致，这样的测试结果才有临床意义。需要强调的是，评估结果仅是临床诊断的参考，医生不能单纯根据测试结果进行诊断。

（刘　晓　程　茜）

第五节　生长发育影响因素

学习目标

熟悉　儿童生长发育的影响因素，包括遗传因素和环境因素。

影响儿童生长发育的因素很多，概括起来有两大类，即内在的遗传因素和外在的环境因素。遗传因素决定生长发育的可能性，即决定了生长发育的潜力；而环境因素影响该潜力的正常发挥，决定发育的速度及最终可达到的程度，即决定了生长发育的现实性。儿童的生长发育过程也就是的遗传因素和环境因素相互作用的过程。

1. 遗传因素　遗传是影响体格生长的重要原因，身材高矮、体型、性成熟的早晚等主要受遗传因素的影响。一些遗传性疾病，如代谢缺陷病、染色体畸变可直接严重影响儿童整个生长过程。同时遗传控制从胚胎到青少年的脑发育、智力潜力，是儿童神经系统发育和心理行为发展的基础及决定因素。

2. 环境因素　环境对体格生长的影响同样不能忽视。营养是儿童体格生长的物质基础。儿童处于迅速成长阶段，需不断从外界摄取各种营养素以满足生长需要。宫内或生后早期营养不良可影响体格生长发育。任何引起生理功能紊乱的急、慢性疾病均可直接影响儿童的体格生长。如急性腹泻、肺炎可致儿童体重下降；严重心、肝、肾脏疾病可致儿童生长发育迟缓；某些内分泌疾病，如生长激素缺乏症、甲状腺功能减退症可严重影响儿童的体格生长。胎儿生长与母亲的生活环境、营养、疾病、情绪等密切相关。若妊娠期母亲身体健康、营养丰富、心情愉快、环境舒适，胎儿发育良好；若妊娠期营养缺乏、吸烟、酗酒、感染、创伤、滥用药物、接触放射性物质等，可致胎儿流产、畸形或先天性疾病。同时良好的生态环境，如充足的阳光、新鲜的空气、清洁的水源等自然环境也有益于儿童健康生长。

　　良好的胎儿环境,包括母亲的营养,避免疾病、酒精、烟草等,使胎儿神经系统正常发育,是生后儿童神经心理发育的基础。在生后早期发育时期,中枢神经系统的连接在快速形成的同时并修剪无用的连接,因此丰富的环境确保突触连接的生长和维持。儿童脑功能潜力很大,尤其是神经系统迅速发育的早期阶段,如能及早充分利用环境刺激神经系统发育,将对儿童智能潜力的发挥十分重要。家庭环境是儿童接触的第一社会环境,家长教育儿童的态度、情绪、个性品质和文化修养与儿童的心理行为发展密切相关。教养的基本原则是教育和训练适合儿童发育年龄,采用较儿童发育规律及顺序略为提前的方法,过分提前会增加儿童的恐惧感使学习困难,早期的启蒙教育和训练将失败。

(魏　华　程　茜)

第二章

营养及喂养

第一节 营养需要

学习目标

1. 掌握 重要营养素的参考摄入量。
2. 熟悉 重要营养素的来源。

营养素分为能量、宏量营养素(包括碳水化合物、脂类和蛋白质)、微量营养素(包括矿物质和维生素)、其他膳食成分(膳食纤维、水及其他生物活性物质)。

1. 能量 能量是维持生命的动力,人体需要的能量来自食物中的宏量营养素,包括蛋白质、脂肪和碳水化合物。

能量的需要量(estimated energy requirement,EER)是指能长期保持良好健康状态,维持良好体型和机体构成及理想活动水平的个体或群体,达到能量平衡时所需要的膳食能量摄入量。儿童的能量需要量定义为一定年龄、体重、身高、性别的个体,维持能量平衡和正常生长发育所需要的膳食能量摄入量。儿童的基础代谢率较成人高 10%~15%,而且各种器官的能量消耗与器官的大小、功能有关,如在婴儿期,脑消耗的能量约为基础代谢热量的 60%。生长发育是儿童所特有的,所消耗能量与生长速度呈正比。能量供给足够,生长发育持续进行,反之则减慢或停滞;活动消耗的能量与活动类型、强度、时间等有关,儿童在这一部分的能量消耗变化较大;食物生热效应所需能量与食物的种类、摄入的量等有关,蛋白质的生热效应最大;食物中的蛋白质、脂肪和碳水化合物不可能完全被消化吸收,它们的代谢产物也要从体内排出,都使能量丢失。上述五方面的能量分配一般认为基础代谢所需约占 50%,生长发育和体力活动约占 35%~40%,食物生热效应约占 5%,排泄约占 10%。

临床观察发现,尽管很多儿童同样的摄食量,体重却不会完全相同,均按照自己的体重生长轨迹生长;婴儿可以通过增加食物摄入量来弥补低能量密度食物和低消化率以满足能量需求;营养不良患儿恢复过程中可观察到,当接近同龄儿正常体重和身高时,他们的食欲明显减弱。说明能量有自身调节的方式。

许多常见的病理状态可以改变能量的需求,如感染、先天性心脏病、严重创伤、支气管肺发育不良等。长期能量不足可以引起生长迟缓,降低免疫力,增加发病率和死亡率,而长期摄入超过能量需要也破坏了能量的平衡,使能量储存增加而导致肥胖,增加 2 型糖尿病、高血压等肥胖共患病的危险性。在儿童时期,生长速度可以作为衡量能量摄入是否充足的观察指标。分析影响能量平衡的因素,常可以解决相应的临床问题。中国儿童膳食能量需要量见表 2-1。

表 2-1　中国儿童膳食能量需要量

年龄(岁)	能量(kcal/d)					
	身体活动水平(轻)		身体活动水平(中)		身体活动水平(重)	
	男	女	男	女	男	女
0~	—[a]	—	90kcal/(kg·d)	90kcal/(kg·d)	—	—
0.5~	—	—	80kcal/(kg·d)	80kcal/(kg·d)	—	—
1~	—	—	900	800	—	—
2~	—	—	1 100	1 000	—	—
3~	—	—	1 250	1 200	—	—
4~	—	—	1 300	1 250	—	—
5~	—	—	1 400	1 300	—	—
6~	1 400	1 250	1 600	1 450	1 800	1 650
7~	1 500	1 350	1 700	1 550	1 900	1 750
8~	1 650	1 450	1 850	1 700	2 100	1 900
9~	1 750	1 550	2 000	1 800	2 250	2 000
10~	1 800	1 650	2 050	1 900	2 300	2 150
11~	2 050	1 800	2 350	2 050	2 600	2 300
14~17	2 500	2 000	2 850	2 300	3 200	2 550

a:未制定参考值者用"—"表示

2. 蛋白质　蛋白质是维持生命不可或缺的营养素,是机体所有细胞的主要结构和功能组件。食物的优劣可以通过含蛋白质的多少和是否为优质蛋白来判定,而衡量蛋白质的品质是以人体摄入后产生的效果为依据的。蛋白质中各种必需氨基酸所含比例越高,与人体蛋白质的氨基酸模式越接近,其必需氨基酸在体内的利用率高,则称为优质蛋白。动物蛋白如鸡蛋、肉、鱼、乳类为优质蛋白,植物蛋白除大豆蛋白外,因其他植物蛋白的消化率低,赖氨酸或含硫氨基酸含量不足,不能成为优质蛋白。

正常婴儿比成人单位体重需要更多的蛋白质,而且要求蛋白质中有较高比例的必需氨基酸。人奶和配方奶的蛋白质中含有足量的必需氨基酸,包括半胱氨酸、酪氨酸和精氨酸。安排膳食时如果能有几种不同食物的蛋白质同食,则可以互相补充必需氨基酸的不足,提高蛋白质的利用率和生理价值,这种作用称为蛋白质的互补作用。比如豆类和谷类的混合,豆类富含赖氨酸,而谷类缺乏赖氨酸,两者一起食用可以实现蛋白质的互补,提高蛋白质的利用率。

性别、年龄、生长情况、疾病及饮食中其他营养素充足与否、遗传等因素等都可以影响人体对蛋白质的需要。中国营养学会 2013 年儿童蛋白质的参考摄入量见表 2-2。为了保障儿童的生长发育,特别在婴幼儿阶段的生长发育,必须保证食物中蛋白质的供给量,并且优质蛋白在其中应占 50% 以上。合理膳食中蛋白质提供的能量总能量比例为 8%~15%。

表 2-2　中国儿童膳食蛋白质参考摄入量

年龄(岁)	平均需要量(g/d)		推荐摄入量(g/d)	
	男	女	男	女
0~	—[a]	—	9(AI)	9(AI)
0.5~	15	15	20	20
1~	20	20	25	25
2~	20	20	25	25
3~	25	25	30	30
4~	25	25	30	30
5~	25	25	30	30
6~	25	25	35	35
7~	30	30	40	40
8~	30	30	40	40
9~	40	40	45	45
10~	40	40	50	50
11~	50	45	60	55
14~17	60	50	75	60

a: 未制定参考值者用 "—" 表示

蛋白质摄入不足、摄入过量及摄入的量占总能量的比例不合适,均可能对机体不利。蛋白质摄入不足或摄入明显低于总能量的比例,则可能发生蛋白质能量营养不良。成人研究显示,蛋白质摄入高于推荐摄入量,可能使尿钙排出增加,导致骨质软化或增加肾结石形成的危险,而且过多的蛋白质摄入与动脉粥样硬化患病率和癌症的风险之间有相关性;还有研究显示,随着蛋白质摄入量的增加,可导致机体清除产物氮的能力下降,小婴儿摄入过高蛋白质可能会导致酸中毒、氨基酸血症,甚至管型尿。但是关于蛋白质过量摄入对机体影响研究的结果并不一致,特别是对儿童的影响研究较少。

3. 脂肪　脂肪是除碳水化合物外机体第二大产能物质,是提供热量最多的营养素。膳食脂肪的主要来源有肉类、黄油、牛奶、奶酪、蛋黄、菜油、人造黄油、烘焙食物和油炸食物。膳食脂肪由多种饱和脂肪酸、单不饱和脂肪酸、长链多不饱和脂肪酸和胆固醇等组成。

必需脂肪酸(essential fatty acid,EFA)是指人体不能合成必须由膳食提供的某些多不饱和脂肪酸。EFA 及其衍生物是磷脂的主要结构成分,而磷脂是细胞膜、亚细胞器膜、神经膜等生物膜的重要结构和功能成分。体内胆固醇与必需脂肪酸或其衍生物结合形成胆固醇酯,在体内运输代谢。必需脂肪酸缺乏,可以导致体内胆固醇转运障碍,沉积于血管壁而导致动脉粥样硬化。必需脂肪酸的衍生物是很多重要活性物质的前体,参与所有细胞的代谢活动,并与炎症、免疫及心血管病等重要的病理过程相关。EFA 对儿童的生长发育,特别是对中枢神经系统、视力和认知的发育有重要作用。比如 n-3 系列的 α- 亚麻酸(linolenic acid,ALA)和 n-6 系列的亚油酸(linolic acid,LA),LA 在体内可衍生为花生四烯酸,花生四烯酸可衍生为二十碳五烯酸和二十二碳六烯酸。婴幼儿中枢神经系统处于重要发展时期,对脂肪的需要高于成人,特别是必需脂肪酸的需要,但是过量的脂肪摄入,尤其是饱和脂肪酸的摄入,可能增加肥胖、心血管疾病、肿瘤的危险性,所以在制订合理正确的膳食计划时,既要保证足够的脂肪摄入,又要考虑脂肪酸的构成。

2013 年中国营养学会对婴儿期脂肪的推荐:脂肪提供的能量应占总能量的 45% (35%~48%),其中 LA 占总能量供给的 7.3%,ALA 占总能量的 0.87%;随着年龄的增长,脂肪占总能量的比例下降,年长儿为 20%~30%(表 2-3)。婴儿出生时对脂肪的消化吸收及代谢的功能是不成熟的,参与脂肪水解的舌脂酶、胃脂酶、胰脂酶和辅脂酶活性不足,几周后活性逐渐增加。人乳中的脂蛋白脂肪酶和胆盐刺激脂酶可以帮助脂肪的消化,胆囊释放的胆汁酸有利于脂肪的吸收。长链不饱和脂肪酸比饱和脂肪酸更容易吸收。

表 2-3　中国儿童膳食宏量营养素供能百分比

年龄(岁)	总碳水化合物/(%E[a])	总脂肪/(%E)
0~	—[b]	48(AI)
0.5~	—	40(AI)
1~	50~65	35(AI)
4~	50~65	20~30
7~	50~65	20~30
11~	50~65	20~30
14~17	50~65	20~30

a:%E 为占能量的百分比

b:未制定参考值者用"—"表示

4. 碳水化合物　碳水化合物是人类能量主要的和经济的来源,也是人类生存最基本和最重要的食物能源。它还有降低胆固醇、增加钙盐吸收、在结肠内作为短链脂肪酸的来源、增加粪便体积及促进排便等作用。碳水化合物主要包括单糖、双糖、低聚糖和多糖。膳食碳水化合物主要来源于谷类、薯类、根茎类蔬菜和水果等,乳类提供的乳糖也是碳水化合物。人类摄入的能量中,碳水化合物占总能量的40%~80%,越是不发达地区,食物中碳水化合物的比例就越高,导致人们错误地认为把碳水化合物作为主食是经济水平低下的表现。有研究证明,碳水化合物在总能量中所占比例低于40%或高于80%都将对健康造成不利影响。长期的供应不足,机体将动用脂肪产热,使脂肪氧化不全的产物酮体过多,产生酮症。长期过量供应,则可产生肥胖。2013年中国营养学会推荐:0~6个月婴儿,碳水化合物的适宜摄入量为每天60g;7~12个月婴儿,碳水化合物需求量为每天85g;2岁以后则占总能量的55%~65%。

乳糖是婴儿早期摄入碳水化合物的主要形式,由于具备肠道内乳糖酶活性,所以对乳类中的乳糖婴儿消化良好。但是有少数原发性乳糖不耐受婴儿,在进食第一次奶后立即出现腹泻。研究发现,34周胎龄以前的早产儿较容易出现乳糖不耐受,如果给予极早产儿喂养含乳糖的配方奶,则有可能发生喂养不耐受。

5. 微量营养素　微量营养素通常指矿物质和维生素,矿物质包括常量元素和微量元素。每天膳食需要量在100mg以上的元素,称为常量元素,如钙、磷、镁、钠、氯、钾、硫等;而在人体内含量低于体重0.01%的元素称为微量元素,如铁、铜、锌、钴、锰、铬、硒、碘等。它们参与维持机体的水电解质平衡,调节神经肌肉兴奋性,参与酶的构成、酶的活化、激素的作用、核酸的代谢等。矿物质不能在体内合成,必须由食物和水供给,在新陈代谢过程中也不会消失,必须通过机体皮肤、黏膜、大小便等排出。维生素是维持人体生理功能重要微量营养素,不产生能量。维生素的需要量虽然少,但因大多数不能在机体内合成,所以需要食物提供。维生素包括脂溶性和水溶性。脂溶性维生素有维生素A、D、E、K,它们可溶于脂肪及脂肪溶剂中,可储存于体内,排泄缓慢,不需要每天供给,缺乏时出现症状慢,过量容易造成中毒。水溶性有B族维生素和维生素C,易溶于水,多余部分可迅速通过尿液排出体外,需要每天供给,缺乏时出现症状快,不易造成中毒。

儿童微量营养素的膳食推荐摄入量见表2-4,表2-5。

表 2-4　中国居民膳食中几种常量和微量元素的参考摄入量(DRIs)2013 年

年龄(岁)	钙/(mg/d)		铁/(mg/d)				锌/(mg/d)			碘/(μg/d)	
	RNI	UL	RNI		UL[b]	RNI		UL	RNI	UL
			男	女		男	女			
0~	200(AI)	1 000	0.3(AI)		—[a]	2.0(AI)		—	85(AI)	—
0.5~	250(AI)	1 500	10		—	3.5		—	115(AI)	—
			9			4.0				
1~	600	1 500	10		25	5.5		8	90	—
4~	800	2 000	13		30	7.0		12	90	200
7~	1 000	2 000			35			19	90	300
11~	1 200	2 000	15	18	40	10.0	9.0	28	110	400
14~17	1 000	2 000	16	18	40	11.5	8.5	35	120	500

　　a:未制定参考值者用"—"表示

　　b:有些营养素未制定可耐受最高摄入量,主要是因为研究资料不充分,并不表示过量摄入没有健康风险

表 2-5　中国居民膳食中几种脂溶性和水溶性维生素的参考摄入量（DRIs）2013 年

年龄（岁）	维生素 A/（μgRE/d）			维生素 D/（μg/d）		维生素 E/（mgα~TE/d）		维生素 B₁/（mg/d）		维生素 B₂/（mg/d）		维生素 B₁₂/（μg/d）	维生素 C/（mg/d）		叶酸/（μg/d）[b]	
	RNI		UL	RNI	UL	AI	UL[a]	RNI		RNI		RNI	RNI	UL	RNI	UL[c]
	男	女						男	女	男	女					
0~	300（AI）		600	10（AI）	20	3	—[d]	0.1（AI）		0.4（AI）		0.3（AI）	40（AI）	—	65（AI）	—
0.5~	350（AI）		600	10（AI）	20	4	—	0.3（AI）		0.5（AI）		0.6（AI）	40（AI）	—	100（AI）	—
1~	310		700	10	20	6	150	0.6		0.6		1.0	40	400	160	300
4~	360		900	10	30	7	200	0.8		0.7		1.2	50	600	190	400
7~	500		1 500	10	45	9	350	1.0		1.0		1.6	65	1 000	250	600
11~	670	630	2 100	10	50	13	500	1.3	1.1	1.3	1.1	2.1	90	1 400	350	800
14~17	820	630	2 700	10	50	14	600	1.6	1.3	1.5	1.2	2.4	100	1 800	400	900

a：有些营养素未制定可耐受最高摄入量，主要是因为研究资料不充分，并不表示过量摄入没有健康风险。
b：膳食叶酸当量（μg）＝天然食物来源叶酸（μg）＋1.7×合成叶酸（μg）。
c：指合成叶酸摄入量上限，不包括天然食物来源的叶酸量。
d：未制定参考值者用"—"表示

儿童容易微量营养素摄入不足,成为微量营养素缺乏的高危人群,尤其是铁缺乏、维生素 A 缺乏和碘缺乏,在一些地区和国家,钙、锌、维生素 D 在儿童也存在缺乏的状况。增加人群对膳食中各种微量营养素来源的知识,加强对营养素生物学作用是预防儿童缺乏的第一步。表 2-6 列举了几种重要营养素的食物来源、生物学作用,以及缺乏和过量的后果。

表 2-6　几种微量营养素的食物来源、生物学作用及缺乏和过量的后果

微量营养素	食物来源	生物学作用	缺乏的后果	毒性作用
钙	奶酪、牛奶、萝卜、芥菜、甘蓝、西蓝花、牡蛎、沙文鱼、蛤、蚌	构成人体骨骼和牙齿的主要成分 维持正常的肌肉收缩与舒张功能及神经传导 凝血因子参与凝血	骨骼牙齿矿化不足 骨软化 骨质疏松症 佝偻病 手足搐搦症 生长障碍 高血压可能	饮食:骨骼过度钙化;软组织钙化 肠外:心搏骤停;肾结石
磷	牛奶、奶酪、乳制品、蛋黄、肉、禽肉、鱼、坚果、豆类	构成人体骨骼和牙齿 构成细胞质、核酸、磷脂 参与合成胆固醇、脂肪及蛋白质代谢的辅酶	低体重婴儿可能发生佝偻病 导致骨骼、神经肌肉、肾脏异常	高磷婴儿配方可导致婴儿低钙血症及手足搐搦症
铁	肝脏、瘦肉、鸡蛋、家禽、牡蛎、豆类、强化铁食物	参与血红蛋白及肌红蛋白的合成而起运输氧气和二氧化碳的作用 参与含铁酶的合成如过氧化氢酶、过氧化酶	小细胞低色素性贫血 生长障碍	血红素沉着症
锌	食物中广泛存在 慢性腹泻及肠外营养可致锌缺乏	参与多种酶的合成	生长发育迟滞 性功能低下 味觉减退 腹泻 皮肤病	呕吐、腹泻、皮肤病、铜缺乏
碘	加碘盐、海产品	合成甲状腺激素、三碘甲状腺原氨酸	甲状腺功能减退、单纯甲状腺肿、地方性甲减	甲亢、药物致甲状腺肿
维生素 A	肝脏、鱼肝油、蛋黄、牛奶、黄油、深色蔬菜	构成视觉细胞内的感光物质 促进骨骼牙齿发育 保持上皮细胞的完整性 促进伤口愈合	夜盲症、干眼症、畏光、结膜炎、生长障碍、免疫力低下	胡萝卜素血症、黄肤症、盗汗、皮肤干燥皲裂

续表

微量营养素	食物来源	生物学作用	缺乏的后果	毒性作用
维生素 B₁	肝脏、牛奶、肉类、谷类、豆类、坚果	经磷酸后转为焦硫酸硫胺素参与多种氧化脱羧作用,包括丙酮酸的脱氢脱羧	脚气病、充血性心力衰竭、心动过速、外周水肿、神经炎、感觉异常、烦躁不安、厌食	—
维生素 C	柑橘类、番茄浆果类、绿色蔬菜、甘蓝	促进铁吸收、维持细胞间质的完整性、影响胶原合成、酪氨酸代谢及皮质类固醇合成	出血症、骨化障碍、伤口愈合不佳、牙龈出血、牙齿松动	恶心、腹痛、腹泻、大剂量可致肾结石
维生素 D	强化奶、蛋黄、肝脏、鱼肝油、黄油、沙丁鱼、马鲛鱼	在十二指肠黏膜形成钙转运蛋白,在上皮细胞形成钙结合蛋白,调节钙磷的吸收和沉积	婴幼儿易发生佝偻病	高钙血症、厌食、生长障碍

6. 纤维 纤维是指不能被人体消化的碳水化合物,主要来源是植物,如谷类、水果和蔬菜,基本上都在结肠积存。纤维根据是否能被肠道菌群水解分为可溶性纤维和不溶性纤维。可溶性纤维能溶解于水,常存在于豆类、水果及燕麦产品中,可溶性纤维可以被肠道菌群或酶降解,增加大便体积,加速肠蠕动,减缓胃排空,降低血清胆固醇。不溶性纤维不溶于水,主要存在于全谷类食品和蔬菜中,很难被肠道菌群降解,可以显著增加大便体积,减缓小肠蠕动,使淀粉水解减慢,延缓葡萄糖吸收。儿童喂食纤维素过早将可能减少每天配方奶的摄入,喂食过多则可能影响其他营养素的摄入,如钙、铁、铜、锌、镁等,素食为主的饮食结构是矿物质缺乏症的主要病因。

7. 水 水是维持生命的最基本和最重要的物质,婴儿时期对水的需要和水占体重的比例是最高的,以后随着年龄的增长逐渐减少。水分通过人对液体和食物摄入得到,通过大小便排泄和皮肤、呼吸道和黏膜蒸发不显性丢失。水的需要量因受年龄、代谢、体力活动、环境温度、膳食及疾病状态的影响,而个体差异较大。婴幼儿因为有相对大的体表面积,较快的呼吸频率,旺盛的新陈代谢,对水的生理需要量较大。母乳和婴儿配方奶给婴儿提供可适宜的液体需要,因此不需要额外再补充水分。表 2-7 为 2013 年中国营养学会推荐的中国居民膳食水适宜摄入量。

表 2-7 中国居民膳食水适宜摄入量

人群	饮水量 ᵃ/(L/d)		总摄入量 ᵇ/(L/d)	
	男	女	男	女
0~	—ᵈ		0.7ᶜ	
0.5 岁~	—		0.9	
1 岁~	—		1.3	

续表

人群	饮水量[a]/(L/d)		总摄入量[b]/(L/d)	
	男	女	男	女
4 岁 ~	0.8		1.6	
7 岁 ~	1.0		1.8	
11 岁 ~	1.3	1.1	2.3	2.0
14 岁 ~	1.4	1.2	2.5	2.2
18 岁 ~	1.7	1.5	3.0	2.7
50 岁 ~	1.7	1.5	3.0	2.7
65 岁 ~	1.7	1.5	3.0	2.7
80 岁 ~	1.7	1.5	3.0	2.7
孕妇(早)	—	+0.2[e]	—	+0.3
孕妇(中)	—	+0.2	—	+0.3
孕妇(晚)	—	+0.2	—	+0.3
乳母	—	+0.6	—	+1.1

a：温和气候条件下,轻体力活动水平。如果在高温或进行中等以上身体活动时,应适当增加水摄入量。

b：总摄入量包括食物中的水以及饮水中的水。

c：来自母乳。

d：未制定参考值者用"—"表示。

e："+"表示在同龄人群参考值基础上额外增加量

(程 茜)

第二节 营养评价

学习目标

1. 掌握 营养评价的含义。
2. 熟悉 一种膳食评价的方法。

营养评价是把主观的医学评估与客观的病史和膳食评价结合在一起进行评价,包括过去和现在的食物摄入情况、含体格测量在内的体格检查、生长评估、生化和代谢指标、疾病的进程、并发症和治疗效果等。

1. 营养状态的监测 对于健康或患有慢性疾病的儿童,最有用的营养状态监测方法是定期纵向的评估其身高和体重的增长情况。营养不良特征性表现出现之前生长就开始减慢。体格检查也很重要,可以发现影响消化吸收的疾病或相应体征,如先天性唇腭裂、脑瘫、营养素缺乏造成的体征,如口角炎、口唇皲裂、舌炎、消瘦和水肿等;有条件者应观察儿童的进食状态,检查口腔运动功能。营养状态可以影响青春期发育,因此对于进入青春期的儿童,应记录其性征发育的 Tanner 分期。对于严重营养不良需监测体温、心率、血压,因为低体温和心率过缓对提示预后有作用。

体格测量数据的准确性对于保证评价的正确有重要意义。数据的准确性必须有准确的测量工具、统一的方法、受过专门训练的测量者和准确的记录作为保证。每次进行测量后,把体格测量值描记在相对应的生长曲线图上,不仅可以判断该儿童在同质人群中的生长水平,还可以通过连续的数据标记,观察被监测者的生长速度和生长轨道,从而做出正确的评价。短期的营养不良主要影响体重,长期的营养不良可以影响身高的增长,身高的体重或 BMI 也是判断营养不良和肥胖的常用指标。最重要的是在监测过程中要判断生长是否与年龄相当,这是说明机体营养足够的标志。

2. **膳食评价**　膳食调查是获得膳食评价第一手资料的有效方法。24 小时膳食回顾调查可以通过家长、带养人提供的信息,了解最近 24 小时内儿童所摄入食物种类和数量,是有用的筛查工具。但是由于前一天的食物摄入不一定有代表性,因此 24 小时回顾性资料不能准确描述儿童营养素摄入。但是 24 小时回顾调查可以在门诊随访时用于了解是否符合膳食推荐量。一般来说,3 天或 7 天的膳食记录可以提供较为准确的食物摄入情况,要求食物的种类和数量分开记录,儿科医生或临床营养师通过分析这些记录的膳食资料,得到患儿的各种营养素摄入量的信息。

3. **营养状态的实验室检查**　当体格指标异常、病史和体检提示存在营养危险时,需要进行实验室检查。实验室检查可以反映机体的营养状态,通过生理生化手段检查得到相应的指标和数据,判断人体营养素不足、营养素缺乏、营养素的储备、吸收利用情况或营养素过量。但是没有一种实验室手段可以单独用作营养评价,只有结合临床来考虑实验室检查结果才对临床诊治工作有帮助。

常用的实验室检测指标有血清总蛋白、白蛋白、转铁蛋白、维生素水平、血红蛋白浓度、胆固醇、甘油三酯、免疫功能等,有助于疾病时对营养状况的判断。

（程　茜）

第三节　婴幼儿喂养与常见喂养问题

学习目标

1. **掌握**　母乳喂养的优点和辅食添加的原则。
2. **掌握**　不同年龄阶段配方奶奶量的计算。
3. **熟悉**　运用营养学基础知识和喂养原则处理婴幼儿常见喂养问题。
4. **熟悉**　转诊指征。

生命早期的营养是一生健康的基础。目前认为,无论是儿童期的营养不良、肥胖、隐性饥饿,还是成年期的 2 型糖尿病、肥胖、高血压及代谢综合征,都与生命早期的喂养及营养密切相关。婴儿早期建立的好的喂养模式、饮食偏好、喂养行为及正确的营养观念,对儿童期和青春期甚至到成年的健康都有深远的影响。

1. 婴儿喂养

(1)母乳喂养:母乳是婴儿最好的天然食品和营养来源,母乳喂养是婴儿首选的喂养方法。世界卫生组织和联合国儿童基金会推荐足月儿 6 个月前纯母乳喂养以实现最佳生长。

纯母乳喂养是指除母乳外婴儿不能摄入其他任何食物;主要母乳喂养是指母乳作为主要营养来源,很少其他食物;补充母乳喂养是指除母乳外,婴儿要摄入其他乳类、半固体或固体食物。

母乳成分复杂,营养丰富,含有许多生物活性物质和抗感染物质,对于婴幼儿的生长发育和抵抗感染有重要作用(表 2-8),母乳喂养经济、适温、方便,有利于婴儿的心理健康,也有利于母亲的身体健康。

表 2-8　母乳中的生物活性因子及作用

成分	作用
分泌型 IgA	针对特异性抗原的抗感染作用
乳铁蛋白	免疫调节,铁螯合作用,抗吸附,肠道生长营养
溶菌酶	溶菌,免疫调节
β- 酪蛋白	抗吸附,细菌群落
低聚糖(益生元)	阻止细菌结合
细胞因子	抗炎,上皮屏障作用
核苷酸	提高抗体应答反应,细菌群落
维生素 A、E、C	抗氧化
氨基酸(包括谷氨酰胺)	肠道细胞营养物质,免疫应答
脂类	抗感染作用
生长因子	
表皮生长因子	腔内监督,修复肠道
转化生长因子	促进淋巴细胞功能
神经生长因子	促进神经元生长
酶类	
PAF~ 乙酰水解酶	阻止血小板活化因子的作用
谷胱甘肽过氧化酶	抗细胞氧化

母乳喂养应从婴儿一出生就开始,越早开奶越好,初乳的营养价值高。在母乳喂养过程中母亲可将两侧乳房轮换哺喂,尽量排空乳房,促进母乳分泌;母亲和婴儿都应该保持舒适的姿势,让婴儿口腔充分衔接乳头和乳晕,进行有效吸吮;早期可以按需哺乳,满足小婴儿胃容量小的需求,也促进母乳分泌;2~3个月后应定时哺乳。年龄越小的婴儿喂养次数越多,新生儿须有8次以上,随着年龄的增长,胃容量的增加,哺乳次数逐渐减少;4~6个月后逐渐停止夜间喂奶,有利于消化功能和婴儿睡眠,也减少引入其他食物的难度;10~12个月可根据母婴具体情况逐渐断离母乳,减少因依恋母乳,其他食物引入不及时或不易引入造成的营养不良。如果婴儿在每次喂养后能睡2~4小时,体重增长正常,说明母乳足够。

成功建立和维持母乳喂养,应该广泛宣传母乳及母乳喂养的优点,产妇生产后母婴同室,乳母的良好营养和心理状态,医护人员的正确指导和定期随访,家庭和社会的支持等都有利于母乳喂养。有些情况不能进行母乳喂养,如母亲患急慢性传染病、慢性消耗性疾病,如糖尿病、恶性肿瘤,服用某些药物,如免疫抑制剂、抗肿瘤药物等,婴儿有代谢性疾病史如苯丙酮尿症、半乳糖血症等不能接受母乳喂养。

(2)配方奶喂养:在缺乏母乳的情况下,配方奶粉是健康婴儿最合适的替代品。下列情况可以选择配方奶喂养或添加一定量配方奶喂养:①母亲不愿意母乳喂养;②有母乳喂养禁忌证;③全母乳喂养的婴儿如果生长缓慢,可以补充配方奶;④1岁前母亲终止母乳喂养后的婴儿可加配方奶喂养。

对于选择配方奶喂养的婴儿家庭,医护人员应告知带养人需仔细阅读配方奶粉说明书,并在配方奶准备、配制和储存上指导家长。6月龄以下婴儿需要摄入的配方奶量可以根据婴儿的体重和能量需要以及每100ml配方奶提供的能量来估计。随着年龄的增长,单纯奶类摄入难以满足婴儿生长发育的需要,即婴儿所需能量不能再全部由配方奶来提供。辅食的引入使配方奶摄入逐渐减少,研究表明,6~8个月能量的需求大约是615kcal,其中从辅食获得的能量约占200kcal;9~11个月需要的能量为685kcal,辅食提供的约占300kcal,12~24个月需要能量为895kcal,辅食提供的约占500kcal。就此可以估计这些年龄阶段所需要的奶量。配方奶每次喂养时间与婴儿的年龄和精力有关,约5~25分钟,由于婴儿的食欲一次和另一次都有不同,所以每次兑奶量应多于婴儿平均摄入的奶量,但是不能强迫婴儿吃完配兑的奶,剩余的应丢弃。

4~6个月龄前的婴儿因母乳不足添加配方奶时,宜采取补授法喂养,即每一次哺喂先让婴儿吸吮母乳,不足部分再加配方奶,以此促进母乳分泌;4~6月龄后因母乳不足添加配方奶可采用代授法,即可母乳配方奶交替,有利于断离母乳。

在一些特殊情况或疾病情况下,如早产儿、牛奶蛋白不耐受或牛奶蛋白过敏、乳糖不耐受、苯丙酮尿症等患儿不适用普通配方奶粉。熟悉特殊配方粉的配方特点和适用的人群,可以为特殊需要的婴儿喂养提供合适的选择。常用的特殊配方粉包括早产儿配方奶、早产儿出院后配方奶、大豆配方奶、氨基酸配方奶、深度水解蛋白配方奶、部分水解蛋白配方奶、去乳糖的配方奶和去苯丙氨酸的配方奶等。

2. 辅食添加 辅食是指除母乳和配方奶以外,喂养婴儿的含有能量和营养素的液体、半固体或固体食物,也称为断奶期食物(weaning foods)。辅食添加的目的是补充婴儿生长发育中奶类提供的营养不足,如能量、铁、锌、维生素D等。随着年龄的增长,婴儿的奶量逐渐减少,辅食的量逐渐增加,直至到完全转化为成人食品。

WHO 和联合国儿童基金会以及包括中国在内的许多国家提倡婴儿 6 月龄前不添加辅食,但是,由于营养素的需要个体差异大,对于正常儿童来说,医生可根据个体生长发育状况,与家长讨论婴儿目前状况,提出合理建议。但不宜早于 4 个月、晚于 8 个月添加辅食。对于特殊状态婴儿,如过敏性疾病的高危儿,引入易于过敏的食物时间可早到 4 月龄时;但明确对某种食物过敏,在引入前需要进行过敏原筛查或诊断性检测,或暂时回避引入。

辅食添加原则应遵循由少到多,由稀到稠,由细到粗,由一种到多种,目的主要是让婴儿口腔、胃肠道和消化吸收功能从食物的味道、种类到质地等有循序渐进的适应过程,同时可以避免食物过敏发生。

引入辅食时最好用小勺喂,7~12 个月学用杯,1 岁后逐渐断离奶瓶。婴儿良好的进食技能,不仅有利于食物摄入,还有利于其心理行为的发展。

3. 幼儿的膳食安排及饮食行为培养　随年龄增长,食物应该多样化。2 岁以后的儿童根据食欲、活动和生长需要安排一日三餐和 2~3 次健康的点心餐。碳水化合物每天应提供占总能量 55%~60% 的热卡,单糖限制在 10% 以内;30% 以内的热卡应来自膳食脂肪,其中 10% 来自长链多不饱和脂肪酸。牛奶、水果或果汁、饼干等可以作为点心餐的内容,但是对儿童的果汁摄入应加限制。点心餐的量和时间安排以不影响正餐进食为准。儿童膳食指南可以参阅中国营养学会中国居民膳食指南(2007 年)。在培养儿童饮食习惯的过程中,医生、家长和儿童都有不同的作用。儿科医生应该向家长和儿童宣教各种营养素的食物来源,教育家长认识自己和儿童在进餐中不同的作用:家长的作用是决定给孩子吃什么、什么时候吃和在哪里吃;儿童自身的作用是决定是否吃、吃什么和吃多少。家长应促进良好进食氛围的建立,鼓励 1~2 岁以后的儿童与家人同桌进餐,并逐渐要求儿童自己进食。不要强迫进食,进餐时不能看电视或玩玩具;不宜以食物作为奖励或惩罚。适宜的进食行为不仅可以促进儿童的生长发育,还有利于从小养成预防各种慢性疾病的健康饮食习惯。

婴幼儿的喂养没有固定的所谓正确模式,只有可遵循的正常儿童生长发育规律和正确的营养及养育理念。在这一过程中需要儿童和家长不断地学习,也需要具有专业知识的人员对家庭和儿童的指导及帮助。

4. 常见喂养问题　婴幼儿喂养对于家长来说是一个挑战,尤其是对新手父母。由于意识到营养对于儿童生长发育的重要性,因此一旦出现喂养问题,家长常很焦虑,需要医生帮助解决。

(1)6 月龄内

1)母亲乳头的问题:疼痛、皲裂、肿胀,甚至乳腺炎。乳头疼痛及肿胀,常与哺喂的体位和衔接乳头不正确、母亲的喂养技巧不足如未完全吸空乳房有关,如果乳汁残留在乳腺导管会造成导管阻塞,并继发炎症,则发生乳腺炎。治疗乳腺炎,一方面要应用抗生素,另一方面要增加母乳喂养频率以排空乳房。

2)母乳性黄疸:大部分与液体摄入不足有关,也可能与脱水或血钠过高有关。如果黄疸重且持续时间长,血清间接胆红素持续增高,应除外半乳糖血症、甲状腺功能减退症、尿路感染和溶血。这类婴儿应暂停母乳喂养 24~48 小时,或者继续母乳用光照疗法,当血清胆红素降低后重新恢复母乳喂养。

3）奶量的判断：无论是母乳喂养或是配方奶喂养，家长常担心婴儿奶量摄入是否足够。母乳喂养儿由于母亲产奶不足、未能成功建立母乳喂养等有可能发生乳汁摄入不足，监测婴儿体重变化，观察母亲哺乳过程中母婴的状况，是发现原因的途径，并可以找到处理措施。早产儿是奶量摄入不足的高危人群，因其可能存在吸吮或吞咽困难或并发症，配方奶喂养婴儿家长仍应根据体格生长情况判断婴儿摄入奶量足够与否，当体重不增甚至下降时，应及时就诊，寻求儿科医生帮助。

4）漏奶：指乳汁不由自主地从乳房中流出，原因可能是对另一侧母乳喂养的反应，或者是对其他刺激的反射，如婴儿的哭声。通常可在哺乳过程中自行好转。

（2）6月龄后

1）辅食添加过早：指添加辅食时间早于4月龄。影响纯母乳持续喂养，由于消化酶和其他消化功能的不成熟，免疫功能不完善，容易导致消化吸收不良和感染。

2）辅食添加过晚：指添加辅食时间超过8月龄。错过味觉发育敏感期和咀嚼学习的关键期，食物质地和味道的变化更难于让婴儿接受，使添加辅食变得非常困难，造成营养摄入不足或营养素摄入不均衡。

3）拒绝新食物：婴儿对新食物有"厌新"反射，通常需要反复让婴儿尝试15次左右才能接受；某种食物被反复尝试仍然被拒绝时，需要除外对此种食物不耐受或过敏，同时注意食物的气味、味道和质地对婴儿摄食的影响。在尝试不同新食物的时候，改变质地，尽量保持食材/食物的本味，选择当地常用的容易获得的粮食、蔬菜、水果、肉类作为经常添加的辅食，是引入辅食尤其应该注意的事项。

（3）1~3岁

1）食欲波动大，有挑/偏食现象：随着1岁后生长速度减缓，儿童食欲下降，并且由于自身具有一定调节能量摄入的能力，食欲会有波动，每餐食物摄取量变化大并难于估计；另外由于儿童心理行为的发展，食谱可能变窄，进食时注意力容易分散，挑/偏食现象突出，这些状况常导致父母困惑及焦虑。因此，年长儿童的饮食及习惯培养重要的是针对家长的教育，指导了解基于儿童发育相关的正确的营养知识，预防各种儿童的喂养问题。

2）饮食结构不合理：1岁以上儿童以粮食类食物为主食，奶制品摄入所提供的能量占总能量的25%~30%。乳制品的摄入可提供儿童生长发育必需的蛋白质和维生素A、维生素D、钙和锌。但过量的奶制品摄入将减少幼儿及年长儿童进食多种类的有营养的固体食物。也有一些家长在儿童1岁以后不再让其摄入奶制品，包括人奶，不仅使优质蛋白质的摄入减少，也大大减少了钙的膳食来源。

【转诊指征】

1. **牛奶蛋白过敏**　婴儿期尤其是小婴儿出现严重湿疹，或接触牛奶制品及易过敏食物后，出现呕吐、腹泻、血便（血丝便）等。

2. **生长障碍**　当体重或身长的体重一直低于第三百分位，或体重下降超过2条主百分位线时，积极寻找病因未果。

3. **喂养困难或吞咽困难**　当发生喂养或吞咽困难时。

【常见临床问题及沟通要点】

1. 婴儿出现严重湿疹或胃肠道症状、体征需要转诊上级医院，确诊是否有食物过敏，以及是哪种类型的食物过敏,以便及时采取措施。

2. 生长障碍中无论是体重还是身长以及身长的体重增长过慢,常见原因除外后应进行遗传学、内分泌学、神经学或免疫学等相关实验室检查,除外少见病或罕见病。

3. 喂养或吞咽困难需要多学科干预或治疗,转诊是为了明确原因,寻找合理有效的治疗方法。

（程　茜）

第三章

营养性疾病和发育障碍性疾病

第一节　蛋白质 - 能量营养不良

学习目标

1. 掌握　营养不良的体格评价指标及诊断标准。
2. 熟悉　导致营养不良的病因和预防措施。
3. 了解　营养不良及蛋白质 - 能量营养不良的含义。

营养不良是全球严重威胁儿童健康的重要问题。目前关于营养不良的含义更为广泛，根据联合国儿童基金会 2019 年的建议，营养不良包括营养不足（undernutrition）、超重 / 肥胖（overweight/obesity）和隐性饥饿（hidden hunger）。本节介绍的是最常见的营养不足之蛋白质 - 能量营养不良。

蛋白质 - 能量营养不良（protein-energy malnutrition，PEM）即营养不良，目前是全球 5 岁以下儿童死亡的重要原因。临床表现除体重明显减轻、皮下脂肪减少和皮下水肿以外，常伴有各种器官的功能紊乱。导致营养不良的原因主要是长期摄入不足、消化吸收障碍、需要量增多、消耗量过大等。

【病史要点】

1. 患儿年龄常 <3 岁，家庭经济状况差，带养人的文化低等。

2. 有营养不良的病因。

3. **临床表现** 体重不增是最早出现的症状,继而体重下降,低于正常,久之身长不增或增长缓慢;常伴有各种器官的功能紊乱。临床上分为:以能量供应不足为主的消瘦型;以蛋白质供应不足为主的水肿型。

4. 有并发症发生则有相应临床表现,如贫血、感染、维生素 A 缺乏和／或其他微量营养素缺乏、自发性低血糖等。

【体检要点】

营养不良除体格指标低于正常外,可以没有明显其他体征。

部分患儿体检可以发现一般情况差,精神萎靡,呼吸浅表,面色苍白,表情淡漠,皮肤干燥没有弹性,皮下脂肪消失,肌肉松弛或萎缩,心音低钝,脉搏细弱,肝脾大,可有凹陷性水肿。

【辅助检查】

实验室检查缺乏特异性,早期亦无明显异常。血清前白蛋白、白蛋白、胰岛素样生长因子、血红蛋白、免疫球蛋白等可能有不同程度下降。微量营养素如维生素 A、锌、铁等有下降。

【诊断标准及分型】

根据 WHO 推荐,对于 5 岁以下儿童,营养不良的体格诊断指标有年龄的体重(W/A)、年龄的身高(H/A)、身高的体重(W/H)。根据这三个指标来分营养不良的三种类型:低体重、生长迟缓和消瘦,根据其低于正常的程度来分严重程度。

年龄的体重(W/A)＜第 3 百分位(年龄的体重生长曲线最下面一条线)为低体重。

年龄的身高(H/A)＜第 3 百分位(年龄的身高生长曲线最下面一条线)为生长迟缓

身高的体重(W/H)＜第 3 百分位(年龄的身高生长曲线最下面一条线)为消瘦。

体格指标的异常需要结合病史、膳食评价、临床表现作出诊断,通常营养不良的诊断不一定需要实验室检查。

【治疗】

治疗原则为积极处理并发症,去除病因,调整饮食,促进消化功能。

并发症常致营养不良儿童死亡,因此应该积极处理并发症,如控制感染、纠正低血糖、治疗贫血、补充微量营养素。

找到营养不良的原因并去除病因是彻底治疗根本的措施。如指导家长正确喂养,治疗消化道畸形,治疗急慢性感染等。

能量补充和喂养方案:对于重度营养不良患儿,每天的热卡按照年龄需要的 60%~80% 计算。为了避免胃肠道和重要脏器负担突然的加大,开始喂养时应少量多次喂养,第 1~2 天每 2 小时 1 次,第 3~5 天每 3 小时 1 次,6 天以后逐渐过渡到 4 小时 1 次,夜间也应予以喂养。不愿意进食的患儿可采用鼻饲喂养,尽量不用肠外营养。胃肠等脏器功能复苏,患儿食欲改善,表示第一阶段治疗成功;第二阶段治疗时补充热卡按照 150~220kcal/(kg·d)计算,患儿每隔 4 小时喂养 1 次,喂养量每次约增加 10ml,逐渐加大,直到患儿拒绝进食物为止。年龄较大儿童有食欲者,可以适当增加一些固体食物,混合食物中注意添加混合维生素和无机盐,固体食物的能量密度不能低于 1kcal/g。

患儿应每天测量体重,如果每天体重增加在 10~15g,则表示治疗有效,是出院指标之一。营养不良患儿出院指标:身高的体重 $>\overline{X}-1SD$,食欲完全恢复,体重增长在正常水平或高于正常水平,水肿消失,所有微量营养素缺乏、感染及其他并发症均已治疗缓解。出院后1周、2周、1个月、3个月和6个月应定期复查。除观察体重增长正常与否外,还应注意神经心理和行为发育是否正常。

【预防】

积极宣传科学喂养知识,提高人群健康水平,宣传母乳喂养,及时添加辅食,教育家长认识食物中各种营养成分的作用,改变不合理的膳食结构,纠正孩子不良的生活习惯,不挑偏食,促进体格锻炼,定期体格监测,治疗各种造成营养不良的疾病。

【转诊指征】

1. 继发性营养不良　病因不明的原发病导致的营养不良,如特殊面容、多发畸形、特殊毛发、尿液、体液异味等,应积极转诊上级医院寻找病因。

2. 治疗效果不佳的营养不良。

【常见临床问题及沟通要点】

1. 营养不良可以导致许多并发症,如营养性贫血、多种微量营养素缺乏和反复感染,重度营养不良还有发生自发性低血糖危及生命的可能,应引起家长的重视。

2. 导致营养不良的原因很多,医生需要明确营养素摄入量,要求家长做好膳食记录,至少记录3天患儿的进食情况,包括摄入所有食物的食材未煮熟时的重量、奶量等,利于医生做膳食评价。

3. 继发性营养不良应进一步明确病因。

(程　茜)

第二节　肥　胖　症

学习目标

1. **掌握**　超重和肥胖的体格诊断指标。

2. **熟悉**　超重和肥胖的诊断、鉴别诊断、治疗、预防。

超重(overweight)或肥胖(obesity)是由多种原因引起的脂肪组织普遍过度增生和堆积的病理状态。目前,肥胖已成为全球性的公共卫生问题,不仅影响儿童健康,并可延续至成人,导致心血管疾病(如高血压、冠心病)、代谢综合征(2型糖尿病、高血脂、高胆固醇血症)、脑血管疾病和某些癌症等,增加成年期死亡率。肥胖的预防和治疗已成为儿科研究和临床护理的焦点。

【病史要点】

1. 营养及喂养史　如过度进食,过食/偏食高热能、高油脂食物,过度喂养,高热能奶配方喂养,过早添加辅食等。

2. 生活与行为习惯　如家庭成员和儿童进食习惯;参加户外活动、体力活动情况等。

3. 家族史　家庭中三代人肥胖、高血压、高血脂、动脉粥样硬化、2型糖尿病和癌症等病史。

【体检要点】

1. 常规体检发现全身皮下脂肪普遍增加,分布均匀。

2. 测血压。

3. 女孩胸部脂肪堆积应与乳房发育鉴别,后者可触及乳腺组织硬结。男孩大腿内侧和会阴部脂肪聚集,阴茎可隐匿在阴阜脂肪垫中而被误诊为阴茎发育不良。

4. 关注有无特殊面容,皮肤紫纹,生殖器官发育异常,眼、耳等发育畸形表现,用于鉴别继发性肥胖。

【辅助检查】

主要目的是识别代谢综合征。推荐的实验室检查指标有空腹血糖、血脂、肝肾功能、肝脏超声检查等,建议筛查 2 型糖尿病和糖调节异常。

【诊断要点及鉴别诊断】

1. 诊断要点

(1)体格诊断标准

1)身长的体重(W/L):用于 <2 岁儿童。身长的体重在 P_{85}~P_{97} 为超重;≥P_{97} 为肥胖。

2)体质指数(body mass index,BMI):BMI/ 年龄(BMI/age)是国际上推荐的评价 2 岁以上儿童和青少年肥胖的首选指标。BMI= 体重(kg)/ 身高的平方(m^2),不同年龄、性别的儿童 BMI 可查阅图表,如 BMI 在 P_{85}~P_{95} 为超重,超过 P_{95} 为肥胖。

(2)仅凭体格指标还不能诊断肥胖症,需通过进一步询问病史、体格检查(如皮下脂肪测量)等综合判断。

2. 鉴别诊断 尽管遗传和内分泌疾病导致的继发性肥胖不常见,但必须进行鉴别,遗传性疾病所致肥胖常有畸形特征、认知障碍、视力或听力异常、身材矮小;而内分泌性疾病所致肥胖则有相应激素水平的改变。

(1)伴肥胖的遗传性疾病

1)Prader-Willi 综合征:是复杂的多系统异常的疾病。新生儿期和婴儿期有严重肌张力低下和喂养困难;儿童期食欲过剩,明显肥胖,不同程度智力低下、行为异常;常伴身材矮小、手足小、特殊外貌(如颅盖高)、眼小及性腺发育落后。本病可能与位于 15q12 的 *SNRPN* 基因缺陷有关,甲基化特异性 PCR、荧光原位杂交可确诊。

2)Laurence-Moon-Biedl 综合征:又称性幼稚色素性视网膜炎多指畸形综合征,为常染色体隐性遗传。表现为肥胖、智力低下、性器官发育不全、视网膜色素变性、多指 / 趾或并指 / 趾畸形等。血浆 LH、FSH 和性激素水平、眼科检查可协助诊断。

3)Alstrom 综合征:表现为中央型肥胖、视网膜色素变性、失明、神经性聋、糖尿病。

(2)伴肥胖的内分泌疾病

1)肥胖生殖无能症:继发于下丘脑及垂体病变,体脂主要分布在颈、颏下、乳房、下肢、会阴及臀部,手指、足趾显得纤细,身材矮小,第二性征延迟或不出现。LH、FSH、性激素(睾酮)降低,头颅 CT、MRI 检查可协助诊断。

2)皮质醇增多症:又称库欣综合征,有促肾上腺皮质激素依赖性和非依赖性两类,均表现为向心性肥胖,常伴高血压、皮肤紫纹。女孩可有多毛、痤疮和不同程度的男性化体征。体检应注意有无腹部包块、皮肤色素加深、视野缺损等。血皮质醇水平、地塞米松抑制试验、腹部和垂体 CT 及 MRI 检查有助于鉴别。

3) 多囊卵巢综合征：下丘脑 - 垂体 - 卵巢轴功能紊乱，月经量少，甚至闭经，无排卵、多毛、肥胖，卵巢多发性囊肿。高雄激素、LH 与 FSH 比值升高、胰岛素抵抗、高胰岛素血症、盆腔 B 超（直径 2~9mm 卵泡多于 12 个和 / 或卵巢容积 >10ml）检查支持诊断。

【治疗】

1. 饮食疗法　鉴于儿童正处于生长发育阶段以及肥胖治疗的长期性，原则上以循序渐进的方式控制能量摄入，故多推荐低脂肪、低糖类和高蛋白、高微量营养素、适量纤维素食谱。低脂饮食可迫使机体消耗自身的脂肪储备，但也会使蛋白质分解，故需同时供应优质蛋白质。糖类分解成葡萄糖后会强烈刺激胰岛素分泌，从而促进脂肪合成，故必须适量限制。适量纤维素食物的体积在一定程度上会使患儿产生饱腹感，新鲜水果和蔬菜富含多种维生素和纤维素，且热能低，故应鼓励其多吃体积大而热能低的蔬菜类食品，纤维还可减少糖类的吸收和胰岛素的分泌，并能阻止胆盐的肠肝循环，促进胆固醇排泄，且有一定的通便作用。萝卜、胡萝卜、青菜、黄瓜、番茄、莴苣、苹果、柑橘、竹笋等均可选择。

良好的饮食习惯对减肥有重要作用，如避免不吃早餐或晚餐过饱，不吃夜宵、零食，减慢进食速度，细嚼慢咽等。不要经常用食物对儿童进行奖励；父母、兄弟姐妹及同伴建立平衡膳食、健康饮食习惯，多尝试新食物。

2. 运动疗法　适当的运动能促使脂肪分解，减少胰岛素分泌，使脂肪合成减少，蛋白质合成增加，促进肌肉发育。肥胖儿童常因动作笨拙和活动后易累而不愿锻炼，可鼓励和选择患儿喜欢和易于坚持的运动，如晨间跑步、散步、做操等，每天坚持至少运动 30 分钟，活动量以运动后轻松愉快、不感到疲劳为原则；尤其注意饭后不要立刻坐下来看电视，控制看电视时间。美国儿科学会推荐 2 岁以内儿童不要看电视，2 岁以上儿童每天看电视时间控制在 2 小时以内。提倡饭后做家务和散步，运动要循序渐进，不要求之过急。如果运动后疲惫不堪、心慌气促、食欲大增均提示活动过度。

3. 药物治疗　一般不主张用药，青春期后儿童在饮食、运动疗法基础上可以考虑采用成人抗肥胖药物，如西布曲明、去甲肾上腺素、五羟色胺再摄取抑制剂、肠脂酶抑制剂等作为辅助治疗药物，但对体重维持的长期效果尚不明确。

4. 合并症的治疗　对 2 型糖尿病、高血压、非酒精性脂肪肝和骨科疾病等合并症的治疗，应转诊至相应专科医生。

5. 手术治疗　外科手术仅在以下情况考虑实施：即患儿完全或接近完全的骨骼成熟，BMI ≥ 40kg/m²，出现肥胖导致的医疗并发症，6 个月多学科的体重管理计划无效。手术方法包括 Rouxen-Y 和可调节胃束带，手术治疗的长期安全性尚未确定。

【预防】

1. 通过在人群中开展宣传教育，提高对肥胖症的正确认识，改变不良生活方式、饮食习惯和不合理的膳食结构等。

2. 从孕期开始监测胎儿生长，鼓励母乳喂养，合理适时地添加辅食。让儿童建立良好饮食习惯及合理生活方式，参加体育锻炼，注意心理卫生，避免一切创伤。加强对青春期儿童，尤其是女孩的青春期健康教育及预防，加强对营养知识和膳食安排的指导，运动处方训练的指导，正确认识肥胖等。

3. 儿童青少年应定期体检,监测生长发育,防止体重超重,及时干预。尤其有肥胖家族史的儿童,更应重视定期检测体重、身高等。

【转诊指征】

1. 肥胖合并代谢异常。

2. 继发性肥胖。

【常见临床问题及沟通要点】

1. **解释病因** 单纯肥胖症是由遗传和环境因素共同作用产生,其中环境因素起着重要作用。而环境因素中生活方式和个人行为模式是主要的危险因素,能量摄入过多、活动量过少是主要原因。

2. **关于减肥药的使用** 一般不主张用药,青春期后儿童在饮食、运动疗法基础上可以考虑采用成人抗肥胖药物。

3. **预后说明** 单纯性肥胖可通过多种途径来实现饮食和生活方式的根本改变,预后良好。继发性肥胖取决于原发病的治疗效果及长期疾病综合管理。

(代 英 程 茜)

第三节 维生素D缺乏性佝偻病

学习目标

1. 掌握 维生素D缺乏性佝偻病的临床表现。
2. 熟悉 维生素D缺乏的高危因素、诊断和鉴别诊断、治疗原则及预防措施。
3. 了解 维生素D的来源。

维生素D缺乏性佝偻病是由于体内维生素D不足,使钙磷代谢紊乱,引起生长期长骨干骺端生长板和骨基质矿化不全,导致临床出现骨骼系统变化为主的症状与体征的代谢性骨病。病因有维生素D储存不足、摄入与合成障碍、吸收不良和代谢障碍。

随着经济水平提高,健康知识普及,强化维生素D食物和维生素D补充剂的使用,维生素D缺乏性佝偻病发病率明显下降。但是,近10年的流行病学资料表明,维生素D缺乏的发病率在某些地区有所增加。

【病史要点】

1. 是否存在维生素D缺乏的病因或高危因素,如早产、多胎、母亲妊娠期缺乏维生素D或未补充维生素D、严重肝肾疾病、出生后纯母乳喂养未给予强化维生素D食物或未补充维生素D制剂、户外活动少、使用防晒剂、高纬度地区、大气污染等,以及患肝胆疾病、胃肠术后、慢性腹泻、长期服用抗惊厥药物(如苯妥英钠、苯巴比妥)等。

2. 早期常以非特异性神经精神症状为主,表现为不活跃,食欲减退,易激惹,睡眠不安,夜惊、夜哭,与季节无关的多汗等。

3. 活动期以骨骼变化为主,患儿可有骨骼畸形如"鸡胸"、X形或O形腿等,全身症状轻微,严重低血磷使肌肉糖代谢障碍,致全身肌肉松弛,肌张力降低和肌力减弱,蛙腹等。

各期临床症状见表 3-1。

表 3-1　维生素 D 缺乏性佝偻病临床不同时期表现和实验室检查

项目	初期	活动期	恢复期	后遗症期
发病年龄	3 个月左右	>3 个月	—	多 >2 岁
症状	非特异性神经精神症状	骨骼改变和运动功能发育迟缓	症状减轻或接近消失	症状消失
体征	枕秃	生长发育最快部位骨骼改变,肌肉松弛	骨骼改变或无	骨骼改变或无
血钙	正常或稍低	稍降低	数天内恢复正常	正常
血磷	降低	明显降低	降低或正常	正常
ALP	升高或正常	明显升高	1~2 个月后逐渐正常	正常
25-$(OH)D_3$	下降	<8ng/ml,可诊断	数天内恢复正常	正常
骨 X 线	多正常	骨骺端钙化带消失,呈杯口状、毛刷状改变,骨骺软骨带增宽(>2mm),骨质疏松,骨皮质变薄	长骨干骺端临时钙化带重现、增宽、密度增加,骨骺软骨盘 <2mm	干骺端病变消失

【体检要点】

1. 6 月龄以内的婴儿

(1)头颅:可检查到颅骨软化表现,如前囟边较软,枕骨或顶骨后部有乒乓感;7~8 个月婴儿则常见方颅,头围较正常增大。

(2)胸部:沿肋骨方向于肋骨和肋软骨交界处可扪及圆形隆起,从上至下如串珠样突起,以第 7~10 肋骨最明显,称肋骨串珠。

2. 6 月龄以上婴幼儿

(1)胸部:可见到胸骨和邻近的软骨向前突起,形成“鸡胸”畸形;严重佝偻病小儿胸廓的下缘形成一水平凹陷,即肋膈沟或郝氏沟。

(2)脊柱:患儿会坐和站立后,因韧带松弛可致脊柱畸形呈后凸或侧弯畸形。

(3)四肢:手腕、足踝部可形成钝圆形环状隆起,称佝偻病“手镯”“足镯”。若小儿已经开始站立与行走后双下肢负重,可出现股骨、胫骨、腓骨弯曲,形成严重的膝内翻(O 形腿)或膝外翻(X 形腿),有时有 K 形样下肢畸形。

(4)牙齿:出牙延迟,牙釉质发育不良等。

(5)前囟:大或闭合延迟。

【辅助检查】

1. 血清钙、磷、碱性磷酸酶是诊断维生素 D 缺乏性佝偻病常用的血生化指标。初期甲状旁腺素分泌增加,血钙下降,血磷下降,碱性磷酸酶活性正常或稍增加;活动期时血钙稍低或正常,其余指标改变更加显著,血磷明显下降,碱性磷酸酶升高更显著;恢复期血钙、磷恢复正常,碱性磷酸酶在治疗后 1~2 个月后才能降至正常。后遗症期通常血生化完全正常。

2. 骨骼 X 线腕部摄片显示,佝偻病初期时,长骨干骺端可出现临时钙化线模糊或正常;活动期时钙化带消失或呈毛刷状、杯口状,并出现骺盘增宽、骨质疏松、骨皮质变薄等改变;治疗 2~3 周后出现不规则钙化线,预示开始恢复,临时钙化带增厚,骨骺软骨盘恢复逐渐正常。恢复期 X 线检查除畸形外无骨骼干骺端病变。

3. 血清 25-(OH)D₃ 是变化最早、最敏感的指标。2016 年《全球营养性佝偻病专家共识》指出,儿童适宜的血清 25-(OH)D₃ 水平为 >50nmol/L(20ng/ml);37.5~50nmol/L(15~20ng/m1)为维生素 D 不足;≤37.5nmol/L(15ng/ml)为维生素 D 缺乏;≤12.5nmoL/L(5ng/ml)为维生素 D 严重缺乏。

【诊断要点及鉴别诊断】

1. **诊断要点**

(1)有维生素 D 缺乏的病因或高危因素。

(2)有佝偻病的临床表现。

(3)实验室检查是确诊的金标准。

2. **鉴别诊断** 排除其他病因导致的佝偻病:如钙、磷缺乏可以导致佝偻病样表现,遗传性低磷性佝偻病肾小管酸中毒、慢性肾衰竭等也可以出现佝偻病症状及体征。实验室检查是鉴别佝偻病病因的重要措施。

【治疗原则】

1. **一般治疗** 多户外活动,增加日照机会;提供足够的奶量,保证含钙磷丰富食物的摄入。

2. **维生素 D 制剂** 以口服治疗为主,重症或有并发症者、无法口服者可肌内注射。口服:5 000~10 000IU/d,持续 1 个月;有报道每天口服预防量 400IU+ 每天日照 1 小时也能达到治疗效果。肌内注射:维生素 D 30 万 IU,一次即可,3 个月后再口服预防量维生素 D 400IU/d。

3. **补充钙剂** 有低血钙表现及严重佝偻病和营养不足时需要补充钙剂。

【预防措施】

1. **围生期** 孕母应多户外活动,食用富含钙、磷、维生素 D 及其他营养素的食物。妊娠后期每天补充维生素 D 800IU,有益于胎儿贮存充足的维生素 D,以满足生后一段时间生长发育的需要。

2. **婴幼儿期** 预防的关键在于日光浴与适量维生素 D 的补充。出生后即可让婴儿逐渐坚持户外活动,冬季也要注意保证每天 1~2 小时的户外活动时间。足月儿生后几天开始补充维生素 D 400IU/d,早产儿、出生体重 <1 500g、双胎儿生后补充维生素 D 800IU/d,3 个月后改预防量 400IU/d;均补充至 2 岁。夏季阳光充足,户外活动每天 1~2 小时,可暂停或减量服用维生素 D。乳类摄入不足和营养欠佳时可按照推荐摄入量补充钙、磷。

【转诊指征】

1. 有明显佝偻病活动期表现,但无维生素 D 缺乏的病因或高危因素,25-(OH)D₃ 水平正常的佝偻病。

2. 用维生素 D 治疗效果不好的佝偻病:治疗后 2~3 周临床表现无减轻,治疗 1 个月后临床表现、血生化与骨骼 X 线改变无恢复征象,应转诊。

【常见临床问题及沟通要点】

1. 维生素 D 缺乏性佝偻病是可以预防和治疗的疾病,口服治疗效果好,应遵从医嘱坚持口服维生素 D 预防和治疗。

2. 维生素 D 缺乏性佝偻病用维生素 D 口服治疗同时,应摄入含钙、磷丰富的食物,并保证患儿足够的户外活动时间:每天 1~2 小时,充分暴露皮肤。

3. 定期随访临床症状改善情况,可以避免遗留后遗症。

4. 佝偻病原因复杂,治疗效果不好者需要做进一步检查,明确病因。

(程 茜)

第四节 语言障碍

学习目标

1. 掌握　广义和狭义的语言障碍定义。
2. 掌握　特发性语言障碍的临床表现,语言障碍儿童的转诊指征。
3. 熟悉　语言障碍的鉴别诊断。

广义的言语语言障碍是指儿童在发育过程中出现的语言相关障碍,包括特发性语言障碍、语音障碍(也称构音障碍,或言语障碍)、童年起病的流畅性障碍(也称发育性不流利、口吃)、社交障碍(也称语用障碍),统称交流障碍。数据显示,近 20% 的 2 岁儿童有语言障碍,5 岁儿童 6% 有言语障碍、5% 有言语语言障碍、8% 有语言障碍。在我国行为发育门诊,言语语言障碍占小年龄儿童主诉的第一位。

本节讨论的是狭义语言障碍,即特发性语言障碍。特发性语言障碍的发病率,由于定义的重叠混淆及不同年龄检出率的差异,流行病学调查尚缺乏一致的结论。这类儿童在发育早期主要表现为语言表达能力的缺陷,年长则出现语言能力相关的学习障碍,同时可能继发情绪问题 / 障碍。因此早期发现、早期诊断尤为重要。

【病史要点】

1. **性别**　男孩较多。

2. **发育史**　语言发育从一开始就表现为口头表达能力明显落后。说第一个词、第一个短语、第一个句子的年龄都落后于同龄儿童。语言的理解能力与表达能力可能不平行,可能是几乎正常的,家长描述"什么都懂,就是不会说";也可能是落后的,家长描述"听不大懂我们的话",但是"能看懂我们的意思"。但语言理解能力的落后常被家长低估,因为患儿会根据语境推断语言的意义。年长儿即使能够交流了,其词汇量、语法的丰富程度还是比同龄儿落后。学龄期语言障碍可能会影响语言相关学习能力的获得,如阅读、书写、写作困难,表现为语言相关的学习障碍。作为发育障碍性疾病,这种语言落后是终身存在的,可伴或不伴有语音障碍。语言以外的能力如社交欲望、运动能力发育正常。受限于语言能力,社交行为表现为少言寡语,更愿意和家人及最熟悉的人交流,年长儿童可能继发有退缩行为或情绪障碍。

3. **家族史**　家族成员可能有语言发育问题、学习困难。家长低社会经济水平、家庭多子女是语言障碍的高危因素。

4. 孕产史、过去史并无明显异常。

【体检要点】

1. 行为观察尤为重要。可采用非结构化访谈形式,观察患儿口语能力与交流欲望。口语表达明显低于同龄儿童,但交流欲望正常,可能羞怯或害羞,可借助肢体语言。

2. 可以没有其他异常体检发现。

【辅助检查】

1. 语言能力评估最为重要。有条件应分别做语言理解和语言表达能力的评估。语言表达能力明显落后。语言理解能力有两类:一类可以基本正常;另一类可以与语言表达水平一致,表现落后。

2. 必须除外继发性语言障碍。常规做听力检查;如伴有面容异常、发育畸形要做相关遗传学检查;如有颅脑疾病的相关提示应做头颅影像学检查。

【诊断】

根据语言理解能力的正常与否分语言理解正常和语言理解落后两种亚型,均符合:

1. 儿童期起病。

2. 持续的语言发育落后病史。

3. **辅助检查**　小年龄儿童:诊断性测试语言商 <70,个人 - 社会能力发育商可能略有降低或正常,运动能力、应物能力发育商正常。年长儿:智商测试,语言智商 <70,操作智商正常。

【鉴别诊断】

1. 语言发育迟缓是正常的语言发育的变异,一般 4 岁以后语言发育进入正常轨迹,但在 4 岁以前可能难以鉴别。

2. 继发于听力障碍的语言障碍。

3. 继发于神经系统疾病的语言障碍,如获得性癫痫失语综合征。

4. 智力障碍,只有在语言障碍程度远低于智力障碍程度时,才需要同时诊断。

5. 孤独症谱系障碍。

【干预原则】

早期干预,接受语言康复训练。

【转诊指征】

筛查发现语言发育落后,即应转诊到有诊断性测试和语言训练条件的上级医院处置。

【常见临床问题及沟通要点】

1. 避免无效的舌系带手术。

2. 避免无效的口腔功能训练。

3. 重视家长 "大了就好了" 的等待心理,尽早做家长教育,以实现早期干预。

4. 要明确语言发育障碍是终身存在的缺陷,因此干预和支持措施应该是持续的。

（刘　晓　程　茜）

第五节 注意缺陷多动障碍

学习目标

1. 掌握 注意缺陷多动障碍的临床表现。
2. 熟悉 注意缺陷多动障碍的诊断及鉴别诊断。
3. 了解 注意缺陷多动障碍的治疗原则。

注意缺陷多动障碍（attention deficit hyperactivity disorder, ADHD）是一种起病于儿童时期，以与发育水平不相符的注意缺陷、多动和冲动为主要表现的神经发育障碍。注意缺陷多动障碍起病于儿童期，但呈长期慢性病程，可以延续至成人。我国学龄期儿童患病率为4.31%~5.83%，男女发病之比为 4：1~9：1。68% 以上注意缺陷多动障碍儿童共患 / 共存学习障碍、焦虑抑郁障碍、遗尿症、睡眠障碍、行为障碍、对立违抗、抽动等。

【病史要点】

注意缺陷多动障碍的核心症状是注意缺陷、多动、冲动。分为三个表型：注意缺陷为主型；多动冲动为主型；混合型即注意缺陷症状及多动冲动症状均较突出。

1. **注意缺陷** 是指主动注意保持时间达不到正常时相应有的年龄和智商水平。多数患儿注意力不集中，易受环境的干扰而分心，注意对象频繁地从一种转到另一种。常表现出上课时注意力不集中、走神，做作业易受外界刺激而分心。轻度的注意缺陷对于感兴趣的游戏、电视节目等能全神贯注或注意力相对集中。严重的注意缺陷即使在感兴趣的游戏也不能集中注意力。

2. **多动** 表现为与年龄不相称的多动，包括躯体活动、手的活动及言语活动的明显增多。部分患儿在胎儿期即出现胎动频繁现象；婴儿期表现为易兴奋，好哭闹，睡眠差，洗澡、穿衣时不安分，喂养困难，不怕摔跤，开始走路时往往以跑代步，不喜欢安静的游戏，喜欢来回奔跑；学龄前期表现为手脚动个不停，显得格外活泼，难以有安静的时刻，在幼儿园不守纪律，难以静坐，好喧闹和捣乱，玩耍也无长性，常更换玩具；学龄儿童表现为课堂上小动作不停，坐在椅子上扭来扭去，上课纪律差，无法静心写作业，话多且容易插嘴或打断别人的对话。

3. **冲动** 易兴奋和冲动，不分场合，不顾后果，难以自控甚至伤害他人，不遵守游戏规则，缺乏忍耐或等待。与人谈话交流或回答问题时，不能耐心地倾听别人说话，行为幼稚、任性、克制力差、容易激惹冲动，易受外界刺激而兴奋，挫折感强。行为唐突、冒失；事前缺乏缜密考虑，行为不顾后果，事后不会吸取教训。

【体检要点】

观察和检查性交谈，全面了解个体的精神心理状态，从而确定个体是否存在注意缺陷多动障碍的核心症状及其他精神活动的异常。

一般体格检查包括神经系统检查、生长发育情况、营养状况、听力、视力及精神状态检查等。

【辅助检查】

常用的评估量表有 SNAP-IV 量表、Conner 父母问卷、教师问卷、学习障碍筛查量表、Achenbach 儿童行为量表及气质量表等。同时还需要进行智力测验。智力测验常用韦氏学龄前儿童智力量表和韦氏学龄儿童智力量表。智力测验对于判断注意缺陷多动障碍的功能损害非常重要,与智力障碍相鉴别时也具有重要的参考意义。

必要时进行影像学、脑电图,以及血液、尿液、生化等辅助检查,以帮助鉴别诊断,选择治疗药物,监测不良反应。

【诊断要点及鉴别诊断】

1. **诊断**　根据病史采集、辅助检查,综合分析并结合诊断标准确定诊断。

通过行为观察和检查性交谈全面了解个体的精神心理状态,从而确定个体是否存在 ADHD 的核心症状及其他精神活动的异常,完善相应的行为量表和相关实验室检查。

2. **鉴别诊断**　注意缺陷多动障碍的诊断需要排除一些可能引起类似症状的情况或伴发症状的综合征。

(1)智力障碍:智力障碍儿童也可伴有多动、注意缺陷。详细了解发育史,有语言、运动发育延迟,观察面容,检查智力、染色体有助于鉴别。智力障碍患儿学习成绩差,生活自理能力差。

(2)孤独症谱系障碍:孤独症谱系障碍患儿常伴有多动及注意障碍,尤其是高功能孤独症与注意缺陷多动障碍不易鉴别。孤独症谱系障碍儿童存在社交障碍有重复刻板行为及狭隘兴趣,与注意缺陷多动障碍有质的差异。

(3)焦虑障碍:焦虑障碍有明显的起病特点,患儿有焦虑、烦躁、不快乐的主观体验。

(4)躯体疾病、神经系统疾病、视听觉损害、药物不良反应等所致多动症状:如甲亢、脑外伤、中耳炎等。了解病史、仔细查体、实验室检查可以发现确定的躯体疾病,进行相关检查等有助于鉴别。

【治疗原则】

通过长期个体化综合治疗,达到改善症状、减少共患病、促进患者社会功能全面恢复的治疗目标。

4~5 岁的学龄前期儿童建议以行为治疗为主,如行为治疗无效可考虑药物治疗;6~11 岁学龄期儿童建议首选药物治疗,同时联合行为治疗;12~18 岁的青少年建议以药物治疗为首选,同时辅以心理治疗。

治疗注意缺陷多动障碍的药物主要包括中枢兴奋剂和去甲肾上腺素再摄取阻断剂。药物治疗原则:根据个体化原则,从小剂量开始,逐渐调整,达到最佳剂量并维持治疗;在治疗过程中,采用恰当的方法对药物的疗效进行评估;注意可能出现的不良反应。

常用的行为治疗方法,包括正性强化、消退、惩罚等。要使某种行为继续下去或增多,就使用正性强化等方法;要使某种行为减少或消失,可使用消退、惩罚等方法;消退与正性强化合用可促进恰当行为的出现,减少不良行为。

在注意缺陷多动障碍治疗中尤其强调医教结合,成功的学校干预可以降低儿童在学校的不良行为,对于提高患儿的学习效率有不可忽视的作用。

【预防】

注意缺陷多动障碍的预防主要是避免各种高危因素,为儿童创造温馨和谐的家庭环境、良好安静的学习环境,正确培养儿童的行为习惯,养成良好的卫生习惯和饮食习惯,有助于减少该病的发生,减轻症状,改善结局。对于有高危因素的儿童应定期随访观察;对在婴幼儿早期和学龄前期就有注意力分散、活动过多、冲动任性等症状的儿童,在进行行为矫正的同时,应及早进行提高注意力的训练。

【转诊指征】

筛查发现有注意缺陷多动障碍临床表现者,可转诊至有测试和治疗条件的上级医院处置。

【常见临床问题及沟通要点】

1. 儿童有注意缺陷多动障碍临床表现需要转诊上级医院,告知家长转诊的目的是明确诊断及评估功能损害程度,明确治疗方案。

2. 对于药物治疗者,须告知家长药物治疗的作用、可能的副作用以及用药的时间,以提高家长依从性。

3. 学校和家庭中的行为管理可以降低儿童的不良行为。

（魏 华 程 茜）

第六节 孤独症谱系障碍

学习目标

1. 掌握 孤独症谱系障碍的临床表现。
2. 熟悉 孤独症谱系障碍的诊断及鉴别诊断。
3. 了解 孤独症谱系障碍的治疗原则。

孤独症谱系障碍(autism spectrum disorder,ASD)是以社会沟通和社交交往障碍,以及刻板行为和狭隘兴趣为主要特征的一种神经发育障碍性疾病。病因及发病机制至今尚未完全明确。近年来各国患病率报道呈上升趋势,其中男孩多于女孩。

【病史要点】

孤独症谱系障碍的核心症状为社会沟通和社交交往障碍以及刻板行为和狭隘兴趣,同时患儿可能在智力、感知觉和情绪等方面也有相应的特征。

1. **社会沟通和社交交往障碍** 儿童孤独症患儿在社会交往和沟通方面存在质的缺陷,他们不同程度地缺乏与人交往的兴趣,也缺乏正常的交往方式和技巧。具体表现随年龄和疾病严重程度的不同而有所不同。

2. **刻板行为和狭隘兴趣** 可表现为刻板的动作(拍手、弹手指)、重复使用物体(旋转硬币、排列玩具),以及重复蹦跳、拍手、将手放在眼前扑动和凝视、用脚尖走路等行为。拒绝日常生活规律或环境的变化。对不寻常物体的强烈依恋或专注,过分局限或执着的兴趣。对特定声音的极端反应,对物体的过度嗅觉或触摸,对光或旋转物体的迷恋,对疼痛、热或冷的明显漠不关心等。

3. **其他表现** 除以上核心症状外,ASD患儿认知发展多不平衡,音乐、机械记忆、计算能力相对较好甚至超常。50% 左右的 ASD 儿童存在不同程度的智力障碍,50% 智力正常或超常。多数患儿可能合并睡眠障碍、注意障碍多动障碍、癫痫等疾病。此外发脾气、攻击、自伤等行为在 ASD 患儿中均较常见。以上症状和伴随疾病使患儿病情复杂,增加了确诊的难度,需要更多的治疗和干预。

【体检要点】

1. **行为观察** 对叫名字的反应,目光对视情况,是否有共同注意力,非言语的姿势动作交流情况,对亲人的依恋程度,能否互动游戏等;语言和运动发育情况;是否有重复刻板行为及狭隘兴趣。

2. **体格检查** 生长发育情况,如头围、身高、体重;有无特殊面容、掌纹、先天畸形;视、听觉有无障碍;神经系统是否有阳性体征等。

【辅助检查】

1. **常用 ASD 筛查量表** 改良婴幼儿孤独症量表(M-CHAT)、孤独症行为量表(ABC)、社交反应量表(SRS)等。

2. **常用的 ASD 诊断量表** 儿童孤独症评定量表(CARS)、孤独症诊断观察量表(ADOS)、孤独症诊断访谈量表修订版(ADI-R)。

3. **发育评估及智力测验量表** 进行发育评估或智力评估时可用于筛查的量表:丹佛发育筛查测验(DDST)、图片词汇测验量表等;常用的诊断性量表:Gesell 发育诊断量表、韦氏儿童智力量表、韦氏学前儿童智力量表、斯坦福 - 比内智力量表等。

4. **其他辅助检查** 可根据临床表现有针对性地选择实验室检查,包括电生理检查(如脑电图、诱发电位)、影像学检查(如头颅磁共振、功能磁共振)、遗传学检查(如染色体核型分析、脆性 X 基因检查、*Rett* 基因检查、全基因组 CNV 检测)、代谢病筛查等。

【诊断要点及鉴别诊断】

1. **诊断** 根据病史、行为观察、量表评定结果,结合诊断标准可进行诊断。

2. **鉴别诊断**

(1)言语和语言发育障碍:该障碍主要表现为言语理解或表达能力显著低于其智龄所应有水平。患儿非言语交流无明显障碍,无兴趣狭窄和刻板重复的行为方式。

(2)智力障碍:智力障碍患儿的主要表现是智力低下和社会适应能力差,但仍然保留与其智能相当的交流能力,同时没有兴趣狭窄和刻板、重复行为。

(3)注意缺陷多动障碍:注意缺陷多动障碍的主要核心症状是活动过度、注意缺陷和冲动行为,但通常智能正常。鉴别要点在于注意缺陷多动障碍患儿没有社会交往能力的明显损害、刻板行为及兴趣狭窄。

(4)选择性缄默:患儿在特定的社交场合拒绝说话,以动作与人交流,但在家与家人可正常交流。选择性缄默儿童常伴有社交焦虑、退缩、敏感或抗拒,无狭隘兴趣及重复刻板行为。

【治疗原则】

早期干预、康复训练可最大程度改善患儿预后。治疗以干预训练为主,药物治疗为辅。ASD 干预训练方法主要有应用行为分析疗法、结构化教育疗法、统合训练、人际关系发展疗法和地板时光等。

药物辅助治疗的适应证为患儿有严重的刻板重复、攻击、自伤、破坏等行为,严重的情绪问题,严重的睡眠问题及极端多动等。合理运用药物可以显著提高 ASD 患儿的训练和教育效果。

【预防】

孤独症的病因不明,尚不能进行有效预防。家长应让孩子多与外界环境接触,多参加各种锻炼,让孩子与同龄儿童一起玩耍、交往和学习,使其个性和社会适应性健康发展。一旦发现有孤独症早期表现和预警征,需尽快到医院进行评估和早期干预。已有报道 ASD 二胎再患率约为 15%~20%,明显高于 ASD 在普通儿童人群中的发生率,因此,对于 ASD 患儿的胞弟胞妹应给予特别重视,出生后就应建立高危儿档案,积极随访观察。

【转诊指征】

筛查发现疑似 ASD 的患儿即应转诊到有诊断性测试和干预训练条件的上级医院处置。

【常见临床问题及沟通要点】

1. ASD 干预年龄越小,效果越好。有计划密集的个性化干预可极大改善 ASD 儿童预后。

2. ASD 儿童通常需要长时间的特教康复治疗,因此家长需要有耐心、恒心、信心、决心坚持训练。

(魏 华 程 茜)

第七节 智 力 障 碍

学习目标

1. 掌握 智力障碍的临床表现。
2. 掌握 智力障碍的诊断及鉴别诊断。
3. 了解 智力障碍的病因。

智力障碍(intellectual disabilities)是指在发育阶段由于各种原因导致的智力缺陷,并伴有社会适应行为的显著缺陷。其病因复杂,约 2/3 患儿病因不明。智力障碍在全世界人群中的患病率约为 1%,严重智力障碍的患病率约为 0.6%。

【病史要点】

1. **高危因素** 如早产、极低/超低出生体重、母亲妊娠期感染、阴道流血、生后窒息、颅内出血、颅脑外伤、颅内感染、新生儿病理性黄疸、染色体或基因异常等产前、产时和产后的因素均为智力障碍的高危因素。

2. **临床表现** 新生儿期可能有多发畸形、小头畸形、主要器官系统功能障碍(如喂养困难、呼吸障碍等);2~5 月龄发现视力和听力障碍,婴幼儿期大运动语言发育迟缓;学龄前语言困难,语言简单,认知落后;学龄期为学习困难,同时可能伴有注意、焦虑、情绪、行为等问题。

3. **家族史** 家族中可能有智力障碍、学习困难、语言障碍等病史。

【体检要点】

1. **行为观察** 观察儿童的行为发育水平、反应、认知水平等,与生理年龄是否相符。

2. **体格检查** 是否有特殊面容、多发畸形,尤其是头颅畸形、掌纹、毛发异常等,以及神经系统检查。

【辅助检查】

1. **神经心理测评** 智力测试筛查法常用丹佛智力发育筛查法（DDST）、年龄与发育进程问卷（ASQ）等。诊断法常用韦氏智力量表（WISC）、Gesell 发育诊断量表、贝利发育诊断量表等。

2. **适应行为评定法** 常采用婴儿 - 初中学生社会生活能力量表，此量表是诊断智力障碍及分级不可缺少的工具。

3. **实验室检查** 根据诊断需要选择有关项目。如血常规、尿常规、生化、头颅磁共振、脑电图、诱发电位、听力测定、染色体分析、全基因组 CNV 检测、甲状腺功能测定、病毒（如巨细胞病毒、风疹病毒）、原虫（如弓形体）及抗体检查等。

【诊断要点及鉴别诊断】

1. **诊断** 应综合病史、体格检查、神经心理评估（智力和社会适应能力评定）以及诊断标准进行诊断，再进一步寻找引起智力障碍的病因。诊断要点包括：

（1）通过临床评估和个性化、标准化智力测试确定智力存在缺陷（智商小于 70 分），如推理能力、解决问题、计划、抽象思维、判断、理论学习及经验习得能力。

（2）适应功能的缺陷，导致不能适应符合发育水平和社会标准的个人独立性和社会责任。在没有持续的支持帮助下，适应能力的缺陷会表现为在家庭、学校、工作和社区等多种环境中的一种或多种日常生活能力受限，如沟通交流、社会参与、独立生活能力。

（3）智力及适应能力缺陷发生于发育时期（年龄小于 18 岁）。同时根据其社会适应能力的缺陷程度可分为轻、中、重度和极重度四个等级。

2. **鉴别诊断**

（1）孤独症谱系障碍：有不同程度的智能缺陷，但核心症状有社会交往障碍和重复刻板行为及狭隘兴趣爱好。

（2）儿童精神分裂症：多于 7、8 岁后起病，有思维不连贯、妄想、幻觉、感情淡漠等，除衰退期外，一般智力缺陷不明显。

（3）器质性精神病：有感染、中毒、外伤等病史或神经系统体征，虽伴有智能缺陷，但不像精神发育迟滞那样全面性缺陷，而在生活技能等方面障碍较轻。

【治疗原则】

治疗原则是早期发现、早期诊断、早期干预，应运用教育训练、药物治疗等综合措施促进患儿智力和社会适应能力的发展。治疗包括病因治疗、对症治疗、教育和康复训练等。

1. **病因治疗** 已经查明病因者，应尽可能设法去除病因，使其智力部分或完全恢复。

2. **训练和康复** 是智力障碍的主要治疗方法。

3. **药物治疗** 药物治疗有助于治疗相关的行为和精神障碍，包括多动、自我伤害行为和攻击等。

【预防】

做好孕期保健，优生优育；对高危儿进行随访，早发现、早治疗；对确诊智力障碍儿童，需要社会、学校、家庭各方面协作进行综合预防，使智力低下患儿的功能有所提高。

【转诊指征】

符合下列任一情况的儿童应转诊至有评估资质的医院进行诊断评估和适合性评估，从而采取早期干预：

1. 发育筛查异常的儿童。

2. 早期有发育迟缓表现或多发畸形的儿童建议进一步转诊明确诊断和病因。

【常见临床问题及沟通要点】

1. 智力障碍病因复杂,辅助检查多费用昂贵,需了解家长的期望,开具合理的辅助检查。

2. 对智力障碍儿童积极进行早期干预,可以改善预后。但不同程度智力障碍儿童干预效果差异很大,需告知家长可能的预后。

（魏　华　程　茜）

第四章

新生儿与新生儿疾病

知识要点

√ 新生儿死亡占5岁以下儿童死亡总数的46.6%;新生儿死亡的主要原因是早产、低出生体重、感染和窒息。

√ 黄疸是新生儿期最常见的临床现象,胆红素脑病是最严重的并发症。

√ 缺氧缺血性脑病是围产期多种因素综合作用所致,亚低温治疗对改善预后有积极作用。

第一节 概　　述

学习目标

熟悉　新生儿分类。

新生儿(neonate)是指从脐带结扎到出生后28天内的婴儿。不同胎龄和出生体重新生儿发育特点及生理状况明显不同,可根据胎龄、出生体重、胎龄与体重关系、出生后时间、是否存在高危因素等进行分类。

1. **根据出生胎龄分类**　分为足月儿、早产儿和过期产儿。足月儿是指出生时胎龄满($37^{+0} \sim 41^{+6}$)周(259~293天)新生儿;早产儿是指出生时胎龄<37周(<259天)新生儿;过期产儿是指出生时胎龄≥42周(≥294天)新生儿。

2. **根据出生体重分类**　可分为正常出生体重(出生体重2 500~4 000g)、低出生体重(low birth weight,LBW)(出生体重<2 500g)、极低出生体重(very low birth weight,VLBW)(出生体重<1 500g)、超低出生体重(extremely low birth weight,ELBW)(出生体重<1 000g)和巨大儿(出生体重>4 000g)。

3. **根据出生体重与胎龄关系分类**　分为适于胎龄儿(appropriate for gestational age,

AGA)即出生体重在同胎龄平均体重第 10~90 百分位;小于胎龄儿(small for gestational age,SGA)即出生体重在同胎龄平均体重第 10 百分位以下;大于胎龄儿(large for gestational age,LGA)即出生体重在同胎龄平均体重第 90 百分位以上。若胎龄已足月但出生体重 <2 500g,为足月小样儿。

4. **根据生后周龄分类**　生后 <1 周以内为早期新生儿;生后 2~4 周为晚期新生儿。

5. **高危儿**　指已发生或可能发生危重情况的新生儿,需密切观察和监护。符合下列条件可定义为高危儿:①孕母存在高危因素,如糖尿病、肾脏疾病、心肺疾病、贫血、血小板减少症、出血等;②出生过程存在高危因素,如羊水过多或过少、胎位不正、臀位产、早产或过期产、急产或滞产、胎膜早破和感染、脐带过长或过短等;③胎儿和新生儿存在高危因素,如多胎、早产儿、宫内窘迫、胎儿心率或节律异常,有严重先天畸形、窒息、呼吸异常、低血压等。

【转诊指征】

高危儿均需转诊。

第二节　正常足月儿和早产儿特点及护理

学习目标

1. 掌握　新生儿转诊指征。
2. 熟悉　新生儿解剖生理特点。
3. 了解　新生儿护理要点。

新生儿期是胎儿离开母体后逐步过渡到能够独立生存的重要时期。胎儿出生后生理功能需进行有利于生存的重大调整,因此,掌握新生儿特点和护理方法,才能保证新生儿健康成长。

【解剖生理特点】

1. **呼吸系统**　出生时,由于本体感受器及皮肤温度感受器受刺激,反射性兴奋呼吸中枢,出现第 1 次吸气,肺泡张开。胎儿肺内含有少量液体,出生时经产道挤压,约 1/3 肺液经呼吸道排出,其余由肺间质内毛细血管和淋巴管吸收,若吸收延迟则发生湿肺。

新生儿肋间肌发育不够成熟,呼吸运动主要依靠膈肌升降,若胸廓软弱随吸气而凹陷,则通气效能差,早产儿可出现呼吸暂停。因肺泡表面活性物质缺乏,易发生呼吸窘迫综合征。咳嗽反射差及咳嗽无力,易发生呼吸道梗阻、吸入性肺炎及肺不张。新生儿呼吸运动浅表但频率较快(35~45 次 /min)。出生后两周,呼吸频率波动大,是新生儿正常现象。

2. **循环系统**　随着脐带结扎和肺呼吸建立,血液循环和动力学发生了重大变化,胎盘循环终止,肺膨胀后肺循环和右心压力下降,卵圆孔功能关闭。正常足月新生儿的心率一般为 120~160 次 /min,可以出现一过性的心率波动或窦性心律不齐;由于血液分布多集中于躯干和内脏,四肢血流量较少,因而肝、脾易触及,四肢末梢易出现发绀。脑血流分布不平衡,足月儿大脑旁矢状区和早产儿脑室周围白质部位为脑血流分布最少的部位,当全身低血压时容易造成相应部位缺血性损伤。

3. 消化系统 新生儿肝葡萄糖醛酸转移酶活性低,是新生儿生理性黄疸的主要原因。早产儿肝功能更不成熟,生理性黄疸程度更重,且持续时间长,同时肝内糖原贮存少,肝合成蛋白质亦不足,易发生低血糖和低蛋白血症。

出生时吞咽功能已经较为完善。新生儿食管下段括约肌松弛,胃呈水平位,故易发生溢乳,早产儿更多见。肠道相对较长,肠管壁较薄,通透性高,有利于吸收母乳中免疫球蛋白,但肠腔内毒素及消化不全产物也易通过并进入血液循环,引起中毒症状。

足月儿除胰淀粉酶外其他消化酶均已具备,早产儿各种消化酶不足,胆酸分泌较少,不能将脂肪乳化,故脂肪消化吸收较差。在缺氧缺血、喂养不当情况下,易发生坏死性小肠结肠炎。

新生儿于生后24小时排出墨绿色黏稠胎便,3~4天后转为黄色粪便。若生后24小时未见胎粪,应进行检查以排除肛门闭锁等先天性畸形。

4. 泌尿系统 胎儿出生时已具有与成人数量相同的肾单位,但组织学上还不成熟,滤过面积及肾小管容积不足,因此,肾功能潜力有限,故不能迅速有效地处理过多的水和溶质,易发生水肿或脱水。

新生儿出生后不久便排尿,一般排尿量为40~60ml/(kg·d),如新生儿超过24~48小时仍未排尿,应仔细查找原因。

5. 血液系统 新生儿出生时红细胞为$(5\sim7)\times10^{12}$/L,血红蛋白约为150~220g/L,早产儿可稍低。新生儿出生时胎儿血红蛋白约占70%~80%,出生5天后降为55%,以后逐渐为成人型血红蛋白所取代。

白细胞总数初生时足月儿为$(15\sim20)\times10^9$/L;第3天开始明显下降,第5天接近婴儿值。分类计数中开始以中性粒细胞为主,4~6天后以淋巴细胞为主。血小板计数均在$(200\sim300)\times10^9$/L。足月儿血容量平均为85ml/kg(50~100ml/kg),早产儿血容量范围为80~110ml/kg。

6. 神经系统 新生儿脑相对大,占体重10%~12%(成人为2%),脑含水量较多,但脑沟、脑回仍未完全形成,髓质化不完全,髓鞘未完全形成,纹状体发育尚未完善,故常出现兴奋泛化反应。足月儿大脑皮层兴奋性低,睡眠时间长,觉醒时间一昼夜仅为2~3小时。脊髓相对较长,其下端在第3~4腰椎水平上。足月儿出生已具备一些原始反射如觅食、吸吮、拥抱及握持反射等,克氏征、巴宾斯基征均可呈阳性反应,偶可出现阵发性踝阵挛。而正常的腹壁反射、提睾反射则不易引出。

新生儿味觉发育良好,甜味可引起吸吮运动。嗅觉较弱,但强烈刺激性气味能引起反应。新生儿对光有反应,但因缺乏双眼共轭运动而视觉不清。出生3~7天后听觉增强,响声常引起眨眼及拥抱反射,触觉及温度觉灵敏,痛觉较迟钝。

7. 体温调节 新生儿体温调节中枢功能未完善,皮下脂肪较薄,体表面积相对较大,容易散热,故易出现体温不稳定。新生儿寒冷时无颤抖反应,产热依靠棕色脂肪,但其棕色脂肪少,如保暖不当可发生低体温。新生儿正常腋温是36.5~37.5℃。不显性失水过多可增加热的消耗,故适宜的环境温度(中性温度)对新生儿至关重要。出生体重、生后日龄不同,中性温度也不同。室温一般维持在20~22℃,湿度为50%~60%。

8. 能量和体液代谢 新生儿代谢较成人高。新生儿生后不久即能维持蛋白代谢的正氮平衡。由于胎儿糖原储备不多,早期未补给者在生后 12 小时内糖原就可消耗殆尽,机体需动用脂肪和蛋白质来提供能量,故新生儿血糖较低,尤其是足月小样儿易出现低血糖症状。新生儿体内含水量占体重 65%~75% 或更高,胎龄越小含水比例越高,出生数天内婴儿由于丢失较多细胞外液的水分,可以导致出生体重下降 4%~7%,称为"生理性体重减轻",体重丢失不应超过出生体重的 10%。新生儿需热量约为 418~502kJ/(kg·d)。新生儿头几天需水量为 60~100ml/(kg·d),此后逐渐增加到 150~180ml/(kg·d)。

9. **免疫系统**　新生儿非特异性和特异性免疫功能均不成熟。非特异性免疫功能方面:皮肤屏障功能差;脐部残端未完全闭合,细菌容易由此进入血液;呼吸道纤毛运动差,胃液酸度低,胆酸少,杀菌能力弱,肠黏膜通透性高,分泌性 IgA 含量低,易发生消化道和呼吸道感染。血 - 脑屏障功能发育不全,易并发细菌性脑膜炎。淋巴结发育不全、补体系统、中性粒细胞数量及功能不成熟、细胞因子能力低下等,不能有效抵抗感染。特异性免疫功能方面:新生儿体内 IgG 主要来自母体,胎龄越小 IgG 含量越低,因而早产儿更容易发生感染。母体 IgM 和 IgA 不能通过胎盘,故易发生革兰氏阴性杆菌感染。T 细胞对外源性抗原产生特异性应答能力低下。自然杀伤细胞、巨噬细胞活性低,清除病原感染能力弱。

【足月儿及早产儿护理】

1. **保暖**　新生儿娩出后注意保暖,母婴同室应保证室温在 22~24℃,鼓励母亲多与新生儿进行皮肤接触。

2. **合理喂养**　提倡母婴同室,母乳喂养。无法由母亲喂养情况可给配方乳。

3. **预防感染**　严格遵守消毒隔离制度,接触新生儿前应严格洗手,护理和操作时应注意无菌。工作人员或新生儿如患感染性疾病应立即隔离,防止交叉感染。

4. **皮肤黏膜护理**　注意对新生儿脐部、皮肤皱襞、口腔及臀部护理,一旦发现感染灶,应积极处理。

5. 先天性代谢缺陷筛查。

【转诊指征】

通常以下情况应转诊:①出生体重 <1 500g 或孕周 <32 周;②严重的出生窒息;复苏后仍处于危重状况;③严重呼吸窘迫、频发呼吸暂停需要辅助通气;④出生后发绀且氧疗无改善、休克或有先天性心脏病;⑤先天畸形需要立刻外科手术治疗;⑥严重感染、神经行为异常、频繁惊厥、严重黄疸、急性贫血、频繁呕吐、腹泻、脱水等。

第三节　新生儿窒息

学习目标

1. 掌握　新生儿复苏流程和转诊指征。
2. 熟悉　新生儿窒息的病史和体检要点。
3. 了解　新生儿窒息的病理生理。

新生儿窒息(asphyxia)是指由于产前、产时或产后的各种病因使新生儿出生后不能建立自主呼吸,引起缺氧并导致全身多脏器损害,是新生儿死亡和致残的主要病因。窒息多为胎儿窒息(宫内窘迫)的延续,本质是缺氧。缺氧可导致多脏器损害,尤其是呼吸中枢供氧不足加重呼吸抑制。缺氧时呼吸加快,若缺氧继续则呼吸运动停止,心率减慢,此为原发性呼吸暂停。此时,肌张力减弱,血压正常,若及时给氧及必要的刺激,可使自主呼吸恢复。如窒息持续存在,新生儿出现继发性呼吸暂停,表现为心率、血压持续下降,肌张力消失,新生儿对外界刺激无反应,必须给予正压人工呼吸。正确的复苏是降低新生儿窒息死亡率和伤残率的主要手段。慢性宫内窒息、重度窒息复苏不及时或方法不当者预后可能不良。

【病史要点】

1. 危险因素　①母亲因素:严重全身性疾病、病理产科、吸烟吸毒、年龄过大(>35岁)或过小(<16岁)等;②产时因素:脐带异常、胎位不正、不良助产、药物不恰当等;③胎儿因素:早产儿、低出生体重儿、巨大儿、先天畸形、呼吸道阻塞、宫内感染等;④新生儿因素:新生儿严重胎粪吸入综合征、心血管疾病及休克等。

2. 窒息史　宫内窘迫(胎心改变、胎动异常、胎粪污染羊水)。新生儿娩出时 Apgar 评分有助于判断抑制程度(表 4-1)。Apgar 评分包括心率、呼吸、肤色、肌张力和对刺激的反应五项,分别于出生后 1 分钟和 5 分钟进行评分。1 分钟评分反映窒息严重程度,而 5 分钟以后评分有助于预后判断。但单独的 Apgar 评分不应作为评估低氧或产时窒息以及神经系统预后的唯一指标。同时应记录复苏抢救情况。

表 4-1　新生儿 Apgar 评分表

体征	评分标准			评分	
	0	1	2	1 分钟	5 分钟
肤色	发绀或苍白	身体红,四肢发绀	全身红		
心率(次 /min)	无	<100 次 /min	>100/min		
呼吸	无	微弱,不规则	正常,哭		
肌张力	松软	四肢略屈曲	动作灵活		
对刺激反应	无反应	反应及哭声弱	哭,反应灵敏		

3. 并发症临床表现　是否生后不久出现激惹或过度兴奋、嗜睡、迟钝、昏睡、昏迷;有无惊厥及类型、次数及持续时间,缓解后表现;有无气促、发绀、呼吸困难;有无面色苍白、肌张力低下;有无腹胀呕吐、呕血、血便;有无水肿、尿量异常等。

【体检要点】

1. 评估心率、呼吸、肤色、肌张力及对刺激的反应,由于复苏时没有时间进行细致的评估,临床上常使用前三项即心率、呼吸和肤色进行评估,可评估判断窒息的程度和所处的病理生理状态,进行快速决策和处理。

2. 新生儿窒息可并发多脏器功能缺氧缺血损伤,出现相应临床表现。

(1)中枢神经系统表现:详见本章第四节。

(2)呼吸系统表现:详见本章第七节。

（3）心血管系统表现：注意有无面色苍白、发绀、四肢冰凉、脉细速、股动脉搏动减弱、毛细血管充盈时间延长、肌张力低下、血压降低等。

（4）消化系统表现：有无腹胀、呕吐、消化道出血、黄疸等。

（5）泌尿系统表现：有无少尿、水肿、急性肾衰竭表现等。

【辅助检查】

可通过羊膜镜了解羊水混胎便程度或胎头露出宫口时取头皮血进行血气分析，以评估宫内缺氧程度；生后应检测脐动脉血气、血糖、电解质、血尿素氮和肌酐等生化指标。

【诊断】

新生儿窒息诊断标准：①轻度窒息：Apgar 评分 1 分钟或 5 分钟 ≤7 分，伴脐动脉血 pH<7.2；②重度窒息：Apgar 评分 1 分钟 ≤3 分或 5 分钟 ≤5 分，伴脐动脉血 pH<7.0。若无脐动脉血气，围产期缺氧病史也可作为新生儿窒息的辅助诊断标准。

【治疗】

窒息的复苏应由产科和儿科医生共同进行。对高危产妇、估计胎儿分娩时有窒息可能者，应做好复苏的准备工作。

1. ABCDE 复苏方案 我国新生儿复苏指南使用 ABCDE 复苏方案。A（airway）：清除呼吸道分泌物；B（breathing）：建立呼吸；C（circulation）：维持循环保证足够心排出量；D（drugs）：药物治疗；E（evaluation and environment）：评估和保暖。其中 A 是根本，B 是关键。评价的主要指标是呼吸、心率和血氧饱和度，复苏过程中遵循"评估 - 决策 - 实施"循环往复原则评价复苏效果（图 4-1）。

2. 复苏的实施

（1）快速评估：出生后立即用数秒钟时间快速评估 4 项指标：是否足月儿；羊水是否清亮；是否有呼吸或哭声；肌张力好吗？如以上任何 1 项为"否"，则进行以下初步复苏步骤。

（2）初步复苏：保暖，并摆好体位建立通畅的呼吸道，若分泌物量多或气道梗阻时按先口咽后鼻腔清理分泌物。如羊水混有胎粪，且新生儿无活力（有活力定义为呼吸规则、肌张力好及心率 >100 次 /min，若其中一项不好，即为无活力），应做气管插管，将胎粪吸出。快速擦干新生儿，刺激诱发自主呼吸。如无效，表明新生儿处于继发性呼吸暂停，应在"黄金 1 分钟"内实施有效正压通气。

（3）正压通气：通过以上触觉刺激，患儿仍呼吸暂停或喘息样呼吸，心率 <100 次 /min 时，应立即进行正压通气。应选择合适的面罩和通气压力，通气频率为 40~60 次 /min。足月儿使用空气复苏，早产儿使用 21%~40% 浓度氧，根据血氧饱和度目标值调整给氧浓度。胸外按压时给氧浓度要提高到 100%。有效的正压通气表现为胸廓起伏良好，心率迅速增快。若有效正压通气 30 秒后，心率仍然持续 <60 次 /min 时，应气管插管行正压通气配合胸外按压，以确保通气有效。

（4）胸外按压：首选拇指法。胸外按压与正压通气配合进行 45~60 秒后检查心率、呼吸及氧饱和度，如心率 <60 次 /min，则需用药物。

（5）药物治疗：①肾上腺素：使用 1∶10 000 浓度，0.1~0.3ml/kg 脐静脉静推或 0.5~1ml/kg 气管内滴入；必要时 3~5 分钟可重复使用；②扩容剂：对其他复苏措施无反应且有低血容量表现（苍白、肢端冷、脉搏微弱、毛细血管充盈时间延长），可使用扩容剂，最常用为生理盐水，剂量为 10ml/kg，10 分钟静脉缓慢推入，必要时可重复使用。

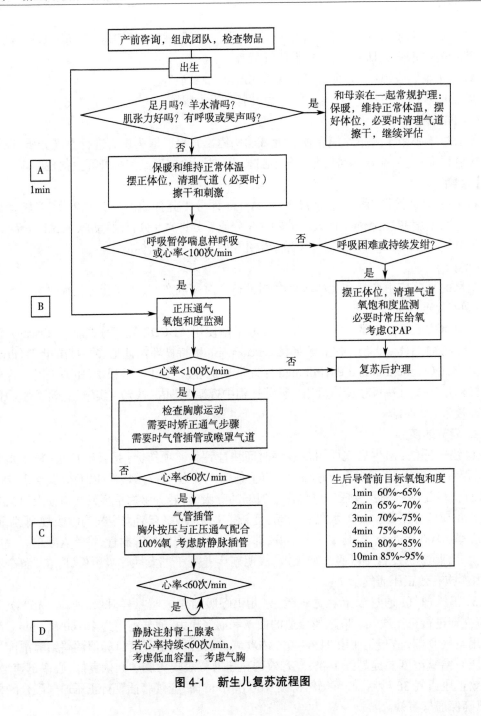

图 4-1　新生儿复苏流程图

3. **复苏后监护**　复苏后的新生儿可能有多器官损害的危险,应送入新生儿重症监护室监护。重点进行体温管理、生命体征和神经系统表现监测;早期发现和治疗并发症。如合并中、重度缺氧缺血性脑病,有条件的医疗单位可给予亚低温治疗。

【转诊指征】

1. 新生儿窒息者均需转诊。
2. 出生后凡需要正压通气以上复苏步骤的新生儿均需要转诊。

【临床常见问题及沟通要点】

1. 导致出生时发生窒息的原因很多,常规产科门诊只是间断性监测,不可能及时发现每一种妊娠期异常情况,往往在分娩时候才会表现出来,所以常规产检正常的孕妇所分娩新生儿出生时仍有发生窒息的可能,故加强围生期保健,提高产科技术和复苏技术,尽早处理,才能减少新生儿窒息及并发症的发生。

2. 新生儿窒息复苏后需要转入新生儿病房进行监护治疗,判断是否有缺氧缺血性脑病存在。大部分缺氧缺血性脑病预后良好,没有脑瘫或其他神经系统症状。研究表明,出生窒息所造成的脑瘫仅占 10% 左右。

(韦 红)

第四节 新生儿缺氧缺血性脑病

学习目标

1. **掌握** 新生儿期后治疗,指导家庭护理及喂养。
2. **了解** 新生儿缺氧缺血性脑病的病因、发病机制及治疗。

新生儿缺氧缺血性脑病(neonatal hypoxic-ischemic encephalopathy, HIE)是由于围产期缺氧导致脑的缺氧缺血性损害。尽管胎儿监测等围产医学技术不断进步,HIE 仍然是导致婴幼儿高死亡率及长期发病率的重要因素。通常,发生 HIE 的确切时间点及潜在的原因并不清楚。

数据表明,出生窒息约占新生儿死因的 23%,超过 100 万出生窒息儿童有后遗症,如脑性瘫痪、智力低下、学习困难等。

关于新生儿脑病危险因素的临床研究提示,孕前和产前危险因素占 65%,产前和产时联合危险因素占 25%,产时危险因素仅占 5%,约 5% 的患儿没有明确危险因素。关于脑性瘫痪的研究显示,仅 14.5% 的研究对象有产时缺氧缺血史。生后严重的心肺疾病引起的低氧血症也可导致 HIE。加强围产期保健,积极推行新法复苏,提高新生儿窒息抢救成功率,是预防本病的关键。

【病史要点】

1. **生后 24 小时内出现神经系统功能障碍表现** 精神反应、哭声异常,早期以激惹等兴奋性表现为主,随着病情进展,逐渐出现嗜睡、昏迷等神经系统抑制性表现。

2. **惊厥发作** HIE 是引起新生儿惊厥的常见原因,多发生于生后 12~24 小时,由于连接两个大脑半球的神经通路未发育完全,新生儿惊厥多为局灶性发作,单向梗死引起的占 80%,弥漫性脑损伤和脑静脉梗死常引起多灶性、迁移性惊厥发作。微小发作是常见表现,早产儿多见,包括呼吸暂停、凝视、吐舌、流涎、咀嚼、挤眉弄眼、踏步运动、拳击动作、自行车骑跨动作和游泳动作。脑电图可以确诊微小发作,但缺乏脑电图改变不能除外中枢神经系统病变。

3. **脑干功能障碍** 部分病情较重的 HIE 患儿可出现中枢性呼吸衰竭、顽固性惊厥等表现。

4. **颅内压增高** 少数病情较重的 HIE 患儿可出现尖叫、喷射性呕吐等颅内高压表现。

5. **其他器官系统功能障碍表现** 如气促、发绀、喂养不耐受、腹胀、血便、尿少、出血倾向等。

6. **高危因素相关孕产史及家族史** 任何累及孕产妇、脐带、胎盘、胎儿及新生儿的病理状态,导致胎儿及新生儿脑组织供氧障碍,均可能引起 HIE。

【体检要点】

1. **脑功能障碍** 神志、反应、肌张力、原始反射异常。

2. **脑干功能障碍** 瞳孔直径异常、对光反射异常、中枢性呼吸衰竭。

3. **颅内高压** 前囟饱满、张力高,瞳孔缩小、球结膜水肿,若双侧瞳孔不等大应警惕脑疝。

4. **其他器官系统功能障碍** 气促、发绀、肺部啰音、循环障碍、腹胀、肠鸣音减低等。

【辅助检查】

目前没有特异性检查确诊或排除 HIE,临床表现是诊断 HIE 的主要依据。

1. **实验室检查**

(1)血清电解质:监测血电解质,特别是生后 2~3 天,具有临床价值,显著低血钠、低血钾、低血氯、尿量减少及体重过度增加提示急性肾小管损伤或抗利尿激素分泌异常综合征。恢复期尿量持续增加,表明肾小管损伤持续。

(2)肾功能监测:血肌酐水平、内生肌酐清除率及尿素氮水平反映缺氧缺血性肾损伤及恢复情况。

(3)动脉血气:监测酸碱平衡,避免高氧血症、低氧血症、高碳酸血症和低碳酸血症。

(4)心肌及肝脏产生的酶类:辅助评价缺氧缺血性损伤程度。心肌肌钙蛋白 I 水平可能与 HIE 的严重度相关。

(5)凝血功能评价:凝血酶原时间、部分凝血活酶时间、纤维蛋白原水平可评价缺氧缺血对凝血功能的影响。

2. **影像学检查**

(1)超声检查:方便、价廉,对 HIE 的异常回声检出的敏感度较低(50%),主要辅助排除颅内及脑室内出血,但无法识别蛛网膜下腔出血、后颅窝出血和矢状旁区损伤。

(2)MRI 检查:为 HIE 的鉴别诊断和预后判断提供重要依据,是中重度 HIE 诊断和随访的高选择性显像技术。生后 7~10 天常规 MRI 成像序列(T_1 加权和 T_2 加权)提供髓鞘发育信息,具有辅助诊断意义。>38 周新生儿,T_1 加权上内囊后肢的异常信号对远期异常运动具有重要预测作用。弥散加权成像(DWI)对早期评价脑损伤提供重要影像学信息。研究表明,早期 MRI 提示严重基底神经节和丘脑的损伤,与 2 岁时严重的运动功能障碍有着密切关系。

(3)CT 检查:对确诊脑水肿有重要作用,表现为侧脑室的缩小、脑回的扁平,密度减低影提示该区域可能有梗死,及时识别蛛网膜下腔出血和后颅窝出血。由于 CT 检查可产生放射性损伤,已逐渐被 MRI 检查取代。

(4)超声心动图检查:估测肺动脉压,明确心肌收缩力和心脏畸形。

3. 其他检查

(1)振幅集成脑电图(aEEG)检查:生后数小时内单通道 aEEG 检查可帮助评价新生儿 HIE 脑损伤的严重程度。中重度 HIE 的异常结果包括:①间断出现低于 5mV 或高于 10mV 的波形;②暴发性抑制波形,即背景脑电图出现 0~2mV 的稳定波形,偶现大于 25mV 的高电压;③持续低电压,即持续低于 5mV 的低电压背景脑电图;④ 无活动模式,即未检测到皮质活动;⑤惊厥波形,通常表现为高波或低波的陡峭波形变化。

(2)普通脑电图检查:传统的多通道脑电图是评价 HIE 脑损伤严重程度及诊断亚临床惊厥的重要手段。脑电图特征性的异常结果包括:①背景振幅低于 30mV;②发作间期大于 30 秒;③惊厥波形;④ 48 小时内缺乏睡眠觉醒周期。大剂量抗痉挛药物治疗会改变脑电图表现。定期复查在诊断和随访中也有重要意义:在生后第一周内,脑电图好转、临床症状缓解提示预后较好。

(3)听力筛查:辅助通气的 HIE 患儿听力损伤发生率较高,应进行听力筛查。

(4)视网膜与眼科检查:对评价脑异常的恢复情况有一定意义。

【诊断要点及鉴别诊断】

1. 同时具备以下 4 条者可确诊,第 4 条暂时不能确定者作为拟诊病例。

(1)有明确的可导致胎儿宫内窘迫的异常产科病史,严重的胎儿宫内窘迫表现(胎心 <100 次 /min,持续 5 分钟以上;和 / 或羊水Ⅲ度污染)。

(2)产时重度窒息:Apgar 评分 1 分钟≤3 分,延续至 5 分钟≤5 分,和 / 或出生时脐动脉血气 pH≤7.00。

(3)出生后 24 小时内出现神经系统表现,如意识改变(过度兴奋、嗜睡、昏迷)、肌张力改变、原始反射异常、惊厥、脑干症状(呼吸节律改变、瞳孔改变)和前囟张力增高。

(4)排除电解质紊乱、颅内出血、低血糖等引起的抽搐,以及宫内感染、遗传代谢性疾病和其他先天性疾病所引起的脑损伤。

2. HIE 分度　与临床表现及病情进展相关(表 4-2)。

表 4-2　HIE 临床分度

| 分度 | 意识 | 肌张力 | 原始反射 | | 惊厥 | 中枢性呼吸衰竭 | 瞳孔改变 | EEG | 病程及预后 |
			吸吮反射	拥抱反射					
轻度	兴奋、抑制交替	正常或稍增高	正常	活跃	可有肌阵挛	无	正常或扩大	正常	症状在 72 小时内消失,预后好
中度	嗜睡	减低	减弱	减弱	常有	有	缩小	低电压,可有痫样放电	症状在 14 天内消失,可能有后遗症
重度	昏迷	松弛,或间歇性伸肌张力增高	消失	消失	有,可呈持续状态	明显	不对称或扩大,对光反射迟钝	暴发抑制,等电线	症状可持续数周,病死率高,存活者多有后遗症

【病情观察及随访要点】

1. **病情观察** ①有无惊厥,注意神志、肌张力、原始反射等情况;②注意生命体征,呼吸、循环稳定性,有无喂养不耐受、排尿异常及出血倾向。

2. **随访要点** 15%~20% 的中重度 HIE 患儿有明显的学习障碍,因此,所有中重度 HIE 患儿都应该科学管理、严密随访其体格及神经发育,至少至学龄期。

【治疗原则】

治疗原则:尽早、阶段、综合、足程,有信心。生后 3 天内的治疗最关键:维持内环境稳定,纠正缺血缺氧,阻断凋亡。

1. **支持疗法** ①维持适当的通气和氧合:PaO_2 在 50~70mmHg,$PaCO_2$ 正常,不低于 30mmHg;②维持适当的脑血流灌注:避免血压剧烈波动,使心率、血压在正常范围(平均血压 35~40mmHg),避免血液高凝状态;③维持适当的血糖水平:4.2~5.6mmol/L,避免低血糖加重脑损伤,避免高血糖导致脑出血和血乳酸堆积等。

2. **控制惊厥** 苯巴比妥作为控制惊厥一线用药,负荷量 20mg/kg,缓慢静推。惊厥未控制,1 小时后加用 10mg/kg;12~24 小时后给予维持量每天 5mg/kg。顽固性惊厥,可加用咪达唑仑,每次 0.05~0.2 mg/kg,每 2~4 小时 1 次;或持续静滴 0.01~0.06mg/(kg·h);或地西泮每次 0.1~0.3mg/kg,或 10% 水合氯醛 50mg/kg 稀释后保留灌肠。不建议苯巴比妥作为预防用药。

3. **适量限制入液量** 40~60ml/(kg·d),预防脑水肿[维持尿量 >1ml/(kg·h)]。颅内压升高时,首选呋塞米,每次 1mg/kg 静推,无效,可静推 20% 甘露醇,每次 0.25~0.5g/kg,6~12 小时 1 次。不建议常规使用甘露醇预防脑水肿,不建议使用激素减轻脑水肿。

4. **亚低温治疗** 亚低温治疗(在基础体温下 3~4℃)对足月新生儿 HIE 是有益的,使死亡率、严重的神经发育障碍发生率明显降低。生后 6 小时内进行,越早越好;治疗时间为 48~72 小时;缓慢复温(>6~8 小时)后至少严密临床观察 24 小时;至少随访至生后 18 个月。

5. **早期干预** 病情稳定后尽早开始康复训练,改善预后。

【转诊指征】

新生儿有明确的窒息复苏史,或者出现体温、面色、神志异常,或者喂养困难、惊厥等,应转诊。

【常见临床问题及沟通要点】

1. 新生儿 HIE 是由于各种因素引起的缺氧和脑血流减少或暂停而导致胎儿和新生儿的脑损伤,是导致儿童神经系统伤残的常见原因。

2. 预防重于治疗,要进行规范的产前检查,避免宫内缺氧,预防产时缺氧、产后缺氧是预防 HIE 的重要环节。

3. HIE 的近期不良预后是早期新生儿死亡,远期不良预后多为脑神经损害的后遗症。在存活病例中,缺氧缺血越严重、症状持续时间越长者,越容易发生后遗症且后遗症较重。常见的后遗症有发育迟缓、智力低下、痉挛性瘫痪、癫痫等,经积极治疗,后遗症者不足 20%。

4. 患儿家属对 HIE 的治疗应采取积极乐观的态度,尽早治疗,足疗程及采取综合措施,治疗应持续至症状完全消失,并应积极随访。

(华子瑜)

第五节 新生儿黄疸

学习目标

1. 掌握 新生儿黄疸的生理、病理区别,判断危重情况。
2. 熟悉 判断母乳性黄疸,指导家属观察黄疸情况,必要时指导进一步就诊。
3. 了解 胆红素脑病,尽量在警告期前指导家长至三级医院就诊,避免后遗症的发生。

新生儿黄疸(neonatal jaundice)又称新生儿高胆红素血症(hyperbilirubinemia),是指由于血清总胆红素(total serum bilirubin,TSB)升高导致巩膜、皮肤黄染。新生儿 TSB 超过 80~120μmol/L(成人超过 34μmol/L),即出现肉眼可见的黄疸。由于胆红素代谢的特点,新生儿尤其是生后 1 周内,黄疸发生率高:足月儿黄疸发生率为 60%,早产儿达 80%。应区别生理性和病理性黄疸,及时处理病理性黄疸,防止胆红素脑病和肝硬化等并发症。

【病史要点】

1. **黄疸出现时间常可提示黄疸病因** ①生后 24 小时内,先考虑新生儿溶血病,其次考虑先天性感染;②生后 2~3 天,生理性黄疸最常见,ABO 溶血亦应除外;③生后 4~7 天,败血症、母乳性黄疸多见;④出生 7 天后,败血症、新生儿肝炎、胆管阻塞、母乳性黄疸均有可能。

2. **发展速度** 新生儿溶血症最快,其次为败血症,新生儿肝炎与胆道阻塞发展缓慢而持久。

3. **二便颜色** 尿色深,而粪色浅或呈白陶土样,提示肝胆道病变。

4. **家族史** 母妊娠史,出生窒息抢救史;"胡豆黄"家族史;肝炎患者接触史等。

【体检要点】

1. **黄疸程度及性质**

(1)黄疸由颜面部向躯干、四肢及肢端,离心性发展:①黄疸累及颜面、颈部,为轻度;②黄疸累及颜面、躯干、四肢近端,为中度;③黄疸累及颜面、躯干、四肢远端,为重度。

(2)黄疸颜色提示可能病因:①苍黄提示溶血性黄疸;②明黄提示间接胆红素升高明显,缺氧、感染可能性大;③暗黄提示肝胆道疾病可能。

2. **合并症或并发症表现**

(1)贫血:提示溶血性疾病。

(2)肝脾大:提示溶血性疾病,如 Rh 溶血病。

(3)注意神经系统查体(神志、反应、肌张力、原始反射),警惕胆红素脑损伤,急性胆红素脑病评分见表 4-3。

【辅助检查】

1. **血常规检查** 红细胞及网织红细胞水平;白细胞计数及分类。

2. **血清胆红素测定** 总胆红素(total bilirubin,TB)和直接胆红素(direct bilirubin,DB)。DB/TB<10% 提示间接胆红素升高为主的疾病;DB/TB>15% 提示胆道阻塞。

表 4-3　急性胆红素脑病评分表

临床特征		BIND 评分
精神状况	困乏、奶量下降	1
	嗜睡、吸吮差、反应差、易激惹	2
	浅昏迷、呼吸暂停、喂养困难、惊厥、昏迷	3
肌张力	轻中度肌张力减弱	1
	中重度肌张力减弱或增强，刺激后出现颈及躯干扭转痉挛	2
	角弓反张、自行车样运动或手脚抖动	3
哭声	觉醒时音调高	1
	哭声高尖，难以控制	2
	过度哭闹、哭声微弱或消失	3

3. 新生儿溶血病检查；肝功和病毒学检查；葡萄糖 -6- 磷酸脱氢酶活性及基因测定；腹部超声等。

4. 听觉诱发电位、颅脑 CT 或 MRI 检查等，明确有无神经系统损伤。

【诊断要点及鉴别诊断】

1. 根据临床表现和辅助检查，对新生儿黄疸进行诊断。区分病理性黄疸和生理性黄疸（表 4-4），明确病因，以及有无胆红素脑病等并发症。

表 4-4　新生儿黄疸分类

生理性黄疸：以下条件均具备	病理性黄疸（下列任一情况）
1. 生后 2~5 天出现	1. 出现早：生后 <24 小时出现
2. TSB：85~221μmol/L	2. 进展快：TSB 上升 >85μmol/L/d（12μmol/L/h）
3. 及时消退：足月儿 <2 周，早产儿可 3~4 周内消失	3. 程度重：TSB>221μmol/L；DB>34μmol/L
4. 一般情况良好	4. 持续时间长：足月儿 >2 周，早产儿 >4 周
5. 排他性诊断	5. 黄疸退而复现

注：①早产儿黄疸问题很复杂，目前还没有区分的标准，多主张一旦出现黄疸，均应及时按病理性黄疸处理；②生理性黄疸是排他性诊断，必须除外病理性黄疸，且新生儿精神、反应、食欲等一般情况良好，才能考虑

2. 病理性黄疸的病因诊断

(1) 非感染性疾病引起黄疸：①新生儿溶血病：红细胞破坏过多；未结合胆红素（unconjugated bilirubin，UB）升高明显。②葡萄糖 -6- 磷酸脱氢酶缺乏症：红细胞酶缺陷，红细胞破坏过多。南方地区好发，常有家族史。葡萄糖 -6- 磷酸脱氢酶活性及基因检测助诊。③胆管阻塞：胆汁向肠道排泌障碍，常与宫内感染有关；DB 升高为主，DB/TB>15%。黄疸持续不退，缓慢、进行性加重，尿色加深，大便颜色变浅，甚至呈白陶土样。肝大明显，质地硬。肝功能和肝胆超声等影像学检查有助于诊断。④母乳性黄疸：可能与肠肝循环增强有关。纯母乳喂养，黄疸持续不退（6~12 周），精神、食欲等一般情况良好，体重增长可，尚无母乳性黄疸导致脑损伤的报道。停母乳 1~3 天，黄疸明显降低。因预后良好，故为排他性

诊断。

(2)感染性疾病引起黄疸：①新生儿肝炎：胆红素代谢障碍，胆红素双相升高(UB、DB)，黄疸持续不退或退而复现。宫内感染为主，TORCH 感染、病毒多见。患儿可出现黄疸、食欲缺乏、精神欠佳、肝大等肝炎表现。肝功、病毒血清学检查、肝脾超声可明确病变情况。②新生儿败血症：可累及胆红素代谢全程，UB 升高为主，黄疸加重或退而复现。以大肠埃希菌、葡萄球菌引起败血症为多见。黄疸可为早期唯一表现，可出现少吃、少哭、少动等感染中毒症状。血常规、C- 反应蛋白、血培养有助于诊断。

3. 胆红素脑病

(1)警告期(持续约 12~24 小时)：反应低下，嗜睡，吸吮无力，肌张力减低，拥抱反射减弱。此期为可逆性神经损伤，及时有效治疗可康复。

(2)痉挛期(持续约 12~48 小时)：双目凝视；重者肌张力增高，呼吸暂停，握持增强，扭转痉挛或角弓反张。此期为不可逆性神经损伤，死亡率较高，幸存者多遗留神经系统后遗症。

(3)恢复期(持续约 2 周)：吃奶及反应好转，抽搐减少，肌张力恢复。

(4)后遗症期：核黄疸四联症(手足徐动、眼球运动障碍、感觉神经性聋、牙釉质发育不良)，抬头无力，脑瘫，癫痫，智力障碍等。

【病情观察及随访要点】

1. 病情观察

(1)监测黄疸变化，生后 7~10 天内，每天监测经皮胆红素，以后每 2~3 天监测，及时完善血清胆红素检测，必要时蓝光光疗。

(2)注意患儿精神、反应、肌张力、原始反射变化，警惕胆红素脑病。

(3)注意患儿体温、面色、食欲等，及时复查血常规、CRP 等炎症指标，警惕溶血、感染等常见病因。

2. 随访要点

(1)随访黄疸变化，若持续不退、退而复现，应注意大小便颜色，复查肝功及肝胆超声，警惕肝胆病变。

(2)监测体格及神经发育情况，注意有无体格发育延迟、神经功能异常，新生儿期随访 NBNA 评分，新生儿期后随访 DQ，若新生儿重度黄疸，建议随访 TIMP 评分，1~2 月龄 BAEP、4~6 月龄颅脑 MRI 检查等，警惕胆红素脑病。

【治疗原则】

尽快降低血清未结合胆红素水平，防治胆红素脑病。

1. 光照疗法

(1)原理：光作用(蓝光 425~475nm，绿光 510~530nm)，UB(4Z,15Z)转化为水溶性异构体(4Z,15E)和光红素，经胆汁和尿液排出。

(2)设备：光疗箱、光疗灯和光疗毯。戴眼罩(动物实验显示蓝光可引起动物视网膜损伤)和保护外阴。

(3)指征：TB>205μmol/L；VLBW>103μmol/L；ELBW>85μmol/L。新生儿溶血病，TB>85μmol/L。

(4)副作用：发热，皮疹，腹泻，脱水；核黄素减少(光疗 24 小时以上)；青铜症(DB>

68μmol/L）。

2. 换血疗法

（1）作用：换出血中大量胆红素，部分游离抗体和致敏红细胞（2 倍量换血，可换出约 85% 致敏红细胞、60% 胆红素和抗体）；纠正贫血、电解质紊乱。

（2）方法：①经外周动脉、静脉双管同步换血；②血源：Rh 溶血病最好选用 Rh 血型同母亲，ABO 血型同患儿的血液；ABO 溶血病最好选择 O 型红细胞和 AB 型血浆的混合血；③换血量：一般为患儿血容量的 2 倍（150~180ml/kg）。

（3）指征：出生时脐血 TB>76μmol/L，Hb<110g/L，伴水肿、肝脾大和心衰；生后 12 小时内，胆红素上升 >12μmol/L/h；TB>342μmol/L；胆红素脑病早期表现者。早产儿、合并缺氧和酸中毒或上一胎严重溶血者，适当放宽指征。

（4）并发症：血源性传染病；心律不齐，呼吸循环衰竭；电解质紊乱；酸中毒，高血糖症；贫血、出血倾向。应严格掌握换血指征，规范操作，严密监测。

3. **其他辅助治疗**　大剂量 IVIG（0.5~1g/kg）抑制免疫性溶血；补碱，白蛋白输注（1g/kg），增强胆红素与白蛋白联结；微生态制剂调节肠道菌群，促进胆红素代谢；苯巴比妥等肝酶诱导剂，起效较慢（3~5 天），且使患儿反应欠佳，影响对其神经系统状态的观察，故临床已不推荐使用。

【转诊指征】

1. 早产儿（胎龄 <37 周）黄疸，均应转诊。

2. 足月儿（胎龄 ≥37 周）黄疸达到病理性黄疸标准，即出现以下任何一种情况：①生后 24 小时内出现黄疸；②程度重：黄疸累及手、足心；③进展快的黄疸；④持续时间 ≥2 周；⑤黄疸退而复现。

3. 未转诊的黄疸新生儿，应每天监测黄疸情况，若出现以下问题应转诊：①经皮胆红素超过生理性黄疸范围（相应日龄）；②新生儿精神、反应、食欲等一般情况异常；③体温不正常。

【常见临床问题及沟通要点】

1. 注意早期新生儿及出院后新生儿经皮胆红素监测：生后 7~10 天内，至少每天监测 1 次，以后每 2 天监测 1 次，及时完善血清胆红素检测，及时蓝光光疗，必要时向上级医疗机构转诊，积极预防胆红素脑病。

2. 新生儿黄疸是新生儿常见表现，主要原因：①由于新生儿胆红素代谢特点，黄疸是新生儿期最常见的临床现象；②胆红素有神经毒性，不及时诊疗可能造成新生儿脑功能损伤；③黄疸常是新生儿感染等疾病早期唯一表现。

3. 母乳可能加重黄疸，但是胆红素有神经毒性，不及时诊疗可能造成新生儿脑功能损伤，而且药物不是新生儿病理性黄疸的首要治疗措施。因此，新生儿黄疸进展较快、程度较重时，应尽快转诊去上级医院进一步诊疗。另外，肝胆道病变常起病隐匿，如新生儿黄疸持续不退或退而复现，也需要转诊去上级医院进一步诊疗。

4. 如果科学管理、严密随访、早期干预，新生儿胆红素脑病有相当一部分可以康复。有重症黄疸史的新生儿即使黄疸明显消退出院，也应遵医嘱按时随访，监测神经发育情况，复查听力及头颅 MRI 检查等，如有偏离及时干预，尽可能避免或减轻神经系统后遗症。

（华子瑜）

第六节　新生儿溶血病

学习目标

1. 掌握　新生儿溶血性黄疸的临床特点。
2. 熟悉　新生儿溶血病的实验室检查。
3. 了解　胆红素脑病。

新生儿溶血病(hemolytic disease of newborn,HDN)是指因母子血型不合引起的同族免疫性溶血。目前已发现的人类血型系统为 26 个,ABO 溶血病最常见,其次为 Rh 溶血病。临床特点为新生儿早期出现的进展迅速的高未结合胆红素血症,可合并贫血、肝脾大,易并发胆红素脑病。

ABO 溶血病主要发生在母亲 O 型血、胎儿 A 型或 B 型血,不发生在母亲 AB 型或婴儿 O 型血。因自然界广泛存在 A、B 型血型物质,可能因为母亲的抗原初次致敏在初次妊娠前发生,所以第一胎就可发病。

Rh 血型系统中有 6 种抗原,依抗原性强弱依次为 D>E>C>c>e,Rh 阳性定义为 D(+),如 DD、Dd。中国汉族绝大多数为 Rh 阳性,Rh 阳性母亲也可致胎儿发生 Rh 溶血病,如母 Ddee 或 DDee,胎儿 DdEE 或 DDEe,命名为 RhE 溶血病。本节将缺少胎儿 Rh 血型中任一抗原的孕母血型称为 Rh(-),即母亲血 Rh(-),胎儿为 Rh(+),可能发生 Rh 溶血病。目前 Rh 抗原仅见于人类红细胞及恒河猴,初次妊娠前抗原初次致敏机会不多,故 Rh 溶血病一般不发生在第一胎;约 1% Rh 溶血病发生在第一胎,如 Rh(-)母亲在初次妊娠前输入了 Rh 阳性血,或者其外祖母为 Rh(+),初次致敏发生在外祖母的子宫内。

【病史要点】

1. **黄疸出现时间**　典型的溶血性黄疸在生后 24 小时内出现;部分患儿于生后 2~3 天出现黄疸。

2. **发展速度**　典型的新生儿溶血症进展快,且可以合并贫血,表现为面色苍黄。

3. **家族史**　母 O 型血,子 A 型或 B 型血;或母 Rh(-),子 Rh(+);上一胎严重黄疸或确诊溶血性黄疸。

4. 注意患儿体温、面色、精神食欲,有无惊厥,警惕胆红素脑病。

【体检要点】

1. UB 为主的黄疸,呈明黄色;部分患儿合并贫血,表现为苍黄;部分出现轻度肝脾大,如 Rh 溶血病。

2. 注意神经系统查体(神志、反应、肌张力、原始反射),警惕胆红素脑病。

【辅助检查】

1. **血常规检查**　了解有无贫血和网织红细胞、有核红细胞增多,但无异常不能除外本病。

2. **血型检查**　如母 O 型血,子 A 或 B 型血;或母 Rh(-),子 Rh(+),可能发生溶血症。

3. 血清学检查 ①改良直接抗人球蛋白实验,致敏红细胞凝聚为阳性,是 Rh 溶血症的敏感指标,ABO 溶血症的参考指标;②抗体释放实验是 ABO 溶血症的敏感指标,阳性可确诊;③游离抗体实验是诊断 ABO 溶血症的参考指标。

4. BAEP、MRI、神经发育评估等有助于胆红素脑病诊断,动态监测可协助疗效及预后判断。

【诊断要点及鉴别诊断】

根据母子血型及黄疸的特点,可初步考虑溶血性黄疸,结合新生儿溶血病筛查等辅助检查可确诊。应注意神经系统表现,警惕胆红素脑病等严重并发症。

【病情观察及随访要点】

详见本章第五节。

【治疗原则】

详见本章第五节。

【转诊指征】

详见本章第五节。

【常见临床问题及沟通要点】

1. 溶血病是母体产生的针对胎儿血型的特异性抗体,通过胎盘屏障在宫内引起的胎儿免疫性溶血,而胎儿娩出后,随着脐带结扎,母体产生的血型抗体无法直接进入新生儿血液循环,乳汁里含血型抗体量少,无法直接进入新生儿血液,不引起溶血病。母乳是新生儿最佳的天然食物,若无特殊情况均应积极提倡母乳喂养。

2. HDN 是指因母子血型不合引起的同族免疫性溶血,不会传染。

3. 溶血病是母体产生的针对胎儿血型的特异性 IgG 抗体,IgG 半衰期为 20~23 天,新生儿体内的 IgG 血型抗体会逐渐代谢消耗,溶血病在生后 6~8 周停止,不会持续终身。

4. RhD 阴性妇女,孕 28 周、34 周,流产或分娩 RhD 阳性胎儿后,72 小时内应肌内注射抗 D 球蛋白 300μg。

(华子瑜)

第七节　新生儿感染性疾病

学习目标

1. 掌握　新生儿败血症的治疗原则。
2. 熟悉　新生儿败血症的病原菌、感染途径。
3. 熟悉　新生儿肺炎的临床特点及治疗原则。
4. 了解　新生儿肺炎产前、产时、产后感染途径及病原学特点。

一、新生儿败血症

新生儿败血症(neonatal septicemia)是指病原体侵入新生儿血液循环,并在其中生长繁殖,产生毒素引起的全身性感染。引起新生儿败血症的常见病原体为细菌,也可为真菌、病毒或原虫等,本节主要阐述的是细菌性败血症。病原菌可通过产前感染、产时感染及产后感染胎儿或新生儿。其中产后感染为主要感染途径。

根据发病时间,新生儿败血症可分为早发败血症(early-onset sepsis,EOS)及晚发败血症(late-onset sepsis,LOS)。EOS 多于生后 3 天内发病;感染一般发生在产前或产时,主要由母婴垂直传播引起,多存在围产期高危因素如胎膜早破、孕妇患绒毛膜羊膜炎等;病原菌以大肠埃希菌等革兰氏阴性杆菌感染为主,B 组溶血性链球菌(group B streptococcus,GBS)也有增加趋势。EOS 感染常呈暴发性,可导致多系统器官受累,最常出现进行性加重的呼吸困难以及休克,病死率高。LOS 常于生后 3 天后发病;感染多发生在出生时或出生后,多由水平传播引起,常有脐炎、皮肤感染或肺炎等局灶性感染存在,病原菌以葡萄球菌及机会性致病菌感染为主,与 EOS 相比,LOS 易引起颅内感染。

【病史要点】

1. **母亲妊娠及产时的感染史**　如尿路感染、绒毛膜羊膜炎等,母亲产道特殊细菌的定植,如 GBS 等。

2. **产科因素**　有无胎膜早破(≥18 小时)、产程延长、羊水混浊或发臭、分娩环境不清洁或接生时消毒不严、产前产时侵入性检查等。

3. **胎儿或新生儿因素**　有无多胎、宫内窘迫、早产儿、SGA;有无长期动静脉置管、气管插管、外科手术、挑"马牙"、挤乳头、挤痱疖等,有无皮肤感染如脓疱病、尿布疹及脐部感染等。

4. **新生儿病史**　有无体温改变(发热或体温不升),有无少吃、少哭、少动、哭声减弱、体重不增、面色不好等,黄疸出现时间、消退情况,有无迅速加重或退而复现。有无气促、发绀、呼吸不规则或呼吸暂停;有无腹胀、呕吐、腹泻;尿少、无尿;有无呕血、便血、血尿或肺出血等;有无嗜睡、激惹、惊厥等化脓性脑膜炎表现。

5. **治疗经过**　抗生素使用时间、种类及效果等。

【体检要点】

1. **全身表现**　有无神萎、嗜睡、体温不稳定。

2. **皮肤和黏膜**　有无苍白和/或黄疸,有无大理石花纹、瘀斑、瘀点、硬肿、皮下坏疽、脓疱疮、脐周或其他部位蜂窝织炎、甲床感染、皮肤烧灼伤,口腔黏膜有无挑割损伤。脑脊膜膨出、皮肤窦道(多位于腰骶中部,该处皮肤微凹,常有毛发)新生儿,要特别警惕脑膜炎发生。

3. **休克体征**　面色苍白、四肢冰凉、皮肤出现大理石样花纹、脉细速、股动脉搏动减弱、毛细血管充盈时间延长、肌张力低下、血压降低,严重时可有弥散性血管内凝血(disseminated intravascular coagulation,DIC),出现全身多处出血。

4. **多系统受累体征**　肝脾大、前囟张力、瞳孔改变及四肢肌张力增高、呼吸次数、四肢活动受限及腹胀、肠鸣音减弱、腹部包块等。

【辅助检查】

1. **特异性检查**

(1)细菌培养:细菌培养是诊断败血症的"金标准",可留取血、脑脊液和尿液等体液进行细菌培养和药敏试验。应尽量在使用抗生素之前采血,以提高培养阳性率。血培养阳性率较低,故阴性结果不能完全排除败血症。

（2）细菌抗原及核酸检测：可采用酶联免疫吸附试验、对流免疫电泳或乳胶凝集试验等免疫学方法，检测细菌特异性抗原；也可采用 DNA 探针等分子生物学技术进行细菌核酸检测，以鉴别病原菌生物型和血清型，有助于寻找败血症感染源。

2. 非特异性检查

（1）白细胞总数：白细胞在生后 3 天内 $\geqslant 30 \times 10^9/L$，或 3 天后 $\geqslant 20 \times 10^9/L$，或任何日龄 $< 5 \times 10^9/L$，均提示异常。白细胞减少比增高更有价值。

（2）不成熟中性粒细胞/总中性粒细胞（I/T）：I/T 比值在诊断 EOS 的价值较大，I/T $\geqslant 0.2$ 有重要诊断价值。出生至 3 日龄 I/T $\geqslant 0.16$ 为异常，$\geqslant 3$ 日龄 $\geqslant 0.12$ 为异常。

（3）血小板计数：血小板计数 $< 100 \times 10^9/L$ 有诊断价值。

（4）C- 反应蛋白（C-reaction protein，CRP）：为急相反应蛋白，主要由肝脏产生，炎症时 CRP 迅速增高，有助于早期诊断，治疗过程中降低提示治疗有效。生后 6~24 小时 $\geqslant 5mg/L$ 提示异常，生后超过 24 小时 $\geqslant 10mg/L$ 提示异常。

（5）血清降钙素原（procalcitonin，PCT）：PCT 由细菌内毒素诱导产生，其水平与感染严重程度呈明显正相关。生后 3 日龄内 PCT 有生理性升高，参考范围应该考虑生后日龄，生后 3 天后 $\geqslant 0.5\mu g/L$ 提示异常。

【诊断】

1. 确诊败血症　具有临床表现并符合下列任何一条：血培养或脑脊液（或其他无菌腔液）培养阳性。

2. 临床诊断败血症　血培养阴性，但患儿具有临床表现且具备以下任何一条：①非特异性检查异常 $\geqslant 2$ 项；②血标本病原菌抗原或 DNA 检测阳性；③脑脊液检查异常。

【治疗】

1. 抗生素应用原则　①及早用药：对临床高度疑似败血症的患儿，不必等待血培养结果，应及早使用抗生素，一旦临床排除败血症则必须立即停用。②联合用药：病原菌未明确前，可根据病原菌可能来源，结合当地菌种流行病学特点和耐药菌株情况经验性选择两种抗生素联合使用；明确病原菌后，根据药敏试验结果调整或更换抗生素；对临床有效但药敏试验不敏感者也可暂不换药。③足疗程静脉用药：血培养阴性者经抗生素治疗病情好转后继续治疗 5~7 天；血培养阳性者至少需 10~14 天；有并发症者（如化脓性脑膜炎）应延长至 3 周以上。④注意药物副作用：1 周以内新生儿（尤其是早产儿）肝肾功能不成熟，给药次数宜减少，每 12~24 小时给药 1 次，1 周后每 8~12 小时给药 1 次。氨基糖苷类抗生素因存在耳、肾毒性，在缺乏血药浓度监测的情况下不主张应用。

2. 对症支持疗法　维持生命体征，及时纠正低氧血症、酸中毒，维持血压、血糖和水电解质平衡，治疗惊厥、休克、高胆红素血症，及时地清除局部感染灶。对于早产儿或感染严重者，可静脉注射免疫球蛋白，血小板减低明显者可考虑输注血小板等。

【转诊指征】

诊断新生儿败血症者需转诊。

【临床问题及沟通要点】

1. 新生儿尤其是早产儿败血症临床症状不典型，容易漏诊。应结合围产期高危因素、患儿临床表现和实验室炎症指标进行全面评估。

2. 发生严重败血症，应尽可能寻找病因和感染灶（尤其是隐匿性的感染灶如化脓性脑膜炎和尿路感染),同时应评估各器官系统有无受累。

3. 经规范治疗新生儿败血症可以痊愈。如果合并严重颅内感染、骨髓关节感染等,治疗时间较长,部分患儿预后差。

二、新生儿感染性肺炎

新生儿肺炎(neonatal pneumonia)是新生儿常见病和多发病,是引起新生儿死亡的重要原因,可发生于宫内、分娩过程中或出生后。产前感染性肺炎常因孕母妊娠后期感染病原体后通过胎盘屏障血行传播给胎儿;或产道内细菌(如大肠埃希菌、B 族链球菌)等上行感染羊膜,胎儿吸入污染的羊水而产生肺炎。产时感染性肺炎是由于胎儿在分娩过程中吸入阴道内被病原体污染的分泌物而发生的肺炎。产后感染性肺炎发生率最高,传播途径包括出生后接触呼吸道感染患者,或新生儿败血症经血行传播而致肺炎。医护人员无菌观念不强、医疗器械消毒不严而致医源性肺炎。病原体多为细菌,以金黄色葡萄球菌、大肠埃希菌为主。机会致病菌如克雷伯杆菌、表皮葡萄球菌等多为院内感染。病毒以呼吸道合胞病毒、腺病毒感染多见,见于晚期新生儿,易发生流行。

【病史要点】

1. **生产史**　有无宫内缺氧、胎粪污染羊水、羊水臭味、母亲感染史、母亲发热、绒毛膜羊膜炎病史、胎膜早破、出生窒息复苏史,从咽部吸出物中有无胎粪,Apgar 评分等。

2. 有无呛奶、奶汁或呕吐物吸入史,有无伴发破伤风、咽喉囊肿等。

3. 受凉及呼吸道感染者接触史。

4. 有无伴发败血症史,是否正在接受气管插管机械通气。

5. 有无咳嗽、呛奶、吐沫、气促、发绀、鼻塞及全身表现,如发热或体温改变、烦躁或少哭、少吃或拒奶等。

【体检要点】

1. **胎粪污染羊水的观察**　羊水墨绿色提示刚排出胎粪;如为黄色提示排出胎粪到羊水中 >4 小时;脐带被染黄提示排出胎粪到羊水中 >10~12 小时;指 / 趾甲被染黄提示 >24 小时。注意皮肤上有无胎粪痕迹。

2. **呼吸系统**　炎症严重而广泛,易并发气胸、纵隔气肿者,以胎粪吸入综合征为多。可有气促、唇周发绀、点头呼吸、鼻翼扇动、三凹征、呼气性呻吟,注意胸廓是否对称、两侧呼吸音是否对等、肺部有无啰音。

3. **并发症**　缺氧、酸中毒等使肺动脉痉挛,造成血液从动脉导管和 / 或卵圆孔部位的右向左分流,表现为高浓度氧不能纠正发绀、胸骨旁有收缩期杂音、缺氧缺血性脑病(凝视、惊厥、前囟饱满、肌张力低下等)。

【辅助检查】

1. **X 线检查**　胎粪吸入综合征肺部炎症广泛而明显,伴肺气肿和 / 或气漏征(气胸、纵隔气肿)等。出生后感染性肺炎 X 线表现与幼儿肺炎相同。

2. **血气分析**　动脉血 pH 降低,PaO_2 下降,$PaCO_2$ 增加。

3. **病原菌检查**

【诊断要点】

根据病史、体格检查和 X 线检查等可确诊新生儿肺炎。从病因诊断考虑,出生前感染型肺炎多由血行传播而来,表现为多系统受累,而呼吸系统表现较轻。吸入性肺炎和生后感染性肺炎均以呼吸系统表现为主。气道分泌物培养、病原学血清学检查或分子生物学方法可进一步明确病原菌。

【治疗】

1. **一般治疗**　保暖,保持适中环境温度,生命体征监护及支持治疗,供给足够热量和液体量,加强营养,不能经口喂养者给予肠外营养,保持液体和电解质平衡。

2. **呼吸道管理**　雾化吸入,保持呼吸道通畅,必要时给予胸部物理治疗。

3. **氧疗**　根据病情选择适宜氧疗。肺炎伴呼吸衰竭时可行机械通气。

4. **控制感染**　细菌性肺炎者可参照败血症选用抗生素。

【转诊指征】

1. **出现呼吸窘迫症状和体征**　如吸气性凹陷、呻吟、中心性发绀、难治性的呼吸暂停、活动减少和呼吸频率 >60 次 /min。实验室指标出现:①$PaCO_2$>60mmHg;②在 FiO_2 为 100% 时 PaO_2<50mmHg 或氧饱和度 <80%;③动脉血 pH<7.20,均需转诊。

2. **肺炎出现肺部并发症**　如气胸、肺实变、肺不张或胸腔积液、脓胸等需转诊。

3. **肺炎合并其他器官损害**　如中毒性脑病、心肌损害、心力衰竭等需转诊。

4. 肺炎治疗效果不佳,怀疑特殊病原菌时需转诊。

【常见临床问题及沟通要点】

1. 宫内感染性肺炎患儿出生后,病情可进行性加重,短时间内发展为呼吸衰竭,需及时识别和转诊。

2. 新生儿肺炎临床表现差异很大,早期临床表现和体征多不典型,由于咳嗽中枢发育不完善,部分患儿可不出现咳嗽。新生儿常见早期临床症状有呛奶、吐沫、吐奶、气促,逐渐进展可出现咳嗽、发绀和呼吸困难,足月儿可出现发热,需进行胸部 X 线检查及病原学检查明确诊断。

(韦　红)

第八节　新生儿脐部疾病

学习目标

1. **熟悉**　新生儿脐部异常的临床特点。
2. **了解**　新生儿脐部异常的治疗方法。

在胎儿时期,脐带是胎盘和胎儿之间血液流动的通道,还在肠道与泌尿系统的发育中发挥重要作用。脐带异常主要包括脐炎和脐疝,多数表现为脐周组织异常或脐窝异常分泌物。

一、脐炎

脐炎(ompalitis)是指脐部脓性分泌或蜂窝组织炎,表现为脐部红、肿、渗出。与胚胎残留或卫生条件差有关,过去多为革兰氏阳性菌感染,金黄色葡萄球菌和链球菌最常见,现在也可见革兰氏阴性菌和混合细菌感染。现代无菌操作和抗菌药物的常规使用使脐感染的发生率已降至 1% 以下。若发生蜂窝织炎,可能在几小时内恶化,发展为坏死性筋膜炎,表现为即使使用抗生素仍有腹胀、心动过速、紫癜、白细胞增多及其他败血症症状,死亡率高达 80%。坏死性筋膜炎和脐部皮肤坏疽需紧急手术清创,挽救生命。

二、脐肉芽肿

脐肉芽肿(umbilical granulomas)又称脐茸,肉芽组织包含成纤维细胞及毛细血管,表现为脐蒂脱落后,脐底部持续存在的粉红色、易碎结构,大小约 1~10mm,分泌大量液体刺激周围皮肤。脐肉芽肿必须与脐息肉相鉴别,因为硝酸银对脐息肉无作用。脐息肉较之肉芽肿发红发亮,为卵黄管遗留的肠道或胃的黏膜。通常,硝酸银治疗小的脐肉芽肿效果良好。大型脐肉芽肿或硝酸银治疗无效者需手术切除。

三、脐疝

脐疝(umbilical hernia)发生于脐环未闭的情况。常见于婴儿早期,大多数可自行闭合,但脐环 >1.5cm 或 2 岁以上未闭合者需要手术修补。患儿哭啼、咳嗽等导致腹压增高时,脐部突出加剧。脐疝通常无症状,很少引起疼痛。嵌顿、坏死、肠梗阻、皮肤糜烂和肠穿孔是急诊手术的指征,新生儿、幼儿罕见,成年患者脐疝嵌顿风险显著上升。

【转诊指征】
患儿脐部渗出明显或情况不明,或并发体温异常、反应差等感染中毒症状,均应转诊。

【常见临床问题及沟通要点】
脐带结扎是产科的常规操作,简单且有明确规范和标准的器具,不易发生操作异常情况;如果脐带结扎不正确,生后不久即会出现较明显的局部渗血渗液,而且如果结扎欠结实,重新结扎即可,不会对新生儿产生严重影响。如果脐部护理不当,导致局部感染甚至扩散,并发败血症,则会严重影响新生儿健康,甚至危及生命。因此,加强脐部护理,避免陋习,对于防治新生儿脐部严重异常有重要作用。

(华子瑜)

第九节　新生儿产伤性疾病

学习目标

1. 熟悉　头颅血肿、锁骨骨折等新生儿常见产伤性疾病的临床特点。
2. 了解　头颅血肿、锁骨骨折等新生儿常见产伤性疾病的治疗要点。

产伤(birth injury)指分娩过程中因机械性因素对胎儿或新生儿造成的损伤。

一、头颅血肿

头颅血肿(cephalhematoma)多由于胎位不正、头盆不称,在分娩过程中受产道骨性突出部位压迫或因产钳、胎头吸引器助产等外力,导致骨膜下血管破裂、血液积留在骨膜下所致,有时与产瘤或颅骨骨折并存。

【体检要点】

血肿部位以顶部多见,通常为一侧,也可双侧。多在生后数小时至数天逐渐增大,不超过骨缝,边界清楚;局部头皮颜色如常,压之无凹陷,有波动感。血肿吸收常需数周至数月。血肿较大时,可导致新生儿黄疸、贫血,严重者可并发胆红素脑病。

【诊断要点及鉴别诊断】

1. **诊断要点** 头颅包块的特征性表现,可诊断。

2. **鉴别诊断**

(1)产瘤:局限性头皮水肿,超过骨缝,边界不清楚,压之凹陷,无波动感,吸收较快,生后2~3天消失。

(2)帽状腱膜下出血:超过骨缝,边界不清,压之无凹陷,有波动感,有时局部头皮发红,易进行性增大,常合并黄疸、贫血,甚至休克,有时两者可同时存在。

【病情观察及随访要点】

头颅包块大小及性状变化,有无颅内出血、颅骨骨折等合并症,有无贫血、黄疸、感染等并发症。

【治疗原则】

血肿小者不需要治疗;血肿较大时,出现中度以上高胆红素血症,可在严格无菌操作下抽吸血肿,并加压包扎2~3天;若生后2周,血肿仍未吸收或伴感染表现,应抽吸血肿,必要时局部清创处理。同时,给予止血药物治疗。

【转诊指征】

1. 头颅包块进行性增大,出现贫血、黄疸、感染等并发症。

2. 若生后2周血肿仍未吸收,应转诊,明确是否抽吸血肿。

二、锁骨骨折

新生儿产伤性骨折多数因分娩过程中局部严重受压及牵拉所致,锁骨骨折最常见,发生率为2.1%。锁骨骨折多发生在锁骨中央或中外1/3段,呈横行骨折,部分为青枝骨折。

患侧上臂活动减少,或移动患侧上肢时哭吵明显,触诊锁骨,局部肿胀使锁骨扪及不清楚、锁骨上凹消失,有时可有骨擦感、疼痛。患侧拥抱反射减弱或消失,若握持反射减弱应警惕臂丛神经损伤。锁骨X线检查可明确骨折及移位情况。青枝骨折易漏诊,至骨折愈合、局部骨痂隆起(2~3周)时才发现。

【治疗原则】

青枝骨折无须处理。完全性骨折多主张将患肩上抬,上肢与胸部固定,也有学者认为不需要治疗,避免上举患肢即可,2周左右愈合,预后好。

【转诊指征】

患儿上肢活动减少,应转诊,除外臂丛神经损伤。

【常见临床问题及沟通要点】

产伤是指分娩过程中因机械性因素对胎儿或新生儿造成的损伤。其发生与胎儿、产道及产力均有关系,有的在宫内已经发生,即使产科医护人员规范接生,仍无法完全避免。

1. **反复和慢性感染** 免疫缺陷最常见的表现是感染,表现为反复、严重、持久、难治的感染。感染的年龄多在 5 岁以内。感染部位以呼吸道最常见。感染的病原体与原发性免疫缺陷的种类有关。

2. **自身免疫性疾病** 未因严重感染而致死者,随年龄增长易发生自身免疫性疾病。原发性免疫缺陷病伴发的自身免疫性疾病包括溶血性贫血、血小板减少性紫癜、中性粒细胞减少、系统性血管炎、系统性红斑狼疮等。

3. **易患肿瘤** 尤其容易发生淋巴系统肿瘤,发生率较正常人群高数十倍至百倍以上,淋巴瘤最常见。

4. **其他临床表现** 除上述共性表现外,尚可有其他的临床特征。了解这些特征有助于临床诊断,如生长发育迟缓甚至停滞、卡介苗接种后致区域性或播散性感染、WAS 的湿疹和出血倾向等。

【**体检要点**】

1. **一般情况** 营养不良、发育滞后、贫血等。

2. **皮肤及其附件** 毛发及牙齿异常、湿疹、新生儿红皮病、部分白化症、皮肤苍白、色素失禁、甲萎缩、播散性疣或传染性软疣。

3. **口腔** 严重齿龈炎和口腔炎、复发性牙周炎、阿弗他口腔炎、牙釉质发育不良、恒牙脱落。

4. **眼** 视网膜病变、毛细血管扩张。

5. **淋巴组织** 淋巴结和扁桃体缺如、严重淋巴结肿大、无脾症、肝脾大。

6. **神经系统** 共济失调、小头畸形、巨头症等。

7. **其他** 杵状指、畸形、生长延迟或不匀称发育。

【**辅助检查**】

原发性免疫缺陷病的确诊依靠实验室免疫学检测和基因分析结果。

反复不明原因的感染、起病很早的自身免疫性疾病和阳性家族史提示原发性免疫缺陷病的可能性,确诊须有相应的实验室检查依据,明确免疫缺陷的性质。实验室检查可分为 3 个层次进行:①初筛试验;②进一步检查;③特殊或研究性实验(表 5-1)。其中初筛试验在疾病的初期筛查过程中尤其重要。

表 5-1 免疫缺陷病的实验室检查

初筛实验	进一步检查	特殊 / 研究性实验
一B 细胞缺陷		
IgG、M、A 水平	IgG 亚类水平	淋巴结活检
B 细胞计数(CD19 或 CD20)	IgD 和 IgE 水平	体内 Ig 半衰期
同族凝集素	抗体反应(破伤风、白喉、风疹、流感杆菌疫苗)	
嗜异凝集素	抗体反应(伤寒,肺炎球菌疫苗)	体外 Ig 合成
抗链球菌溶血素 O 抗体	侧位 X 线片咽部腺样体影	B 细胞活化增殖功能
分泌型 IgA 水平		基因突变分析

续表

初筛实验	进一步检查	特殊 / 研究性实验
—T 细胞缺陷		
外周淋巴细胞计数及形态 T 细胞亚群计数(CD3,CD4,CD8)	丝裂原增殖反应或混合淋巴细胞培养	进一步 T 细胞表型分析
迟发皮肤过敏试验(腮腺炎、念珠菌、破伤风类毒素、毛霉菌素、结核菌素或纯衍生物)	HLA 配型染色体分析	细胞因子及其受体测定(如 IL-2,IFN-γ,TNF-α)
胸部 X 线片胸腺影		细胞毒细胞功能(NK,CTL,ADCC)
		酶测定:ADA,PNP
		皮肤、胸腺活检、胸腺素测定、细胞活化增殖功能、基因突变分析
—吞噬细胞		
计数	化学发光试验	黏附分子测定(CD11b/CD18,选择素配体)
WBC 及形态学	WBC 动力观察	移动和趋化性、变形性、黏附和凝集功能测定
NBT 试验	特殊形态学	氧化代谢功能测定
IgE 水平	吞噬功能测定	酶测定(MPO,葡萄糖 -6- 磷酸脱氢酶,NADPH 氧化酶)
	杀菌功能测定	基因突变分析
—补体缺陷		
CH50 活性	调理素测定	补体旁路测定
C3 水平	各补体成分测定	补体功能测定(趋化因子,免疫黏附)
C4 水平	补体活化成分测定(C3a,C4a,C4d,C5a)	同种异体分析

注:ADA:腺苷脱氨酶,ADCC:抗体依赖性杀伤细胞,CTL:细胞毒性 T 细胞,葡萄糖 -6- 磷酸脱氢酶:葡萄糖 -6- 磷酸脱氧酶,KLH:锁孔虫戚血兰素,MPO:髓过氧化物酶,NADPH:烟酰胺腺苷 2 核苷磷酸,NBT:四唑氮蓝,NK:自然杀伤细胞,PNP:嘌呤核苷磷酸酶,φx:嗜菌体

【诊断要点及鉴别诊断】

1. 诊断要点

(1)反复和慢性感染,生后早期起病,表现为反复、严重、持久、难治的感染。

(2)早发的自身免疫和 / 或自身炎症性疾病。

(3)肿瘤。

(4)除外继发性因素,如营养不良、药物、HIV 感染等。

(5)免疫学检查异常,如免疫球蛋白、淋巴细胞分类、四唑氮蓝染料试验等。

（6）分子诊断蛋白和／或基因检查。

2. **鉴别诊断** 主要是除外继发性免疫缺陷。继发性免疫缺陷病是出生后因不利的环境因素导致免疫系统暂时性功能障碍，一旦不利因素被纠正，免疫功能即可恢复正常。继发性免疫缺陷病的发病率远高于原发性免疫缺陷病，且为可逆性，因此及早确诊，并找到其诱因，及时予以纠正，尤为重要。

【**病情观察及随访要点**】

1. 密切随访观察感染部位、病原及感染病程。

2. 密切注意自身免疫性疾病及自身炎症表现的控制情况，如有无免疫性血细胞减少症、皮疹、血管炎、关节炎等表现。

3. 对年长患儿，还需注意发生肿瘤性疾病的风险。

4. 随访患儿生长发育及营养状况。

5. 随访患儿免疫学指标，如免疫球蛋白、淋巴细胞分类等检查。

6. 指导患儿疫苗接种。

【**治疗原则**】

1. **一般治疗** 患儿应得到特别的儿科护理，包括预防和治疗感染，应有适当的隔离措施，注重营养，加强家庭宣教。一旦发现感染灶应及时治疗，有时需用长期抗感染药物预防性给药。

T 细胞缺陷患儿输血或血制品时，应先将血液进行放射照射，供血者应作 CMV 筛查。最好不做扁桃体和淋巴结切除术，脾切除术为禁忌。严重免疫缺陷患者禁用活疫菌，以防发生疫苗感染。

2. **替代治疗**

（1）静脉注射丙种球蛋白：治疗指征仅限于低 IgG 血症。部分抗体缺陷患儿经丙种球蛋白治疗后，可使症状完全缓解，获得正常生长发育。剂量为每个月 1 次静脉注射丙种球蛋白 400~600mg/kg，持续终身。治疗剂量应个体化。

（2）高效价免疫血清球蛋白：包括水痘 - 带状疱疹、狂犬病、破伤风和乙型肝炎的高效价免疫血清球蛋白，用于预防高危患儿。

（3）其他替代治疗：如血浆、新鲜白细胞、细胞因子、酶替代治疗等。

3. **免疫重建** 免疫重建是采用正常细胞或基因片段植入患者体内，使之发挥其功能，以持久地纠正免疫缺陷病。目前全球根治原发性免疫缺陷病的主要方法是造血干细胞移植，国内报道干细胞（主要为骨髓或脐带血造血干细胞）移植治疗部分原发性免疫缺陷病取得良好效果，遗传背景一致的同胞兄妹为最佳供者，成功率可达 90% 以上。

4. **基因治疗** 目前全球已经完成的原发性免疫缺陷病基因治疗临床试验已超过 10 项，取得一定成效，未来 10 年必将在儿科临床使用，成为原发性免疫缺陷病的重要治疗手段。

【**转诊指征**】

具备以下情况建议转诊至上级专科诊治：

1. 感染及严重自身炎症和自身免疫表现等病情危重，治疗困难。

2. 病情复杂，诊断不明。

3. 需进一步行造血干细胞移植。

【常见临床问题及沟通要点】

1. 原发性免疫缺陷病临床表现复杂,频繁严重的感染是其重要表现。严重感染或混合感染时常需要联合静脉给药,增加抗感染药物的剂量和延长疗程。同时需密切监测药物不良反应,加强支持治疗。

2. 原发性免疫缺陷病患儿的预后与诊断年龄、疾病病种、感染严重程度及营养状况等均有密切关系。如 X- 连锁无丙种球蛋白血症患儿,如能早期诊断并规范的输注丙种球蛋白,预后良好。X- 连锁重症联合免疫缺陷患儿,如能在生后 3.5 个月内诊断,并及时予以造血干细胞移植,预后也较好。

3. 对有早发的频繁严重感染、自身免疫和 / 或自身炎症性疾病的患儿,建议到儿科免疫专科进一步评估。

(张志勇)

第三节　变态反应性疾病

学习目标

1. **掌握**　儿童变态反应性疾病的病史和体检要点,过敏性休克的处理原则。
2. **熟悉**　儿童变态反应性疾病的诊断和治疗原则。

变态反应(allergy)又称过敏反应,是指由免疫机制诱发的超敏反应,即当机体再次接触同一过敏原时出现不同形式的免疫病理损伤过程。由此导致的疾病称为变态反应性疾病,又称过敏性疾病。过敏性休克是外界某些抗原物质作用于机体后引起组织灌注不足或血流分布异常所致的一种广泛的细胞低氧性急性循环衰竭,以全身组织低灌注和重要脏器的功能障碍为临床特点,是机体对过敏原的一种即刻的致命性全身反应。过敏性休克起病急骤,来势凶猛,若不及时处理常可危及生命。

【病史要点】

1. **过敏性疾病既往史**　既往的发作形式,疾病发作的季节特点,季节性发作提示一些季节性过敏原(如花粉),常年发作则提示过敏原或一些不受季节影响的过敏原。有无过敏性休克等严重过敏反应情况。

2. **过敏性疾病家族史**　具有阳性家族史者为高危患儿,尤其是过敏性鼻炎、哮喘和特应性皮炎等疾病家族史。

3. **家庭生活环境史**　生活环境中是否有地毯、狗、猫。如改变环境后症状明显改善表明家庭环境中存在某种过敏原。如果环境湿度过高有可能是对霉菌过敏。

4. **食物过敏相关病史**　由于食物种类繁多,食物过敏原较难判定。如果病史询问不能确定致敏物质,可采用"食谱、症状"记录,仔细分析记录可能帮助寻找食物过敏原。

【体检要点】

1. **各系统症状体征**　湿疹、荨麻疹、血管神经性水肿;胃食管反流、消化道出血、呕吐、腹泻、便秘、肠绞痛;咳嗽、喘息、鼻痒、流涕、鼻塞;哭闹不安、喂养困难、夜间啼哭等;非特异性症状,如生长发育迟缓、贫血等。

2. **休克表现**　皮肤水肿苍白或发绀,意识障碍,呼吸困难,肺水肿,肢端循环差,血压下降等。

【辅助检查】

1. **常规检查**　过敏反应患儿外周血嗜酸性粒细胞可升高,但不具备特异性诊断价值。

2. **皮肤点刺实验**　采用标准化或尚未标准化的过敏原,设定阳性和阴性对照情况下,将过敏原刺入皮肤并观察后续皮肤反应,以期判断特异性过敏原。可用于吸入和食入性过敏原分析,但结果判断必须与临床表现结合分析。

3. **血清总 IgE 和血清过敏原特异性 IgE 测定**　血清总 IgE 升高提示过敏性疾病,但不具备诊断价值。过敏原特异性 sIgE 的浓度高低有利于帮助判断过敏原种类与临床表现之间的关系,当过敏原 sIgE 浓度较高时发生临床症状和体征的可能性增高。

4. **斑贴试验**　对考虑存在迟发型变态反应的婴儿,皮肤试验及血清特异性 IgE 检测不能确定过敏原者可采用。

5. **回避试验**　通过短期回避日常食用的可疑食物,观察临床症状和体征变化帮助明确过敏原的种类。一般每次严格回避一种食物 2 周,如果考虑是非 IgE 介导的过敏反应最少 4 周,观察临床症状和体征的改善情况。如临床表现明显改善,提示婴儿过敏可能与此种食物有关。

6. **食物激发试验**　大部分食物过敏可以通过上述方法诊断。食物激发试验是食物过敏诊断的金标准,但由于存在一定的严重过敏反应的风险性及复杂性,建议只应用于有条件的单位开展。

【诊断要点及鉴别诊断】

1. **诊断要点**　根据详细病史询问收集的过敏性疾病家族史,疾病反复发作与过敏原的关系,临床表现特点及实验室检查综合分析。结合临床表现、外周血嗜酸性粒细胞升高、过敏原检测等对 IgE 介导的过敏反应相对容易诊断,其他免疫发病机制介导的过敏反应诊断风险较大,有时需要进行内镜、病理检查和专科医师介入。

2. **鉴别诊断**　过敏性疾病应与各系统疾病鉴别,如反复呼吸道感染、鼻窦炎、非过敏性食物不耐受、遗传性血管性水肿、风湿性疾病皮炎等。凡在接受某抗原物质或某种药物,或昆虫叮咬后立即发生血压骤降、意识障碍、皮肤黏膜改变及其他过敏反应前驱症状,应考虑过敏性休克可能。同时过敏性休克需要和其他休克如感染性休克、低血容量性休克等鉴别。

【病情观察及随访要点】

1. 注意既往食物、药物过敏史,对于确定过敏原至关重要,应随访过敏对于患儿脏器功能、生长发育和社会功能的影响。

2. 过敏发生后续密切观察生命体征,是否发生喉头水肿、严重哮喘发作和过敏性休克等危急重症。

3. 长期回避过敏原和治疗后应监测临床表现、血清总 / 特异性 IgE 浓度以助判断过敏状态和食物引入时机。

4. 由于变应性进程,儿童患一种过敏性疾病,应密切观察和预防发生其他过敏性疾病。

【治疗原则】

1. **药物治疗**　症状明显时选用抗组胺药物和肥大细胞稳定剂,严重湿疹患儿、严重喘息发作、血管神经性水肿及全身过敏反应可短期使用全身糖皮质激素。非 IgE 介导的过敏性疾病主要应用糖皮质激素缓解症状。

2. 脱敏治疗 部分过敏性疾病可采用脱敏治疗,即特异性免疫治疗。

3. 过敏性休克治疗 过敏性休克是儿科急症,治疗必须分秒必争。一旦考虑本病的可能,应立即开展抢救工作,重点为防治喉水肿、支气管水肿、脑水肿和改善循环。

(1)立即停止使用并清除引起过敏的物质,患儿平卧,给氧,同时建立静脉通道。

(2)立即肌内注射 1:1 000 肾上腺素 0.01mg/kg,如果需要可每 15 分钟重复一次。如果出现低血压或对起始的肾上腺素剂量无反应,可静脉推注 1:10 000 肾上腺素 0.01mg/kg。

(3)给予必要的液体复苏等抢救措施,常用 0.9% 氯化钠,首剂 20ml/kg,10~20 分钟内静脉推注。然后评估体循环及组织灌注情况(心率、血压、脉搏、毛细血管再充盈时间等)。若循环无明显改善,可再予第 2 剂、第 3 剂,每剂均为 10~20ml/kg,总量可达 40~60ml/kg。第 1 小时输液应避免心功能不全(如肺部啰音、奔马律、肝脏大小、呼吸做功增加等)。

(4)采用抗组织胺药物如非那根每次 0.5~1.0mg/kg 肌内注射;静脉滴注氢化可的松每次 8~10mg/kg 加于 5% 葡萄糖注射液 20~40ml,4~6 小时一次;或静脉推注地塞米松每次 0.3~0.5mg/kg;10% 葡萄糖酸钙 5~10ml 加于 10% 葡萄糖注射液 10ml,缓慢静脉注射。若休克难以纠正需使用血管活性药物。

4. 预防

(1)避免变应原是治疗任何过敏性疾病的首要环节。具有特应性疾病家族史的患儿,需限制室内宠物饲养,减少接触螨虫机会。食物过敏则需回避过敏食物,如牛奶蛋白过敏患儿需选用氨基酸或深度水解蛋白配方奶。

(2)给药前应询问药物过敏史,皮肤试验阳性者应禁用。凡有明确过敏史者,禁忌做该药物的过敏试验。

(3)对有过敏史的患儿尽量减少不必要的注射用药,尽量采用口服制剂。

(4)对过敏体质患儿在注射用药后,应密切观察有无过敏反应。在治疗过程中,应准备好抗休克的应急抢救措施,防止发生迟发型过敏反应。

【转诊指征】

以下情况建议转诊至上级专科诊治:

1. 过敏性休克、哮喘急性重症发作等危重症时,应及时就地抢救,经处理后如病情不能缓解者建议立即转诊。

2. 缺乏诊断和变应原分析的关键辅助检查和设备。

3. 需激发试验、点刺实验而缺乏必要的急救设施和人员。

4. 治疗效果欠佳。

【常见临床问题及沟通要点】

1. 本病是由特应性体质即遗传背景和接触特殊抗原引的异常免疫应答引起。积极寻找和避免接触过敏原,药物及脱敏治疗可以治愈部分患者。

2. 积极预防过敏性休克等危急重症的发生。若发生过敏性休克、反复哮喘危重状态则花费较大。

3. 大部分过敏性疾病可以得到长期满意控制,预后良好。部分病例难以找到过敏原,顽固难治,反复发作且有遗传倾向。

4. 过敏休克及哮喘持续状态若不及时处理可危及生命。

(安云飞)

第四节 风 湿 热

学习目标

1. 掌握 儿童风湿热临床表现、诊断要点、鉴别诊断。
2. 熟悉 儿童风湿热和风湿性心脏炎治疗方案及预防原则。

风湿热(rheumatic fever,RF)是一种由 A 组 β 溶血性链球菌感染后所致的免疫性炎性疾病,临床表现以关节炎和心脏炎为主,可伴有发热、皮疹、皮下结节、舞蹈病等。本病发作呈自限性,但可能反复发作,可遗留轻重不等心脏损害,尤以瓣膜病变最为显著。

本病多发于冬春季,常见于 5~15 岁的儿童和青少年,男女患病率大致相等。A 组 β 溶血性链球菌感染后产生抗链球菌抗体,在清除链球菌同时,可与人体组织产生交叉免疫反应导致器官损害;同时链球菌抗原与抗体形成循环免疫复合物也可在滑膜、心脏瓣膜沉积,产生炎性病变;此外,宿主的遗传易感性及免疫应答能力在风湿热发病中也有一定作用。

【病史要点】

1. **前驱症状** 典型症状出现前 1~6 周常有咽喉炎或扁桃体炎等链球菌感染表现,如发热、咽痛、颌下淋巴结肿大等症状。

2. **典型症状**

(1)关节炎:关节炎通常是风湿热急性发病最早的症状,约占急性风湿热的 50%~60%,呈游走性、多发性关节炎,以大关节受累为主,局部可有红、肿、热、痛和功能障碍,症状可持续 3~4 周,不遗留关节畸形。

(2)心脏炎:风湿热中有 40%~50% 患儿可能累及心脏,出现心肌、心内膜、心包炎症,是风湿热唯一持续性器官损害。侵犯心内膜主要累及二尖瓣,其次为主动脉瓣,导致瓣膜关闭不全。临床可有心悸、气短、心前区不适等表现,严重时可出现充血性心力衰竭。心脏炎多于急性起病 1~2 周内出现症状。

(3)环形红斑:出现率为 6%~25%。皮疹为淡红色环状红斑,中央苍白,时隐时现,分布在四肢近端和躯干,一般持续数小时或 1~2 天消退。环形红斑常在链球菌感染后较晚时间出现,可持续数周。

(4)皮下结节:发生率为 2%~16%。为位于关节伸侧皮下组织的硬性、无痛性小结节,尤其是肘、膝、腕、枕部或胸腰椎棘突处,与皮肤无粘连,一般 2~4 周内消失,常与心脏炎同时出现,是风湿热活动表现之一。

(5)舞蹈病:约占风湿热的 3%~10%,常发生于 4~7 岁儿童,女孩多见。表现为一种无目的、不自主的面部或躯体动作,激动兴奋时加重。平均病程 3 个月,呈自限性。

3. **其他症状** 风湿热亦可累及其他脏器,出现肺炎、胸膜炎、脑炎,尿中可出现红细胞及蛋白。

【体检要点】

1. **一般情况**　意识状态,体温、心率、血压,有无水肿、贫血表现。

2. **皮肤**　注意有无环形红斑、皮下结节,也可出现荨麻疹、结节性红斑和多形性红斑等皮肤表现。

3. **关节**　以累及大关节为主的游走性关节炎表现。

4. **心脏**　心肌受累时可出现窦性心动过速,第一心音减弱,重症者出现心界扩大、心尖冲动弥散,可闻及奔马律,累及瓣膜时出现心脏杂音,表现为二尖瓣炎可有心尖区高调、收缩期吹风样杂音;主动脉瓣炎时可在心底部闻及舒张期柔和吹风样杂音。侵犯心包时可出现心包摩擦音。

【辅助检查】

1. **链球菌感染指标**　咽拭子培养链球菌阳性率为 20%~25%,抗 A 组链球菌壁多糖抗体阳性率为 70%~80%,抗链球菌溶血素 O 增高,在感染后 2 周左右出现。

2. **急性炎症反应指标**　急性期红细胞沉降率、C- 反应蛋白及外周血白细胞计数增高,提示风湿热活动。

3. **心电图及影像学检查**　心电图检查可出现窦性心动过速、P-R 间期延长和心律失常。超声心动图对心瓣膜炎、心包积液敏感。

【诊断要点及鉴别诊断】

1. **诊断**　风湿热目前沿用美国心脏病协会 1992 年修订的 Jones 诊断标准指导诊断。确定链球菌感染证据,两项主要表现或一项主要表现伴两项次要表现可诊断(表 5-2)。2002—2003 年 WHO 对本病分类标准作出如下修订:对伴有风湿性心脏病的复发性风湿热诊断仅需 2 项次要标准加链球菌感染证据;对隐匿发作的风湿性心脏炎和舞蹈病诊断不需要其他主要标准及链球菌感染证据即可诊断;重视多关节炎、多关节痛或单关节炎,需动态随访,警惕发展成风湿热。

表 5-2　风湿热 Jones 诊断标准

主要标准	次要标准	链球菌感染证据[c]
心脏炎	临床表现	1. 近期患过猩红热
1)杂音	1)既往风湿病史	2. 咽培养溶血性链球菌阳性
2)心脏增大	2)关节痛[a]	3. ASO 或风湿热抗链球菌抗体阳性
3)心包炎	3)发热	
多发性关节炎	实验室检查	
舞蹈病	ESR 增快、CRP 阳性、白细胞增多、贫血	
环形红斑	心电图[b]:P-R 间期延长、QT 间期延长	
皮下结节		

注:a 如关节炎已列为主要表现,则关节痛不能作为 1 项次要表现。b 如心脏炎已列为主要表现,则心电图不能作为 1 项次要表现。c. 如有前驱链球菌感染史,并有 2 项主要表现或 1 项主要表现加 2 项次要表现,高度提示风湿热可能。但对以下 3 种情况,又找不到风湿热病因者,不必严格遵循上述诊断标准:1.舞蹈病为唯一临床表现;2.隐匿发病或缓慢发生的心脏炎;3.有风湿热病史或患风湿性心脏病,当再次感染 A 组链球菌时,有风湿热复发的高度危险者

2. **鉴别诊断**

(1)幼年特发性关节炎:本病全身型以间隙高热为主,常伴皮疹,肝、脾、淋巴结肿大。关节型可累及小关节,无游走性特点,反复发作后可遗留关节畸形。

(2)感染性心内膜炎:感染性心内膜炎患儿可以出现发热、贫血、肝脾大、皮肤瘀斑或其他栓塞表现,超声心动图可发现心瓣膜赘生物,血培养阳性可协助本病诊断。

【**病情观察及随访要点**】

注意观察发热、皮疹及心脏受累症状,大约70%的急性风湿热患者2~3个月内恢复,65%左右患者心脏受累,随访重点为心脏病变的治疗及预防风湿热发作。

【**治疗原则**】

1. **一般治疗**　注意保暖,预防感染。急性关节炎早期卧床休息,至ESR、体温正常开始活动。心脏炎无心功能不全患儿卧床休息4周;伴有心功能不全患儿卧床休息至心功能恢复后4周。

2. **清除链球菌感染**　初发链球菌感染,首选青霉素5万~20万U/kg注射,分2~4次给药,疗程7~14天;青霉素过敏者改用其他有效抗生素,如红霉素等。

3. **抗风湿治疗**

(1)水杨酸制剂:常用药物阿司匹林,急性期80~100mg/(kg·d)(≤3g/d)至体温正常、活动指标正常,逐渐减量,疗程4~8周,也可选用萘普生、吲哚美辛等,适用于风湿性关节炎者。

(2)糖皮质激素:风湿性心脏炎首选糖皮质激素治疗,一旦确诊应尽早使用。推荐使用泼尼松1~1.5mg/(kg·d)(≤60mg/d),分3次口服,病情好转后减量为10~15mg/(kg·d)维持治疗,总疗程8~12周。

4. **舞蹈病治疗**　尽量避免强光噪声刺激,药物治疗首选丙戊酸钠,该药物无效或重症舞蹈病患儿,可选用利培酮治疗。

5. **预防**　风湿热与链球菌感染密切相关,预防链球菌感染对于预防风湿热发生至关重要。

(1)一级预防(初发预防):即预防风湿热首次发作。通过对链球菌感染进行及时诊断和彻底抗生素治疗,以青霉素首选,青霉素过敏者可选用红霉素等。

(2)二级预防(复发预防):有风湿热既往史的患者预防链球菌感染防止复发即为二级预防。推荐使用苄星青霉素儿童60万~120万U,每月肌内注射一次;青霉素过敏者可选红霉素或磺胺嘧啶/磺胺甲𫫇唑顿服。

(3)预防用药期限:单纯风湿性关节炎儿童患者预防用药最少持续5年;对曾有心脏炎但无瓣膜病变遗留者,儿童预防期限最少10年或至25岁;有过心脏炎且或遗留瓣膜病变者,预防期限应尽量延长,甚至终身。

【**转诊指征**】

出现以下情况建议转诊上级专科进一步诊疗:

1. 明确诊断风湿性心脏炎,甚至合并心功能不全。

2. 舞蹈病症状不能控制。

3. 持续2周以上体温、关节症状不缓解,实验室炎症指标持续增高。

【**常见临床问题及沟通要点**】

1. 本病病因主要为急性链球菌感染,预防感染,尤其是预防上呼吸道感染是防止病情复发的关键。

2. 首次发作后需使用抗生素规范清除感染,必要时需要长期苄星青霉素预防性治疗。

3. 预后主要取决于心脏受累严重程度,首次发作是否正规治疗,是否按期实施规范预防措等,个别患儿远期可能遗留心脏永久后遗症。

(张 宇　唐雪梅)

第五节　幼年特发性关节炎

> ## 学习目标
>
> 1. **熟悉**　幼年特发性关节炎的临床表现及分类诊断标准。
> 2. **熟悉**　幼年特发性关节炎的辅助检查及诊断原则。
> 3. **了解**　幼年特发性关节炎的治疗原则及进展。

幼年特发性关节炎(juvenile idiopathic arthritis,JIA)是一组以慢性关节滑膜炎为特征的全身性结缔组织病,严重者可伴有关节畸形及长期不规则发热、全身重要脏器损害等,影响患儿生活质量甚至造成死亡。2001年国际抗风湿病联盟将儿童时期不明原因、持续6周以上的关节肿痛统一命名为幼年特发性关节炎,分为七型:①全身型(SJIA);②少关节型(持续型/扩展型);③多关节型(RF阴性);④多关节型(RF阳性);⑤银屑病性关节炎;⑥与附着点炎症相关的关节炎(ERA);⑦未分类的幼年特发性关节炎。因分型不同,临床表现差异较大,预后也各不相同,一般少关节型预后好于其他类型,全身型如合并巨噬细胞活化综合征,将影响生命安全,需紧急处理。

【病史要点】

1. **诱因**　病前有无呼吸道、消化道或皮肤细菌、病毒感染史,有无过度疲劳、外伤等因素,生活环境是否寒冷、潮湿等。

2. **主要症状**

(1)一般表现:患儿可伴发热、厌食、疲乏、活动下降、体重减轻等。病程长者可出现贫血及生长发育落后。

(2)发热:全身型JIA发热呈间歇热,每天发热持续2周以上。

(3)关节表现:关节炎常呈对称性分布,也可能仅累及单侧大关节,任何关节均可能受累,可伴晨僵。轻者表现为关节局部的发热或疼痛,重者可表现为关节处红、肿、热、痛和活动受限,甚至致残,影响患儿生活质量。

(4)关节外表现:全身型起病时常伴典型风湿性皮疹,皮疹呈短暂的非固定的红斑样,也可呈多形性,一般随体温升降而显现或隐退;可伴肝、脾、淋巴结肿大,伴多浆膜腔积液如心包积液时可感到呼吸困难或心前区疼痛;部分类型可伴眼葡萄膜炎,少有类风湿结节;如出现持续高热,同时外周血象三系下降、进行性肝功能异常、凝血障碍等需警惕全身型伴发巨噬细胞活化综合征。

3. **家族史**　本病具有一定遗传学特征,需仔细追问是否存在父母或家族中风湿性疾病的家族史。

【体检要点】

1. **一般情况**　注意患儿生长发育测量,病程长者可伴有身材矮小、发育迟缓、贫血等。年长儿可出现自卑等情绪障碍。

2. **皮肤检查**　全身型可伴皮疹,散在分布,多为红色斑丘疹,常见于躯干及四肢皮肤,多随发热而出现,热退即隐退。

3. **关节检查**　受累关节可有局部发红、肿胀、压痛,累及颞颌关节时耳前缘有触痛,造成小下颌畸形等。大小关节均可受累,多数对称性,需一一检查。

4. **其他**　全身型发热时可伴心动过速、心脏扩大、心包炎时胸骨左下缘可闻及心包摩擦音,注意有无胸腹腔积液,肝脾大、淋巴结肿大等。少关节炎型还应定期眼科检查,预防葡萄膜炎等眼损害。

【辅助检查】

1. **血常规及急性炎症指标**　可伴轻至中度贫血,全身型急性期白细胞计数增高,以中性粒细胞增高为主,活动期血沉明显加快,CRP 增高。

2. **免疫学检查**　可合并免疫球蛋白如 IgG 增高,类风湿因子部分阳性,部分可合并抗核抗体阳性等。

3. **生化检查**　如出现持续高热,需检查血清铁蛋白、肝功能、凝血象等,警惕伴发巨噬细胞活化综合征。

4. **影像学检查**　早期 X 线检查显示骨关节周围软组织肿胀,晚期可见关节面骨破坏,骨质疏松,关节腔隙变窄等。MRI 检查可更早期发现关节滑膜病变。关节超声检查因为更加便捷,已逐渐成为常规检查。

5. **其他**　确诊时需结合尿 VMA 检查、骨髓细胞学检查、病理活检等,除外白血病、淋巴瘤、腹膜后肿瘤等儿科常见肿瘤性疾病。

【诊断要点及鉴别诊断】

1. **诊断要点**　JIA 的诊断为排除诊断,需结合主要临床表现,在排除常见感染性疾病及肿瘤相关疾病后才能诊断。

根据 2001 年 ILAR 标准,满足 16 岁以下儿童不明原因的关节肿胀,持续 6 周以上者,考虑幼年特发性关节炎。诊断每一型时需注意以下除外条件:

(1)银屑病患者。

(2)6 岁以上 HLA-B27 阳性的男性关节炎患儿。

(3)家族史中一级亲属患有 HLA-B27 相关的疾病(强直性脊柱炎、与附着点炎症相关的关节炎、急性前葡萄膜炎或骶髂关节炎)。

(4)类风湿因子间隔 3 个月以上两次阳性。

(5)全身型 JIA。

根据发病及临床特点 JIA 共分为七型,具体各型分类标准见表 5-3。

2. **鉴别诊断**

(1)感染性疾病:注意败血症等全身感染,后者具有发热等感染中毒症状,结合血培养阳性可诊断。如为关节局部红、肿、热、痛明显,伴感染中毒症状,需要警惕化脓性关节炎。同时需要与结核性关节炎等鉴别,关节穿刺液培养可检出相应病原菌。

表 5-3　幼年特发性关节炎分型标准

类型	定义	标准	除外条件
全身型幼年特发性关节炎（SJIA）	每天间歇发热至少 2 周以上，伴有关节炎，同时伴随以下一项或更多症状	(1) 短暂的、非固定的红斑样皮疹 (2) 全身淋巴结肿大 (3) 肝、脾大 (4) 浆膜炎	a,b,c,d
少关节型 JIA（持续型与扩展型）	发病最初 6 个月≤4 个关节受累。有两个亚型	(1) 持续型少关节型 JIA：整个疾病过程中关节受累数≤4 个 (2) 扩展型少关节型 JIA：病程 6 个月后关节受累数达≥5 个	a,b,c,d,e
多关节型（RF 阴性）	发病最初 6 个月≥5 个关节受累，类风湿因子阴性。		a,b,c,d,e
多关节型（RF 阳性）	发病最初 6 个月≥5 个关节受累，并且在最初 6 个中伴最少间隔 3 个月 2 次以上类风湿因子阳性		a,b,c,e
与附着点炎症相关的关节炎（ERA）	关节炎合并附着点炎症，或关节炎或附着点炎症，伴有下列情况中至少 2 项	(1) 骶髂关节压痛或炎症性腰骶部及脊柱疼痛 (2) HLA-B27 阳性 (3) 6 岁以上发病的男性患儿 (4) 家族史中一级亲属有 HLA-B27 相关的疾病 (5) 急性（症状性）前葡萄膜炎	a,d,e
银屑病性关节炎	1 个或更多关节炎合并银屑病，或关节炎合并以下任何 2 项：	(1) 指 / 趾炎 (2) 指甲凹陷或指甲脱离 (3) 家族史中一级亲属有银屑病	b,c,d,e
未分类的幼年特发性关节炎	不符合上述任何一项或符合上述两项以上类型的关节炎		

a. 银屑病患者；b. 6 岁以上 HLA-B27 阳性的男性关节炎患儿；c. 家族史中一级亲属患有 HLA-B27 相关的疾病（强直性脊柱炎、与附着点炎症相关的关节炎、急性前葡萄膜炎或骶髂关节炎）；d. 类风湿因子间隔 3 个月以上两次阳性；e. 全身型 JIA

（2）非感染性疾病

1）风湿性疾病：常需与风湿热及风湿性关节炎鉴别，前驱期链球菌感染史，ASO 增高，非对称性游走性关节痛，可伴有心脏损害、神经系统症状等可助鉴别。其他如系统性红斑狼疮，常出现发热、关节炎等，有典型面部蝶形红斑及多系统受累，ANA 及抗 dsDNA 抗体阳性，补体下降。幼年皮肌炎可出现典型向阳疹、肌无力及关节炎，检查肌酸激酶增高、肌电图异常等可以鉴别。

2）肿瘤性疾病：儿童最常见血液系统肿瘤如白血病，可出现发热、贫血及关节肿痛，骨髓细胞学检查可见幼稚细胞。如为实体瘤,需行胸腹部 CT 或病理活检等加以鉴别。

【病情观察及随访要点】

1. **发热** 注意热型、热程,有无伴随症状。
2. **皮疹** 注意与其他感染性及非感染性出疹性疾病相鉴别。
3. **关节炎** 观察关节局部有无发红、肿胀、压痛、皮温增高及关节活动受限等。
4. **全身症状** 观察患儿有无重要脏器受累,全身活动情况等。
5. 活动期密切随访外周血常规及炎症指标是否正常,如有反复需调整治疗方案。

【治疗原则】

退热及消除关节肿胀疼痛,改善关节功能,预防并发症,提高生活质量。

1. **一般治疗** 急性发热需卧床休息,症状缓解后鼓励患儿参加适当运动。定期进行裂隙灯检查以发现葡萄膜炎。

2. **药物治疗**

(1)非甾体抗炎药:可缓解急性期发热及关节疼痛症状,如萘普生、布洛芬等。

(2)缓解病情抗风湿药:甲氨蝶呤、羟氯喹、柳氮磺吡啶等,注意药物的不良反应。

(3)肾上腺皮质激素:对非甾体抗炎药治疗无效的全身型可加泼尼松口服或静脉,体温控制后即逐渐减量至停药。多关节型:对非甾体抗炎药和缓解病情抗风湿药未能控制症状的患儿,可加用小剂量的泼尼松口服。少关节型:不主张首选全身激素治疗,单个关节病变可考虑关节腔内激素局部注射治疗;合并葡萄膜炎时局部应用激素眼药水。

(4)生物制剂:针对各型 JIA 的预后不良因素,建议使用生物制剂联合非生物缓解病情抗风湿药治疗。根据不同类型 JIA 可选择 IL-6 受体拮抗剂、TNF-a 拮抗剂,或联合小分子 JAK 抑制剂等。

(5)免疫抑制剂:针对重症全身型及合并 MAS 患者可选用环孢素 VP16 等。其他如中药制剂可作为 JIA 辅助治疗。

3. **物理治疗或外科手术** 用于减少患儿疼痛,维持和恢复关节功能,预防畸形及残疾。如已发生药物不能改善的关节残疾,需结合外科行矫形手术。

【转诊指征】

以下情况建议转诊至儿童风湿免疫专科进一步排查及诊治:

1. 不明原因慢性关节炎,不能完全排除感染及肿瘤相关因素者。
2. 诊断 JIA 经药物治疗发热或关节炎症状缓解不明显,或长期处于疾病活动状态。
3. JIA 合并巨噬细胞活化综合征。
4. JIA 合并其他风湿性疾病。

【常见临床问题及沟通要点】

1. 急性期建议休息,病情稳定后鼓励患儿参与活动、上学等。
2. 加强锻炼,预防感染,规律生活,避免寒冷、潮湿的生活环境。
3. 本病属慢性疾病,需长期治疗,如存在预后不良因素,可能需加用免疫抑制剂甚至生物制剂,价格昂贵。
4. 本病为慢性进展性经过,病情易反复,可致关节残疾,甚至威胁生命,故早诊断、早治疗、定期规律随访十分必要,切忌自行减量或停药。

(唐雪梅)

第六节　系统性红斑狼疮

系统性红斑狼疮(systemic erythematosus lupus,SLE)是一种累及多系统、多器官,并伴血清中出现多种自身抗体的自身免疫性疾病。15%~20%的患者在儿童期起病,是儿童期主要的风湿性疾病。儿童期起病者较成人期起病者脏器损害更重,是风湿性疾病中死亡率最高的疾病。该病具异质性,病初可仅累及1~2个系统,随病程进展,可出现多系统及脏器受累,且具有慢性复发性的特点。治疗以激素及免疫抑制剂等为主,需长期甚至终身治疗。

【病史要点】

该病早期可伴非特异性的全身症状,需关注以下要点:

1. **全身症状**　儿童期患者全身症状及炎症改变较成人明显,需注意询问有无发热及乏力等表现。

2. **皮肤黏膜表现**　大多数患儿出现皮肤黏膜损害。注意询问有无颜面部红斑及光过敏,尤其面颊部蝶形红斑,并关注指/趾端有无血管炎样皮疹。

3. **肾脏表现**　儿童患者肾脏受累比例高于成人,注意询问有无少尿、水肿及头痛等表现,并需警惕可能因氮质血症或高血压所致的惊厥。

4. **血液系统表现**　全血细胞均可受累,血小板减少可为儿童SLE的首发症状。注意观察白细胞、血红蛋白及血小板数量有无下降,淋巴细胞减少比中性粒细胞减少更常见,是疾病活动的敏感指标。

5. **神经系统表现**　涵盖了19种中枢神经及外周神经病变。注意询问有无惊厥,麻醉性止痛药难以缓解的头痛,以及幻视、情绪异常、认知功能障碍等精神行为异常。

6. **心血管系统表现**　注意询问有无胸闷、心前区不适、气促、活动量下降等。关注有无心包积液及肺动脉高压等。

7. **关节肌肉表现**　以关节痛、关节炎最常见,询问有无大小关节的肿胀、疼痛及活动受限。注意有无肌痛及肌无力表现。

8. **呼吸系统表现**　狼疮性肺损伤,约见于50%的儿童SLE,以胸膜炎及胸腔积液最多见。注意询问有无咳嗽、气急及呼吸困难。可以起病急骤,病情进展快,死亡率高。

9. **消化系统表现**　胃肠道血管炎,注意询问是否存在腹胀、腹泻、便血,辨别有无肠梗阻甚至肠坏死、肠穿孔等急腹症。有无肝大、黄疸及肝功异常等狼疮性肝炎表现;有无腹痛,血、尿淀粉酶升高等急性胰腺炎表现。

10. **眼部表现**　包括结膜炎、前葡萄膜炎、视网膜血管炎、视神经病变等。询问有无视物模糊、畏光、眼部疼痛不适等。

11. 内分泌系统表现 可合并甲状腺功能减退或亢进。

【体检要点】

1. **一般情况** 意识状态(神志是否清楚、有无脑病表现)、精神情况、体温、呼吸、心率及血压。

2. **皮肤黏膜损害** 有无颜面部红斑、指/趾端血管炎表现及紫癜样皮疹,有无口腔溃疡及脱发。

3. 有无颜面及下肢水肿,肾区叩痛。

4. 有无肝脾及全身浅表淋巴结肿大。

5. 心界有无扩大,心音是否有力,是否存在杂音。

6. 有无呼吸困难,呼吸频率,呼吸音及有无干、湿啰音。

7. 腹部有无压痛及压痛部位,肠鸣音是否活跃或减弱,有无移动性浊音。

8. 有无关节肿胀、疼痛及活动受限、肌痛及肌无力表现。

【辅助检查】

1. **血常规检查** 全血细胞均可出现下降,常见血红蛋白及红细胞降低,个别有血小板降低。

2. **尿液检查** 肾脏受累者,尿常规常能提示血尿和/或蛋白尿。沉渣镜检可见红细胞、白细胞及管型。24小时尿蛋白及尿蛋白/尿肌酐常有助于判别尿蛋白水平。

3. **血生化检查** 可出现尿素氮,肌酐异常,可有低蛋白血症;肝功能损害者可出现谷丙转氨酶、谷草转氨酶升高。

4. **免疫指标检查** 抗核抗体异常,特异性的抗Sm及ds-DNA抗体异常;抗心磷脂抗体及狼疮抗凝物异常。常伴有补体C3或C4的下降。Coombs试验可为阳性。

5. **脑脊液检查** 对疑诊神经精神狼疮患儿,常有脑脊液压力升高、白细胞数和蛋白升高,糖及氯化物正常。

6. **肾活检** 肾脏损害明显者应推荐至有条件的医院进行肾脏活检检查。对狼疮肾炎的诊断、治疗及预后估计均有重要意义。

7. **影像学检查** X线及CT检查有助于早期发现肺部病变、浆膜腔积液、骨骼、脑部及胃肠血管炎表现。腹部彩超检查可以发现肠壁水肿增厚表现。超声心动图检查对心包积液、心肌及瓣膜病变等有较高敏感性。头颅MRI检查可早期发现脑部血管炎及脱髓鞘病变等。

8. **肺功能检测** 可提示肺通气及弥散功能障碍。

【诊断要点及鉴别诊断】

1. **诊断要点**

(1)1997年美国风湿病学会修订的分类标准简单易行,符合表5-4中4项或以上即可诊断。

(2)2012年系统性红斑狼疮国际协作组/美国风湿病学会(SLICC/ACR)及2019年欧洲抗风湿病联盟/美国风湿病学会(EULAR/ACR)分别提出新的分类标准,经验证,2019年新标准的敏感度和特异度均较1997 ACR分类标准及2012 SLICC/ACR标准有所提高。该标准较前两者不同,采用计分形式,需ANA 1∶80(Hep2细胞方法)才能进入计分,该标准现运用日趋广泛。

表 5-4　系统性红斑狼疮分类标准

1.	颊部红斑	遍及颊部的扁平或高出皮肤的固定性红斑,常不累及鼻唇沟部位
2.	盘状红斑	隆起的红斑上覆盖有角质性鳞屑和毛囊栓塞,旧病灶可有萎缩性瘢痕
3.	光过敏	日光照射引起皮肤过敏
4.	口腔溃疡	口腔或鼻咽部无痛性溃疡
5.	关节炎	非侵蚀性关节炎,累及 2 个或以上的周围关节,以关节肿痛或渗液为特点
6.	浆膜炎	胸膜炎:胸痛、胸膜摩擦音、胸膜渗液;心包炎:心电图异常、心包摩擦音或心包渗液
7.	肾脏病变	持续性蛋白尿(大于 0.5g/d 或 >+++);细胞管型:红细胞、血红蛋白、颗粒管型或混合型管型
8.	神经系统异常	抽搐:非药物或代谢紊乱,如尿毒症、酮症酸中毒或电解质紊乱所致精神症状
9.	血液学异常	溶血性贫血伴网织红细胞增多;白细胞减少,至少两次测定少于 $4 \times 10^9/L$;淋巴细胞减少,至少两次测定少于 $1.5 \times 10^9/L$;血小板减少,少于 $100 \times 10^9/L$(除外药物影响)
10.	免疫学异常	抗 dsDNA 抗体阳性 / 抗 Sm 抗体阳性 / 抗磷脂抗体阳性(具备抗心磷脂抗体、或狼疮抗凝物或至少持续 6 个月梅毒试验假阳性中 1 项即可)
11.	抗核抗体	免疫荧光法或其他相应方法检测 ANA 抗体滴度异常,并排除了药物因素

2. 鉴别诊断

(1)脓毒症:可导致多脏器受累及浆膜腔积液等,免疫学检查及相关感染、病原学指标有助于鉴别。

(2)血液系统疾病:对有发热、血象受累或肝脾淋巴结肿大者,需完善免疫、骨髓细胞学等检查。

(3)肾脏疾病:以肾炎或肾病起病患儿,应注意有无其他系统受累,应常规完善免疫学指标,必要时完善肾脏穿刺活检术以明确诊断。

【病情观察及随访要点】

1. 密切随访各脏器受累的情况,观察皮疹有无反复或加重,有无水肿,尿量及血压情况。

2. 观察有无呼吸困难、心慌、胸闷等不适。

3. 密切随访肝肾功能、电解质、尿检的变化。

4. 密切随访抗 Sm 抗体、抗 ds-DNA 抗体滴度及补体 C3、C4 情况。

5. 随访胸部影像学及心脏彩超了解脏器受累情况。

6. 具有明显蛋白尿、血尿或肾性肾功能不全者,建议完善肾活检,治疗效果不理想时可重复肾活检。

【治疗原则】

积极控制狼疮活动,改善和阻止脏器损害,坚持长期、规律治疗及随访,尽可能减少药物副作用及改善患儿生存质量。

根据疾病活动度选择治疗方案：轻度活动可选用糖皮质激素、非甾体类抗炎药物、羟氯喹及甲氨蝶呤。中度活动者应口服足量糖皮质激素，必要时可联合免疫抑制剂治疗。重度活动 SLE 因有重要脏器的受累，治疗分诱导缓解和维持治疗两个阶段。诱导缓解的目的在于迅速控制病情，阻止或逆转内脏损害，力求疾病完全缓解（包括症状、血清学和器官的功能恢复）。

【转诊指征】

1. 因儿童 SLE 较成人期起病者重，脏器损害更明显，故在基层医院高度疑诊 SLE 时，建议转儿童风湿免疫专科继续评估脏器损害并制订治疗方案，以求达到最有益的治疗。

2. 出现肾脏损害明显者或治疗后肾脏损害仍明显者应推荐至有条件的医院进行肾脏活检检查。

3. 当合并感染与本病疾病活动不易鉴别时，或抗感染治疗与专科用药有矛盾时，建议转入儿童风湿免疫专科就诊。

【常见临床问题及沟通要点】

1. SLE 是系统性血管炎，是儿童期死亡率最高的风湿性疾病。该病可有多脏器受累，肾脏损害程度决定其远期预后。

2. 提倡注意日常保养，如避免紫外线照射、体重控制、骨质疏松监测预防及感染防治。治疗用药常为激素、免疫抑制剂等，有较多的不良反应。激素使用的副作用及相关监测处理方案，部分免疫抑制剂也有一定副作用且费用较高，在用药前均需与家长进行详细沟通。

3. 强调早期诊断、早期治疗、规律长程随访的重要性，树立治疗信心及提高患儿治疗依从性。

（罗 冲 唐雪梅）

第七节 川 崎 病

学习目标

1. 掌握 川崎病的临床表现、诊断标准及鉴别诊断。
2. 熟悉 川崎病的治疗原则及随访要点。

川崎病（Kawasaki disease，KD）又称皮肤黏膜淋巴结综合征（mucocutaneous lymph node syndrome，MCLS），是一种以发热、皮疹、眼结膜充血、口唇及口腔黏膜改变、肢端改变、颈部淋巴结肿大为主要临床表现的急性自限性血管炎。未经治疗的川崎病患儿可出现冠状动脉扩张。病因未明，目前多认为与感染、遗传、免疫等因素相关。本病的主要病理改变以中型血管炎性改变为主。静脉注射用丙种球蛋白（IVIG）联合阿司匹林治疗大多数可缓解，少数 IVIG 不敏感的患儿可加用小剂量糖皮质激素治疗。

【病史要点】

川崎病为全身性血管炎症,注意病史特点的鉴别:

1. **发热** 常急性发作,稽留热或弛张热均可出现,可持续数周甚至月余,可自限。注意发热持续时间,最高体温,热型,退热药效果,抗生素治疗对发热是否有影响。

2. **皮疹** 多为多形性红斑,注意皮疹出现时间、形态、发展速度,是否伴有瘙痒,是否有脓疱形成,用药史对皮疹的影响。

3. **眼部表现** 表现为眼结膜充血,注意眼红出现时间,是否双侧,有无渗出,有无畏光、疼痛、痒感等。

4. **肢端表现** 急性期掌跖处的红斑肿胀和亚急性期的指端脱屑或膜状脱屑。

5. **颈部淋巴结肿大** 为非化脓性肿大,单侧淋巴结肿大多见。注意发生时间、单侧或双侧,有无疼痛、触痛,是否伴有吞咽疼痛。

6. **其他** 注意有无上呼吸道感染症状,有无咳嗽,有无腹泻、腹胀,精神、食欲情况,尿量情况,有无尿频、尿急等。

【体检要点】

1. **一般情况** 体温、意识、面色等。

2. **皮肤黏膜** 有无皮肤黄染,皮疹分布、形态,口唇及口腔黏膜充血、干裂、出血、杨梅舌,注意观察有无麻疹黏膜斑。小婴儿注意卡介苗接种处有无红斑、硬结等。

3. **眼部** 双侧球结膜是否充血,睑结膜是否充血,有无渗出,鉴别有无角膜溃疡。

4. **颈部淋巴结** 淋巴结大小、分布、是否粘连,有无波动感、压痛,局部皮肤是否红肿。

5. **心脏** 心界是否增大,心率是否增快,心音是否正常,心律是否整齐。

6. **四肢及关节** 四肢肢端有无充血、硬肿,关节是否有肿胀及活动障碍。

7. **肛门及会阴** 有无急性期肛周及会阴部皮肤发红,恢复期有无脱屑。

【辅助检查】

川崎病无特异性的实验诊断手段。

1. **常规检查** 血常规提示白细胞总数升高、中性粒细胞比例增高;血小板早期可正常,后逐渐进行性升高,病程2~3周起显著升高。尿常规可有无菌性白细胞尿,轻度蛋白尿。

2. **炎症指标** 血沉增快,C-反应蛋白明显增高。

3. **心电图检查** 疾病初期可出现各类心电图异常,病程后期若无有效治疗,可出现缺血性心电改变,甚至出现心肌梗死表现。

4. **心脏彩超检查** 为川崎病最重要的随访检查手段,主要关注冠脉各级分支内径大小。

【诊断要点及鉴别诊断】

1. **诊断标准** 发热持续5天以上,且至少满足4条诊断标准(需除外其他类似表现疾病):

(1)口唇变化:发红、干裂、草莓舌、口咽黏膜弥漫性充血。

(2)双侧非渗出性结膜炎。

(3)皮疹:斑丘疹,弥漫性红斑或多形性红斑。

（4）肢端变化：急性期手足红斑、硬肿，趾、指端脱皮。

（5）颈部淋巴结肿大：直径 >1.5cm，通常为单侧。

2. **鉴别诊断** 川崎病需要与咽结合膜热、猩红热、药疹、麻疹、多形性红斑、化脓性颈淋巴结炎、葡萄球菌烫伤样皮肤综合征、幼年特发型关节炎等疾病进行鉴别。

【病情观察及随访要点】

本病须注意观察发热的热型、热程，有无皮疹，以及相应伴随症状，注意除外细菌感染、特殊病原感染及肿瘤性疾病等。热退出院后，2 个月内应维持阿司匹林治疗，每 2~4 周重点随访冠状动脉超声学改变及外周血小板计数，以决定抗凝、抗血栓治疗策略。停用阿司匹林后应随访冠状动脉病变，每 6 个月一次至数年，有冠脉病变者病变消失后随访数年或至成年。

【治疗原则】

1. **标准治疗方案** IVIG+ 阿司匹林治疗方案，适用于所有确诊患儿。于病程第 5~10 天内，予以 IVIG 2g/kg 输注，8~12 小时内输完；阿司匹林 30~50mg/(kg·d)，分 2~3 次服用，直至体温降至正常 72 小时后减至 3~5mg/(kg·d)，8 周内停药，如有冠脉病变，减量及停药过程可放缓，直至冠脉病变消失。

2. **IVIG 无反应型川崎病治疗** 使用标准方案治疗后 36 小时仍有发热，或 IVIG 输注后体温下降而于 1 周后体温复升，伴有至少 1 项川崎病主要临床表现或炎症指标，除外感染者，应判断为 IVIG 无反应型川崎病，可进行第二次 IVIG 输注，或可考虑采用小剂量激素（如甲泼尼龙 2~4mg/kg）静脉输注治疗，连续使用 3~5 天，体温正常后缓慢减量至停用，如无效可加大激素剂量静脉冲剂治疗。

3. **抗血小板凝聚** 通常采用双嘧达莫治疗。

4. **其他治疗** 可进行抗凝治疗，严重冠脉病变必要时可行介入治疗、手术治疗等。

【转诊指征】

以下情况建议转诊上一级医院：

1. 发热 7 天以上，无典型皮肤黏膜淋巴结临床表现，下级医院心脏彩超无法明确冠脉病变者。

2. 考虑川崎病，予以 2 次 IVIG 冲击治疗后发热、炎症指标仍无明显好转者。

3. 考虑川崎病，合并巨噬细胞活化综合征或川崎病休克综合征者。

【常见临床问题及沟通要点】

1. 川崎病目前病因不明，感染诱发体内免疫调控失衡可能是发病的主要原因。

2. 川崎病如出现严重冠脉损害或出现川崎病休克综合征等严重并发症时，将严重影响患儿生活，甚至危及生命。

3. 川崎病主要治疗手段为 IVIG 冲击治疗 + 口服阿司匹林。IVIG 价格昂贵，我国部分地区可医保报销，但部分地区仍属于自费药品，应注意与家长沟通。

4. 出院后需门诊长期随访冠状动脉超声及外周血常规情况。应向患儿沟通规律随访的时间，伴有严重冠脉病变者，需要随访至成年甚至终身。

（杨 曦 唐雪梅）

第八节　过敏性紫癜

学习目标

1. 掌握　过敏性紫癜临床表现及处治原则。
2. 熟悉　过敏性紫癜诊断及鉴别诊断。
3. 了解　过敏性紫癜病因及病理表现。

过敏性紫癜（anaphylactoidpurpura）又称亨 - 舒综合征（Henoch-Schönleinpurpura, HSP），是儿童时期最常发生的系统性血管炎，约占儿童血管炎的 49%。食物、药物、微生物及疫苗等因素均可能与致病相关；一年四季均有发病，以春秋两季多见，发病率约为 (8~20)/10 万；好发于学龄前和学龄期儿童，男孩多于女孩。病理改变为广泛的白细胞碎裂性小血管炎，以毛细血管为主，荧光显微镜下可见 IgA 为主的免疫复合物沉积。临床特征除了非血小板减少性可触性皮肤紫癜外，还常伴有关节、胃肠道和 / 或肾脏受累。多数病例呈良性自限性过程，预后良好；部分病例有复发倾向，甚至出现胃肠道、肾脏等器官严重损害。

【病史要点】

1. **现病史**　询问病前 1~3 周有无感染史，有无特殊食物、药物接触史；皮疹特征，有无血管神经水肿；有无关节、消化道及肾脏等系统受累表现。

2. **过去史**　询问既往有无类似发作史，有无血小板减少及出血史，有无胃炎、关节炎及肾脏病病史。

3. **家族史**　询问家族中有无相同疾病史。

【体检要点】

1. **皮肤情况**　皮疹部位、颜色、形态，是否对称，是否反复，有无融合成大疱及出血性坏死，有无血管神经性水肿或伴发荨麻疹。

2. **关节情况**　受累关节部位，有无局部红、肿、热、痛及活动受限，有无关节腔积液。

3. **胃肠道情况**　腹痛部位及程度，腹部体征及有无包块，呕吐物性质及大便性状；注意鉴别肠套叠、肠出血及肠穿孔等外科急腹症。

4. **肾脏情况**　有无少尿、水肿，有无血压增高及相关表现。

5. **其他情况**　有无出血倾向及生殖、神经、呼吸、循环等系统受累表现。

【辅助检查】

1. **外周血检查**　白细胞、血小板正常或增高，中性粒细胞、CRP 可升高，血沉可增快。出凝血时间、血块退缩试验正常，凝血功能检查纤维蛋白原及 D- 二聚体含量可增高，毛细血管脆性试验可呈阳性。

2. **尿常规检查**　可有红细胞、蛋白及管型，可有肉眼血尿。

3. **粪便检查**　隐血试验可阳性。

4. **血生化检查**　血肌酐、尿素氮可升高，可有低蛋白血症及高胆固醇血症；血 ALT、AST 及 CK-MB 可升高。

5. **免疫学检查**　血清 IgA 可升高,IgG、IgM 正常或轻度升高,C3、C4 正常或升高,抗核抗体阴性。

6. **影像学检查**　超声检查对胃肠道受累的诊断有重要作用,也是鉴别肠套叠的首选检查;X 线及 CT 检查有助于早期诊断外科并发症;有中枢神经系统症状者可予头颅 MRI 检查;有严重腹痛或胃肠道大出血者可考虑内镜检查。

7. **病理检查**　对临床皮疹不典型者可行皮肤或胃肠黏膜活检;对肾脏症状较重或迁延者可行肾脏活检。

【**诊断要点及鉴别诊断**】

1. **诊断标准**　典型非血小板减少性可触性紫癜样皮疹伴如下任何一条:

(1)弥漫性腹痛。

(2)任何部位活检示 IgA 沉积。

(3)急性关节炎或关节痛。

(4)肾脏受累表现(血尿和 / 或蛋白尿)。

2. **鉴别诊断**　需与免疫性血小板减少症、重症感染、急性链球菌感染后肾小球肾炎、其他结缔组织疾病及外科急腹症等相鉴别。

【**病情观察及随访要点**】

1. 皮疹可反复发生,各系统症状出现先后不一。

2. 关节受累以单关节、大关节为主,主要累及双下肢,鲜有侵蚀性关节炎发生。

3. 消化系统症状以腹痛、黑便、血便最常见,需时刻警惕与外科急腹症的鉴别;少数患者可因消化道大出血休克。

4. 肾脏损害大多在起病 1 个月内出现,也可在病程更晚期发生;轻者仅为孤立性血尿和 / 或蛋白尿,重者可表现为急性肾炎或肾病综合征,更严重者可出现急性肾衰竭。

5. 其他系统表现虽相对少见,也应注意全面诊查。

6. 本病大多可在 1~2 个月内自然缓解,少数病程迁延可反复发作 1 年以上,应对患儿长期随访,必要时作肾活检。

【**治疗原则**】

本病总体治疗目标包括改善急性症状、减少短期并发症及预防慢性肾衰竭。

1. **一般治疗**　急性期应卧床休息,控制饮食,寻找和祛除病因,注意补充维生素。

2. **对症治疗**　有血管性水肿时可用抗组胺药物;关节肿痛者可用非甾体抗炎药;腹痛时可用解痉剂、抑酸剂,消化系统症状严重者应禁食并给予肠外营养支持。

3. **抗血小板聚集药物**　双嘧达莫 3~5mg/(kg·d),分次口服。

4. **免疫抑制剂**　糖皮质激素适用于有胃肠道症状、关节炎、血管性水肿、持续性肾脏损害及表现为其他器官的急性血管炎,可减少外科并发症及外科手术的风险,但不能预防皮疹及肾脏损害的发生;短疗程可使用泼尼松 1~2mg/(kg·d)(不超过 60mg/d)口服,或甲泼尼龙 5~10mg/(kg·d)静脉注射,症状缓解后逐渐减停。重症患者还可考虑使用吗替麦考酚酯、环磷酰胺、硫唑嘌呤、环孢霉素 A、他克莫司等其他免疫抑制剂。

5. **其他治疗**　难治性患儿可考虑使用静脉注射用丙种球蛋白、血浆置换、血液灌流及白细胞去除法等手段进行治疗。

【转诊指征】

以下情况建议转诊至上级医疗机构进一步诊疗。

1. 临床表现不典型而确诊困难者。

2. 合并外科急腹症,需专科治疗者。

3. 严重肾损害和多系统受累,治疗效果欠佳者。

【常见临床问题及沟通要点】

1. 本病有反复发作特点,尤其是皮疹复发较常见,应注意减少运动、预防感染,急性期回避可疑致敏食物。

2. 近期预后主要取决于胃肠道情况及有无外科并发症,远期预后主要取决于肾脏损害严重程度,需长期严密随访。

3. 治疗过程中可能涉及免疫抑制剂使用,需注意药物相关副作用及并发症的发生。

(刘大玮 唐雪梅)

第六章

感染性疾病

知识要点

- √ 感染性疾病为儿童常见病及多发病。
- √ 发热出疹性疾病主要表现为发热、皮疹,少数进展快,可数小时内危及生命。
- √ 肠道感染性疾病腹泻为主,可伴呕吐、发热,脱水、低钾血症、代谢性酸中毒是常见并发症,还可并发心肌炎、休克等。
- √ 感染中毒症状或/和局部感染,应考虑败血症。
- √ 百日咳典型症状为痉挛性咳嗽伴鸡鸣样回声。

第一节　发热出疹性疾病

学习目标

1. 掌握　各种发热出疹性疾病的临床特点,发热与皮疹的关系,以及并发症。重症病例的早期识别要点。
2. 熟悉　发热出疹性疾病的诊断及鉴别诊断。发热出疹性疾病的治疗及预防。
3. 了解　发热出疹性疾病的流行病学。

一、麻疹

麻疹(measles)是一种由麻疹病毒引起的儿童经典的急性呼吸道传染病,临床以发热、上呼吸道炎、结膜炎、口腔麻疹黏膜斑(柯氏斑)及全身性斑丘疹为主要特征,多见于 6 个月~5 岁小儿。麻疹主要通过空气飞沫传播,传染性较强,易并发肺炎。麻疹预后大多良好,重症患者因并发症严重故病死率较高。自从 20 世纪 60 年代起普遍接种麻疹疫苗,麻疹的发病率及病死率明显下降,但近年来在一些高接种覆盖率的国家或地区,其发病率有上升的趋势,应引起高度重视。

麻疹的潜伏期为 6~18 天,一般为 10~14 天。根据麻疹的临床表现分为典型麻疹、轻型麻疹、重症麻疹等;根据疾病的发生发展过程分为前驱期、出疹期和恢复期。前驱期(3~4 天),主要为发热、上呼吸道炎(咳嗽、流涕、喷嚏)及眼结膜炎(结膜充血、畏光、流泪),周身乏力;病后第 2~3 天口腔颊黏膜等处出现麻疹黏膜斑,为麻疹前驱期的特异性体征,具有确诊意义,黏膜斑直径约 1.0mm 灰白色小点,外周有红晕,初起时仅数个,1~2 天内迅速增多,可波及整个颊黏膜,甚至唇部及上腭黏膜,于出疹后 1~2 天迅速消失。部分患儿也可有呕吐、腹泻等消化系统症状。出疹期(3~4 天),发热、呼吸道及结膜炎症状达高峰。皮疹为红色斑丘疹,先出现于耳后,自上而下,3~4 天达手掌和足底,可融合成片;此期可有全身浅表淋巴结及肝脾轻度肿大,肺部可有干湿啰音。恢复期(3~5 天),按出疹先后顺序依次消退。此期体温下降,全身症状明显减轻。疹退后,皮肤有糠麸状脱屑及浅褐色色素沉着,7~10 天痊愈。

麻疹最常见并发症为肺炎,是麻疹死亡最主要的原因;还可并发喉炎、心肌炎、脑炎、结核病恶化、营养不良及维生素 A 缺乏症等。亚急性硬化性全脑炎为其远期并发症,罕见。

【流行病学】

麻疹患者为主要传染源,无症状病毒携带者及隐性感染者传染性较低。麻疹传染期为潜伏期末至出疹后 5 天,有并发症患者的传染期延长到出疹后 10 天。呼吸道传播,患者口、鼻、咽、眼结膜的分泌物均含有病毒,在咳嗽、打喷嚏、说话时,以空气飞沫形式传染易感者,而经被污染的衣物、食物及用具等间接传染的机会较少。麻疹的传染性较强,好发于冬春季。未患过麻疹且未接种疫苗的易感者接触后,约 90% 以上发病。

【病史要点】

1. 流行病学资料　详细询问有否麻疹预防接种史、近三周有否麻疹密切接触史及既往有否麻疹病史。

2. 临床表现　①前驱期认真询问有否发热、咳嗽、流涕、喷嚏、结合膜充血、流泪、畏光等呼吸道卡他症状;②出疹期观察出疹时间、顺序、分布及皮疹形态,发热与皮疹关系,出疹后全身中毒症状、呼吸道症状有无加重,是否并发喉炎(声音嘶哑、犬吠样咳嗽)、肺炎(剧烈咳嗽、气急、鼻扇、缺氧、呼吸困难、肺部啰音)及脑炎(昏迷、惊厥、脑膜刺激征等)等;③恢复期重点询问体温及呼吸道卡他症状是否缓解,皮疹消退的顺序及有无脱屑及色素沉着。

【体检要点】

1. 前驱期　重点观察体温,口腔黏膜有无黏膜斑,眼结合膜有无充血、眼部分泌物、畏光。

2. 出疹期　重点观察体温,皮疹颜色、形态、大小、分布,疹间有无正常皮肤,皮疹有无融合,动态观察出疹的顺序、出疹是否顺利,有无皮疹隐退、出血性皮疹。同时观察有无气急、发绀、鼻扇、声音嘶哑、犬吠样咳嗽、喉梗阻、呼吸困难及肺部啰音等。出疹期肺炎、喉炎是最常见并发症。

3. 恢复期　重点观察皮疹消退后有无麦麸样脱屑及色素沉着。

【辅助检查】

1. 多核巨细胞检查　于出疹前 2 天至出疹后 1 天取患儿鼻咽分泌物或口腔黏膜斑涂片,瑞氏染色后直接镜检找多核巨细胞。多核巨细胞具有早期诊断价值。

2. 病原学检查

(1)病毒分离。

(2)病毒抗原检测。

(3)血清麻疹病毒 IgM 检测。

3. **影像学检查**　肺部有并发症(肺炎或肺结核)者,可行肺部 X 线或胸部 CT 检查。

【诊断和鉴别诊断】

1. **诊断**　典型麻疹可根据流行病学及临床表现,如前驱期麻疹黏膜斑,出疹期出疹时间、皮疹形态、出疹顺序及分布,恢复期皮疹消退后脱屑及色素沉着等进行临床诊断。必要时辅以多核巨细胞、血清特异性 IgM 及病毒分离等检查进一步明确诊断。

2. **鉴别诊断**　麻疹需与其他发热皮疹疾病(风疹、幼儿急疹、肠道病毒感染)相鉴别(表 6-1)。也需与药疹相鉴别,患儿有原发疾病表现,可有发热,皮疹为斑丘疹、疱疹、猩红热样皮疹、荨麻疹等,重者为渗出性红斑、剥脱性皮炎等,皮疹痒感,摩擦及受压部位多,与用药有关,重型药疹病死率较高。

表 6-1　常见发热出疹性疾病鉴别诊断

项目	麻疹	风疹	幼儿急疹	肠道病毒感染
发热与出疹关系	发热 3 天左右出疹,出疹时体温更高	发热 1 天内出疹	发热 3~4 天热退疹出	发热与出疹无规律
初期症状及其他特点	发热、流涕、干咳、多泪、眼红	发热及上呼吸道症状轻,有耳、枕后淋巴结肿大	发热高、但全身症状轻	可有疱疹性咽峡炎、结膜炎、肌痛、病毒性脑膜炎、心肌炎
口腔黏膜斑	有	无	无	无
皮疹特点	红色斑丘疹,疹间有正常皮肤,先见耳后、面、颈、渐及全身,3~5天出齐	淡红色斑丘疹,皮疹较细小、稀少,1天出齐	粉红色斑丘疹,皮疹细小,先见于颈、躯干,再见四肢,1天出齐	大小不等的斑丘疹、水疱、瘀点、猩红热样皮疹等,皮疹形态、数量及分布变化较大
脱屑	糠皮样	无	无	无
色素沉着	有	无	无	无

【病情观察及随访要点】

重点观察并发症的发生与变化。

1. **体温变化**　出疹期体温突然升高或持续高热,恢复期体温不降或上升,提示有并发症存在。麻疹后长期低热,伴精神、食欲不好,日渐消瘦应警惕结核病恶化。

2. **皮疹**　如皮疹隐而不发、皮疹骤退、出血性皮疹伴面色不好、四肢发冷者,应注意脉搏、血压、心音、心律,注意循环衰竭发生。

3. 有无气急、鼻扇、发绀及肺部啰音等肺炎表现。还需注意在肺炎基础上并发心力衰竭、中毒性脑病、气胸、脓胸等。随访胸部 X 线片,必要时查胸部 CT 了解肺部病变及进展。

4. 有无声音嘶哑、犬吠样咳嗽、吸气性三凹征等喉炎及喉梗阻表现。

5. 有无嗜睡、昏迷、惊厥等脑炎表现。可查脑电图、脑脊液,必要时随访头颅 MRI。

6. 结膜炎的严重程度(注意不能强行检查眼部)。

7. 有无消瘦、贫血、维生素 A 缺乏症(如眼结膜干燥,角膜浑浊、溃疡,甚至失明)。

【预防】

1. **隔离患儿及暴露的易感者检疫**　患儿应隔离至出疹后 5 天,有并发症延长至出疹后 10 天。集体儿童机构中有接触史的易感儿应检疫 3~4 周。

2. **主动免疫**　易感者应接种麻疹减毒活疫苗,是最主要的预防措施。

3. **被动免疫**　2 岁以下的年幼、体弱或患病的易感儿,接触后 5 天内静脉注射丙种球蛋白(0.25ml/kg)可暂免发病,接触后 5~9 天内注射可减轻症状。

【治疗】

1. **一般治疗**　无并发症者提倡家居隔离。居室应保持新鲜空气和适当温度、湿度,注意皮肤、黏膜清洁,做好眼部护理,供应充足水分及易消化、富营养食物,常规补充维生素 A。纠正"忌口、忌油、忌洗"陋习。

2. **对症处理**　发热过高可用物理降温或小剂量退热剂;烦躁不安可选用适当镇静剂;咳嗽剧烈可服用祛痰剂,雾化、拍背、吸痰等呼吸道管理。

3. 积极治疗并发症。

4. 中医治疗。

【转诊指征】

1. 出疹期持续高热,恢复期体温不降或上升。

2. 皮疹隐而不发、骤退或出血性皮疹。

3. 食欲缺乏,面色不好。

4. 呼吸系统并发症表现,如气急、唇周发绀、三凹征、肺部出现啰音等;声音沙哑、犬吠样咳嗽伴喉梗阻表现;结膜炎明显者。

5. 循环衰竭表现,如神萎、面色差、四肢发冷、脉搏细弱、血压变化(休克早期血压偏高、休克晚期血压下降)、尿少等。

6. 心肌炎表现,如神萎、面色差、心率快、心音低钝、心律不齐等。

7. 脑炎表现,如嗜睡、昏迷、惊厥等。

8. 有基础疾病患麻疹者。

9. 麻疹恢复期仍有发热者。

【常见临床问题及沟通要点】

1. 在普种麻疹疫苗之前,麻疹曾严重危害儿童的健康,10 岁以内儿童 98% 患过麻疹,病死率为 10%~15%。在普种麻疹疫苗之后,发病率及病死率明显下降。所以接种麻疹减毒活疫苗是最重要的预防措施。

2. 麻疹没有特异性治疗措施,主要是对症及支持治疗,帮助患儿度过出疹期,密切观察有无并发症并给予相应治疗。

3. 对于免疫力正常的患儿,麻疹多为自限性。但少数有并发症者预后差,尤其是有基础疾病的儿童病死率较高。

二、风疹

风疹(rubella)是由风疹病毒引起的急性呼吸道传染病,临床以低热、皮疹及耳后、枕部淋巴结肿大和全身症状轻微为特征。主要经空气飞沫传播,以春季多见。妊娠早期感染风疹后,病毒可通过胎盘传给胎儿而导致各种先天畸形,称为先天性风疹综合征(congenital rubella syndrome)。

获得性风疹潜伏期为 14~21 天。前驱期(1~2 天),症状多轻微,可有低热和上呼吸道卡他症状,耳后、枕部及后颈部淋巴结稍大。发热 1~2 天后进入出疹期,皮疹为红色斑丘疹,初见于面颊部,迅速扩展至躯干和四肢,1 天内布满全身,但手掌及足底常无皮疹。皮疹多于 3 天内消退,皮疹消退后不留色素沉着及脱屑。此期患儿耳后、枕部及后颈部淋巴结肿大明显,偶可并发脑炎、肺炎、心肌炎及血小板减少等。

妊娠早期患风疹的妇女,风疹病毒可传给胎儿,使胎儿发生严重的全身感染,引起多种畸形,称为先天性风疹综合征。先天畸形以先天性心脏病、白内障、耳聋、头小畸形及骨发育障碍等多见。出生后感染可持续存在,并可引起多器官的损害,如血小板减少性紫癜、脑炎及肝脾大等,病死率高。

【流行病学】

人类为风疹病毒唯一宿主,患者从出疹前 5 天到出疹后 2 天均具有传染性。其鼻咽部分泌物、血、尿及便中均带有病毒。主要通过空气飞沫经呼吸道传播,多见于 1~5 岁儿童,一年四季均可发病,但以冬春季发病最多。病后可获持久免疫力。先天性风疹患儿在生后数月内仍有病毒排出,具有传染性。

【病史要点】

1. **流行病学** 详细询问风疹疫苗接种史、近 3 周是否有风疹患儿接触史及既往风疹病史。母孕期风疹病史。

2. **临床表现**

(1)获得性风疹:前驱期是否有发热、咳嗽、流涕、结膜炎等症状,精神、食欲等;出疹期询问发热后出疹时间、出齐时间及皮疹形态,发热与皮疹关系,皮疹持续时间,疹退后色素斑和/或脱屑;有无脑炎(头痛、呕吐、烦躁不安、惊厥、昏迷),有无黄疸等。

(2)先天性风疹综合征:出生后有无先天畸形、生长发育障碍,出生后的疾病有无进一步加重。

【体检要点】

1. **获得性风疹**

(1)前驱期:重点观察体温,咽部体征,口腔有无黏膜斑(以与麻疹相鉴别),结膜炎。

(2)出疹期:重点观察皮疹颜色、形态、大小、分布,疹间有无正常皮肤,皮疹有无融合;有无耳后、枕部及后颈部淋巴结肿大,肝脾大。病程中有无意识障碍、脑膜刺激征、锥体束征。

2. **先天性风疹综合征** 有无发绀、心脏杂音等先天性心脏病体征,体重/身长/头围/胸围低于同龄儿,有无视力障碍(视网膜炎、白内障、青光眼、虹膜睫状体炎)、神经性耳聋、小头畸形、骨发育障碍、肝脾大、贫血、出血点、脑炎/脑膜炎体征等。

【辅助检查】

1. **血常规检查** 白细胞不高,淋巴细胞为主。少数出现血小板减少。

2. **血清风疹病毒 IgM 检查** 阳性有确诊价值。

3. **血清风疹病毒 IgG 检查** 恢复期 IgG 较急性期 4 倍以上升高,有确诊价值。

4. 先天性风疹综合征可检测患儿血、尿、脑脊液等体液的风疹病毒 RNA。

5. 先天性风疹综合征应做心脏 B 超、眼科检查、听力相关检查等。

【诊断与鉴别诊断】

根据获得性风疹的流行病学及临床特点,诊断并不困难。对不典型者,可做有关病原学或血清学检测。鉴别诊断见表 6-1。

妊娠初 3~4 个月感染风疹,出生时婴儿若有畸形和多种病症,血中特异性抗风疹 IgM 阳性,可诊断为先天性风疹综合征。若未见畸形,仅有实验室证据,可称之为先天性风疹感染。

【病情观察及随访要点】

重点观察并发症的发生与变化。

1. 前驱期及出疹期体温情况。

2. 皮疹 皮疹出现的时间、出齐时间、形态。

3. 有无神经系统及心脏表现,警惕并发脑炎、心肌炎。

4. 肝大、黄疸。

5. 外周血小板计数。

【治疗】

目前尚无特效的治疗方法。主要是对症治疗。

【预防】

获得性风疹患者出疹 5 天后即无传染性。妊娠 3 个月内应避免与患者接触,若有接触史,可于接触后 5 天内静脉注射丙种球蛋白,可减轻疾病的症状或阻止疾病的发生。对已确诊为风疹的早期孕妇,应考虑终止妊娠。接种风疹减毒活疫苗是最主要的预防措施,儿童及易感育龄妇女均应接种。因风疹减毒活疫苗可通过胎盘感染胎儿,故孕妇不宜接种。

【转诊指征】

1. 食欲缺乏,面色不好。

2. 心肌炎表现,如神萎、面色差、心率快、心音低钝和 / 或心律不齐等。

3. 脑炎表现,如头痛、呕吐、烦躁不安、嗜睡、昏迷和 / 或惊厥等。

4. 黄疸。

5. 外周血血小板减少。

【常见临床问题及沟通要点】

1. 风疹的主要预防措施为接种风疹减毒活疫苗。

2. 获得性风疹大多为自限性疾病,多数病情较轻。极少数可发生脑炎、肝功能受损、血小板减少等并发症。

3. 先天性风疹综合征患儿预后较差。

三、幼儿急疹

幼儿急疹(exanthema subitum)又称婴儿玫瑰疹(roseola infantum),是婴幼儿常见的急性发热出疹性疾病,特点为婴幼儿在高热 3~5 天后,体温突然下降,同时出现玫瑰红色的斑丘疹。

该病前驱期为突发高热,呈稽留热或弛张热型,持续 3~4 天。可伴轻微咳嗽、流涕、咽部充血等呼吸道表现,少数可伴有恶心、呕吐、腹泻等消化系统症状。发热 3~4 天体温骤退同时出现皮疹,进入出疹期,热退疹出是本病的主要特征。皮疹呈斑丘疹,不痒;由颈部和躯干开始,1 天内迅速散布全身,以躯干及腰臀部较多,面部及四肢远端皮疹较少。皮疹 1~2 天内消失,不脱屑,无色素沉着。枕后及耳后淋巴结可肿大,偶有脾大。

【流行病学】

一年四季可见,但以冬春季为最多,普遍易感,6个月~2岁婴幼儿为主。患儿、隐性感染者和健康带毒者是传染源,可经唾液及血液传播。发病后可获得终身的免疫力。

【病史要点】

1. **流行病学** 详细询问有无类似患者接触史。

2. **临床表现** 前驱期认真询问有无发热、咳嗽、流涕等症状,精神、食欲等;出疹期询问发热后出疹时间、出齐时间及皮疹形态,发热与皮疹关系,皮疹持续时间,疹退后色素斑和/或脱屑。

【体检要点】

1. **前驱期** 重点观察体温,咽部体征,口腔有无黏膜斑(与麻疹鉴别)。

2. **出疹期** 重点观察皮疹颜色、形态、大小、分布,疹间有无正常皮肤,皮疹有无融合;有无枕后及耳后淋巴结肿大。

【辅助检查】

1. **血常规检查** 白细胞不高,淋巴细胞为主。

2. 恢复期血清 IgG 较急性期 4 倍以上升高,有确诊意义。

【诊断与鉴别诊断】

根据2岁以内的婴幼儿高热3~4天,全身症状轻微,热退时或热退后出现红色斑丘疹,皮疹持续1~2天消退,即可作出临床诊断。需与麻疹、风疹等发热出疹性疾病相鉴别。

【治疗】

该病具有自愈性,预后良好,治疗原则以对症处理为主。

【预防】

目前无有效预防方法。在集体儿童机构中,对接触患者的易感儿应密切观察10天,如有发热需暂时隔离治疗。

【转诊指征】

1. 心肌炎表现,如神萎、面色差、心率快、心音低钝、心律不齐等。

2. 脑炎表现,如头痛、呕吐、烦躁不安、嗜睡、昏迷、惊厥等。

【常见临床问题及沟通要点】

1. 尚无疫苗预防。

2. 一般症状较轻,多数为良性经过。偶有高热惊厥、脑炎/脑膜炎。

3. 常在前驱期就诊,热退后出皮疹,家长会疑惑是否为药物所致皮疹,应耐心向家长解释。

四、手足口病

手足口病(hand-foot-mouth disease,HFMD)是由柯萨奇A16及肠道病毒EV71型为主的20多种肠道病毒引起的儿童常见传染病。本病传染性强,传播途径复杂,传播速度快,在短时间内可造成较大范围的流行。临床以发热、手、足、口腔等部位的皮疹或疱疹为主要特征。大多数患儿症状轻微。少数可出现神经系统、神经源性肺水肿、循环衰竭等严重并发症,危及生命。

该病潜伏期为2~10天,平均3~5天。根据疾病的发生发展过程,将手足口病分期、分型。第 1 期(出疹期)表现为发热,手、足、口、臀等部位出疹。典型皮疹表现为斑丘疹、丘疹、疱疹。皮疹周围有炎性红晕,疱疹内液体较少,不疼不痒,皮疹恢复时不结痂、不留疤;若只有此期表现,属于普通型,绝大多数在此期痊愈。第 2 期(神经系统受累期)少数病例可出现中枢神经系统损害,多发生在病程 1~5 天内,表现为精神差、嗜睡、吸吮无力、易惊、头痛、呕吐、烦躁、肢体抖动、肌无力、颈项强直等;此期属于重症病例重型,大多数可痊愈。第 3 期(心肺功能衰竭前期)多发生在病程 5 天内,表现为心率和呼吸增快、出冷汗、四肢末梢发凉、皮肤发花、血压升高;此期属于重症病例危重型;及时识别并正确治疗是降低病死率的关键。第 4 期(心肺功能衰竭期)可在第 3 期的基础上迅速发展,临床表现为心动过速(个别患儿心动过缓)、呼吸急促、口唇发绀、咳粉红色泡沫痰或血性液体、血压降低或休克。也有病例以严重脑功能衰竭为主要表现,临床可见抽搐、严重意识障碍等。此期属于重症危重型,病死率较高。第 5 期(恢复期),少数可遗留神经系统后遗症。部分病例在病后 2~4 周有脱甲的症状,新甲于 1~2 个月长出。

【流行病学】

人是人类肠道病毒的唯一宿主,患者和病毒携带者均为传染源。主要传播途径为密切接触传播,也可经粪 - 口途径及呼吸道飞沫途径。在各年龄段均可发病,但易感人群以 5 岁以下儿童为主,其中 3 岁以下发病率最高,出现重症病例概率较大。感染后可产生持久的免疫力,但各型间无交叉免疫。

【病史要点】

1. **流行病学**　注意流行季节、发病年龄。病前有无手足口病接触史,既往有无手足口病病史。是否接种 EV71 疫苗。

2. **临床特征**　询问起病缓急,是否发热,热度、热型、热程。皮疹出现时间、分布(手、足、臀部、口周、膝部等)、形态,有无瘙痒。有无流涎、进食时哭吵、述口痛、拒食,是否发现口腔出疹,是否伴有烦躁、哭闹。同时需详细询问有无精神差、面色差、嗜睡、呕吐、易惊、肢体抖动、无力、肌阵挛、震颤、共济失调、眼球震颤、急性弛缓性麻痹、惊厥等。

【体检要点】

1. **口腔损害**　注意口腔黏膜、咽部疱疹或溃疡。

2. **皮疹**　检查皮疹是否主要分布在手足远端部位,如手指、手掌、足趾。皮疹初期形态为红色小丘疹,并迅速转为疱疹,臀部、肛周、膝关节及肘关节也常见皮疹。EV71 病毒所致的手足口病皮疹非常不典型,皮疹少、小,容易漏诊和误诊,必须仔细检查。

3. **并发症**　重点检查有无意识障碍、脑膜刺激征、病理征、肢体瘫痪、腱反射减弱或消失等神经系统表现。有无呼吸、心率增快,呼吸困难,呼吸节律改变,缺氧,气急及肺部啰音等肺水肿 / 肺出血表现。有无面色苍灰、皮肤花纹、四肢发凉、心动过速、血压异常、指 / 趾发绀、出冷汗等循环衰竭等表现。

【辅助检查】

1. **实验室检查**

(1)血常规及 CRP 检查:白细胞计数正常或降低,部分病例白细胞计数、中性粒细胞比例及 CRP 可升高。

(2)血生化检查:可有轻度 ALT、AST、CK-MB 升高,病情危重者可有肌钙蛋白、血糖、乳酸水平升高。

（3）血气分析：呼吸系统受累时可有动脉血氧分压降低、血氧饱和度下降、二氧化碳分压升高、酸中毒。

（4）脑脊液检查：类似病毒性脑炎。

（5）病原学检查：Cox A16、EV71 等肠道病毒特异性核酸阳性或分离到肠道病毒。咽、气道分泌物、疱疹液、粪便阳性率较高。

（6）血清学检查：急性期血清相关病毒 IgM 抗体阳性。急性期与恢复期血清 Cox A16、EV71 等肠道病毒中和抗体有 4 倍以上的升高。

2. 影像学检查

（1）X 线检查：并发神经源性肺水肿时，两肺野透亮度减低，磨玻璃样改变，局限或广泛分布的斑片状、大片状阴影，进展迅速。

（2）CT、MRI 检查：颅脑 CT 检查可用于鉴别颅内出血、脑疝、颅内占位等病变。神经系统受累者 MRI 检查可出现异常改变，并发脑干脑炎、急性弛缓性麻痹者可显示异常改变。

（3）脑电图检查：可表现为弥漫性慢波，少数可出现棘（尖）慢波。

（4）心电图检查：少数病例可见窦性心动过速或过缓，Q-T 间期延长，ST-T 改变。

（5）超声心动图检查：重症患儿可出现心肌收缩和 / 或舒张功能减低，节段性室壁运动异常，射血分数降低等。

【诊断要点及鉴别诊断】

1. 诊断

（1）临床诊断病例

1）流行病学：常见于学龄前儿童，婴幼儿多见。流行季节，当地托幼机构及周围人群有手足口病流行，发病前与手足口病患儿有直接或间接接触史。

2）临床表现：手、足、口、臀部皮疹伴发热或不发热，可作出临床诊断。极少数重症病例皮疹不典型，临床诊断困难，需结合病原学或血清学检查作出诊断。

（2）确诊病例：在临床诊断病例基础上，具有下列之一者即可确诊。

1）肠道病毒（CV-A16、EV-A71 等）特异性核酸检查阳性。

2）分离出肠道病毒，并鉴定为 CV-A16、EV-A71 或其他可引起手足口病的肠道病毒。

3）急性期血清相关病毒 IgM 抗体阳性。

4）恢复期血清相关肠道病毒的中和抗体比急性期有 4 倍及以上升高。

2. 鉴别诊断　需与其他儿童出疹性疾病鉴别，如水痘皮疹以头面部、躯干为主，即向心性分布，伴瘙痒明显。重型及危重型需与其他病毒所致脑炎或脑膜炎、脊髓灰质炎、肺炎、暴发性心肌炎等相鉴别。

【病情观察及随访要点】

1. 对持续高热不退者，重点要观察热度、热型、持续时间，持续高热有可能在短期内发展为危重病例。

2. 注意观察脑膜刺激征、病理征、意识状态、嗜睡、易惊、肢体抖动、眼球震颤、肢体瘫痪神经系统表现，一旦有上述症状及体征，要警惕有神经系统并发症。

3. 一旦观察到心动过速、呼吸困难、呼吸节律不齐、发绀、肺部啰音，要考虑有神经源性肺水肿。

4. 出现面色苍灰、皮肤花纹、四肢发凉，指 / 趾发绀；出冷汗；毛细血管再充盈时间延长;心率增快或减慢,脉搏浅速或减弱,甚至消失;血压升高或下降,要考虑有循环衰竭。

【预防】

1. **一般预防措施** 保持良好的个人卫生习惯是预防手足口病的关键。勤洗手,不喝生水,不吃生冷食物。玩具和常接触到的物品应定期进行清洁消毒。避免儿童与患手足口病儿童密切接触。早发现、早报告、早诊断、早治疗以控制本病扩散。隔离期2周。

2. **接种疫苗** EV-A71型灭活疫苗可用于6月龄~5岁儿童预防EV-A71感染所致的手足口病,基础免疫程序为2剂次,间隔1个月,鼓励在12月龄前完成接种。

【治疗】

1. **一般治疗**

(1)普通型无须特殊治疗,适当休息,清淡饮食,做好口腔和皮肤护理。

(2)对症支持治疗:退热、止惊(如无静脉通路可首选咪达唑仑肌内注射、地西泮缓慢静脉注射、水合氯醛灌肠)。

2. **病因治疗** 目前尚无特效抗肠道病毒药物。α干扰素喷雾或雾化、利巴韦林静脉滴注早期使用可有一定疗效。

3. **液体疗法** 重症病例可出现脑水肿、肺水肿及心功能衰竭,应控制液体入量,匀速给予生理需要量60~80ml/(kg·d)。休克病例在应用血管活性药物同时,给予生理盐水5~10ml/kg进行液体复苏,15~30分钟内输入,此后酌情补液,避免短期内大量扩容。仍不能纠正者给予胶体液(如白蛋白或血浆)输注。

4. **控制颅内高压。**

5. **血管活性药物** 第3期使用米力农以扩血管药物。高血压者可用酚妥拉明或硝普钠。第4期血压下降时,可应用正性肌力及升压药物治疗,如多巴胺、去甲肾上腺素、肾上腺素或多巴酚丁胺。

6. **静脉注射丙种球蛋白** 第2期一般不建议常规使用。有脑脊髓炎和持续高热等表现者以及危重病例可酌情使用,剂量1.0g/(kg·d),连用2天。

7. **糖皮质激素** 有脑脊髓炎和持续高热等表现者以及危重病例酌情使用。可选用甲基泼尼松龙1~2mg/(kg·d),或氢化可的松3~5mg/(kg·d),或地塞米松0.2~0.5mg/(kg·d)口服,一般疗程3~5天。

8. **机械通气** 出现以下表现之一者,可予气管插管机械通气。

(1)呼吸急促、减慢或节律改变。

(2)气道分泌物呈淡红色或血性。

(3)短期内肺部出现湿性啰音。

(4)胸部X线检查提示肺部明显渗出性病变。

(5)脉搏血氧饱和度或动脉血氧分压下降。

(6)面色苍白、发绀、皮温低、皮肤发花、血压下降。

(7)频繁抽搐或昏迷。

9. **其他** 血液净化,体外生命支持。

10. **恢复期治疗** 促进各脏器功能恢复,进行功能康复治疗。

11. **中医治疗** 按中医治疗原则行清热解毒、化湿透邪或清气凉营、解毒化湿;重症需解毒清热、熄风定惊;危重症应回阳救逆;恢复期应益气养阴、化湿通络。

【转诊指征】

重症病例诊疗关键在于及时准确地识别第 2 期和第 3 期,阻止发展为第 4 期。重症病例的早期识别要点:

1. 年龄 3 岁以下、病程 3 天以内和 EV-A71 感染为重症高危因素。

2. 下列指标提示患儿为重症病例,有可能发展为危重型,需及时转诊或急诊转运:

(1)持续高热:体温大于 39℃,常规退热效果不佳。

(2)神经系统表现:出现精神萎靡、头痛、眼球震颤或上翻、呕吐、易惊、肢体抖动、吸吮无力、站立或坐立不稳等。

(3)呼吸异常:呼吸增快、减慢或节律不整,安静状态下呼吸频率超过 30~40 次 /min。

(4)循环功能障碍:心率增快(>160 次 /min)、出冷汗、四肢末梢发凉、皮肤发花、血压升高、毛细血管再充盈时间延长(>2 秒)。

(5)外周血白细胞计数升高:外周血白细胞计数 ≥ 15 × 10⁹/L,除外其他感染因素。

(6)血糖升高:出现应激性高血糖,血糖 >8.3mmol/L。

(7)血乳酸升高:出现循环功能障碍时,通常血乳酸 ≥ 2.0mmol/L,其升高程度可作为判断预后的参考指标。

【常见临床问题及沟通要点】

1. 大多数患儿预后良好,一般在 1 周内痊愈,无后遗症。隔离到发病后 2 周。

2. 少数患儿发病后迅速累及神经系统,表现为脑干脑炎、脑脊髓炎、脑脊髓膜炎、弛缓性麻痹等神经系统并发症,尤其是脑干脑炎可迅速发展为循环衰竭、神经源性肺水肿,病死率高。部分病后有神经系统后遗症。

3. 发生脑干脑炎者,进展快,可于数小时内死亡,常会引起纠纷。要密切观察,积极治疗,并与家长深入沟通观察重点。

4. 重症手足口病多为 EV71 感染所致,故接种 EV71 疫苗是降低手足口病病死率的重要措施。

五、水痘

水痘(chickenpox,varicella)是由水痘 - 带状疱疹病毒引起的一种传染性极强的儿童期出疹性传染病。本病主要通过空气飞沫传播,也可通过接触患者的疱疹液而感染。好发年龄为 2~6 岁。发病后可获得持久免疫。临床特征为皮肤和黏膜先后陆续分批出现斑丘疹、疱疹及结痂等各类皮疹,呈向心性分布,伴有明显瘙痒。大多病情较轻,预后良好。

水痘的潜伏期为 10~21 天,平均为 14~17 天。根据水痘的临床表现分为典型水痘、重症水痘、先天性水痘。依疾病发生发展过程分为前驱期及出疹期。前驱期(24~48 小时),表现为发热、乏力、食欲减退、头痛,偶有轻度腹痛。发热 24~48 小时后出现皮疹。有的可无明显前驱期,即无发热。出疹期最初 2~4 天内可伴有发热也可无发热,精神、食欲欠佳等。皮疹特点:①向心性分布:首发于头面部、躯干,逐渐蔓延至四肢;皮疹初为红色斑疹或丘疹,6~8 小时内变为透明的水疱疹,绕以红晕。24~48 小时内液体变浊,并疱疹中心凹陷,2~3 天结痂,痂皮脱落后一般不留瘢痕,部分儿童皮损部位出现色素减低或增强的现象持续存在数日或数周;如果皮肤损害部位有继发感染,可形成瘢痕。②分批出疹,各期皮疹(斑疹、丘疹、疱疹、结痂)同时存在,伴瘙痒。③口腔、鼻、眼、生殖道等黏膜处有黏膜疹,易破溃形成溃疡。

水痘常见并发症为继发性皮肤细菌感染、脑炎、肺炎、血小板减少、心肌炎、心包炎等。

【流行病学】

患者是唯一传染源,水痘患者和带状疱疹患者均为传染源。传染期从出疹前1~2天到疱疹全部结痂为止。通过空气飞沫经呼吸道传播为主,也可通过直接接触传播(接触患者疱疹液)或间接接触而感染。孕期前20周内患水痘可导致先天性水痘。一年四季散发,冬春季节多见。

【病史要点】

1. 流行病史 询问有无水痘疫苗接种史,有无水痘或带状疱疹患者密切接触史,有无集体发病史。既往有无水痘病史。

2. 临床表现 询问皮疹出现时间、分布、形态及发展情况,是否伴瘙痒,是否伴随发热、口痛等症状,精神、食欲情况。高度警惕并发症发生。尤其是有慢性基础疾病、免疫缺陷或低下(如肿瘤、白细胞低下等)、使用免疫抑制剂、接受肿瘤化疗者。皮疹是否进行性加重,表现为大疱性、弥漫性或出血性水痘,高热等全身中毒症状重。有无头痛、呕吐、肢体无力、共济失调等神经系统表现,有无出血倾向,有无皮疹感染、局部肿胀等。先天性水痘应询问孕妇是否患有水痘,是否同时存在多发性先天性畸形。

【体检要点】

1. 皮疹呈向心性分布,口、咽、结膜及外生殖器的黏膜部位均可见到皮疹,在同一部位可看见各期皮疹;重症水痘皮疹密集,疱液呈出血性,重者伴有肺部出血。先天性水痘多伴有肢体发育不良、眼部异常、中枢神经系统受累及低出生体重。

2. 注意并发症的体征,如皮肤软组织感染、脑炎、肺炎、心肌炎、心包炎等相应体征。

【辅助检查】

1. 血常规检查 白细胞总数正常或减少,淋巴细胞相对增加。如白细胞计数升高或中性粒细胞升高则表明可能有继发细菌感染。

2. 病原学检测

(1)病毒抗原检测:采用免疫荧光或免疫组化法检测疱疹拭子或活检标本中VZV抗原,或用PCR方法测定样本中特异性基因片段,较病毒分离更快速、敏感。

(2)病毒分离:取出疹后3~4天内疱疹液或脱皮疱疹处拭子接种人胚肺成纤维细胞可以分离病毒。

(3)血清学检查:恢复期特异性IgG较急性期4倍以上升高或特异性IgM阳性,有确诊价值。

【诊断要点及鉴别诊断】

1. 诊断要点 根据水痘接触史、既往史、发病季节、典型皮疹形态及皮疹分布诊断。先天性水痘可根据母亲妊娠期水痘病史和典型水痘皮疹特征协助诊断。非典型病例的确诊须借助于病原学检查。

2. 皮疹需与手足口病、脓疱病、丘疹样荨麻疹、药疹等相鉴别。

【病情观察及随访要点】

1. 皮疹 皮疹密集、大疱型皮疹、出血性皮疹或发展迅速者,应考虑重症水痘可能。

2. 体温 注意热度、持续时间,若高热持续不退,神萎,面色不好,需警惕重症水痘及并发症的发生。

3. **出血倾向**　注意皮肤、黏膜出血,重症可引起肺部及颅内出血,甚至危及生命。

4. **皮肤感染**　观察有无皮肤及软组织感染灶,需警惕败血症、蜂窝组织炎。

5. 注意有无水痘肺炎、心肌炎、心包炎及脑炎等并发症发生。

6. 必要时检查血常规、胸片、心电图、心肌酶谱、脑脊液、脑电图及头颅 MRI 等。

【治疗】

1. 对症治疗,防止皮疹被抓破及皮肤继发细菌性感染,局部或全身可给止痒药,如炉甘石洗剂或口服抗组胺药。

2. 重症水痘、有并发症的水痘、新生儿水痘、免疫受损的病例可给予抗病毒治疗,如阿昔洛韦静脉注射,8 小时 1 次,每次 5~10mg/kg,不少于 1 小时滴入。口服每次 20mg/kg,每天 4 次,共 5 天。同时可使用 IVIG。

3. 继发细菌感染时给予抗菌药物治疗。

4. 慎用阿司匹林类药,减少 Reye 综合征发生。水痘禁用糖皮质激素,以免发生重症水痘。对于正在使用糖皮质激素者,尽量逐渐减量、停用。

【预防】

1. **隔离患者**　隔离至全部皮疹结痂为止。接触者需医学观察 21 天。

2. **被动免疫**　水痘 - 带状疱疹病毒免疫球蛋白可用于高危易感人群(无水痘病史的免疫抑制者、生前 5 天内或生后 2 天内母亲患水痘的新生儿)的接触后预防;无水痘 - 带状疱疹病毒免疫球蛋白时可使用 IVIG。尽早应用。

3. **主动免疫**　所有对水痘易感的儿童和成人都应进行水痘减毒活疫苗的接种。儿童分别于 12~15 个月和 4~6 岁年龄段接种两次。免疫功能低下者应避免接种。

4. **药物预防**　高危易感人群暴露后,可使用阿昔洛韦预防治疗。

【转诊指征】

1. 可能发展为重症水痘者,如高热不退、皮疹密集、大疱型或出血性皮疹,进展迅速。重症水痘病死率高(严重出血、弥散性血管内凝血、脏器功能衰竭)。

2. 发生并发症,如疖、外科型猩红热、败血症、蜂窝组织炎、脑炎、肺炎、心肌炎、血小板减少等。

3. 有免疫力缺陷或低下者,使用免疫抑制剂或抗肿瘤药物者患水痘。

【常见临床问题及沟通要点】

1. 水痘需与手足口病、脓疱病、丘疹样荨麻疹、药疹等相鉴别。必要时需做相关病原学筛查。

2. 水痘无特效治疗方法,主要是对症治疗,重症水痘可使用阿昔洛韦、IVIG。水痘应禁用激素等免疫抑制剂,慎用阿司匹林类解热镇痛药。

3. 多为自限性,无并发症则预后良好,一旦发生重症水痘或严重并发症则预后差,尤其重症水痘病死率高。

六、猩红热

猩红热(scarlet fever)是由产生红疹毒素的 A 组乙型溶血性链球菌所引起的急性呼吸道传染病,也是一种常见的发热出疹性疾病。患者与带菌者为传染源,主要通过空气飞沫直接传播。全年均有发病,而以冬春季多见,5~15 岁儿童发病最高。临床特征有发热、咽峡炎、全身弥漫性鲜红色皮疹、疹退后有明显脱屑或片状脱皮。目前,由于抗菌药物使用,尤其是青霉素的应用,重型病例比较少,而轻型病例增多。

　　猩红热潜伏期为1~7天。根据临床表现分为普通型、重型、轻型、外科型,依疾病发生发展过程分为前驱期、出疹期、恢复期。前驱期(12~24小时)主要表现为发热、咽痛、咽峡炎、白草莓舌,部分患儿颈部、颌下淋巴结肿大、触痛。出疹期发热更明显,咽痛更突出,此期的主要表现为皮疹,皮疹持续天数不定,一般2~4天。发热12~24小时内出皮疹,为皮肤弥漫性充血发红,在此基础上有细小的粟粒疹,明显的可呈鸡皮样皮疹,触之有砂粒感或粗糙感,疹间无正常皮肤。总的来讲皮疹是自上而下的发展过程,24小时内就波及全身,因皮疹出现很快,因此临床上出疹顺序常不明显。出疹期可有贫血划痕征、环口苍白圈、帕氏线、红草莓舌(杨梅舌)等特殊体征。恢复期体温下降,咽峡炎好转,皮疹按出疹顺序消退,疹退后1周左右出现脱皮,轻者表现为糠麸样脱屑,明显的呈片状脱皮,严重的呈手套样、袜套样脱皮。

　　猩红热近期常见并发症包括中毒性并发症、化脓性并发症,少数患儿在发病2~3周后可发生急性风湿热、肾小球肾炎等变态反应并发症。

【流行病学】
　　患者(猩红热、咽峡炎)及带菌者都是本病的传染源。传染期大致是发病后1周内,以发病前24小时至疾病高峰期传染性最强。主要是通过呼吸道(空气飞沫)传播,少数经破损皮肤感染通常引起外科型猩红热。冬春季节多见。我国近几年已无大的流行,多为散发病例。

【病史要点】
　　1. 有无猩红热接触史,过去有无猩红热病史。
　　2. 有无外伤、皮肤感染史,近期用药史。
　　3. 感染中毒症状　发热的热程、热型、热度;有无畏寒、寒战、头痛、咽痛等伴随症状及其程度。
　　4. 皮疹发生、发展过程,发热与皮疹的关系、出疹顺序、蔓延范围。

【体检要点】
　　1. 咽峡炎表现　咽和扁桃体充血、肿大情况,有无脓性分泌物及其特点(颜色、范围、剥离难易)。
　　2. 皮疹的特点(皮肤弥漫性发红,其上有粟粒疹,疹间无正常皮肤)、分布,有无贫血划痕征、环口苍白圈、帕氏线、杨梅舌等特殊体征存在。恢复期有无脱皮或脱屑。
　　3. 注意并发症的体征,如化脓性脑膜炎、败血症、中毒性心肌炎、中毒性肝炎、中毒性脑病或感染性休克等。

【辅助检查】
　　1. 血常规检查　白细胞总数及中性粒细胞比例增高,胞质中可有中毒颗粒。
　　2. 咽拭子培养　入院后应常规送检。
　　3. 疑有并发症时可做相应检查,如血培养、心电图、肝功等。

【诊断要点及鉴别诊断】
　　1. 诊断要点
　　(1)发热,咽痛,扁桃体充血肿大,可有脓性分泌物,发热24小时内出疹,24小时内皮疹遍及全身,皮肤弥漫性发红,其上有粟粒疹,疹间无正常皮肤,可有贫血划痕征、环口苍白圈、帕氏线、杨梅舌等特殊体征,疹退后有糠麸样脱屑或片状脱皮。重型患儿高热,皮疹密集,甚至为出血性皮疹,全身中毒症状重。外科型猩红热患儿有皮肤化脓性病灶,全身症状轻,常无咽部症状,侵入部位周围最先出现皮疹且较明显。

(2)白细胞及中性粒细胞明显增多。

(3)咽拭子培养有 A 组乙型溶血性链球菌生长可确诊。

2. 鉴别诊断　需与川崎病、药疹、金黄色葡萄球菌感染、传染性单核细胞增多症、肠道病毒感染相鉴别。

【病情观察及随访要点】

1. 观察皮疹发展至消退的变化过程及与之伴随的全身和局部症状、体征消长情况。

2. 中毒性并发症　为近期并发症,注意全身中毒症状的程度,有无中毒性心肌炎、中毒性肝炎、间质性肾损害和感染性休克等表现。

3. 化脓性并发症　为近期并发症,如咽、扁桃体呈严重化脓性炎症者,应注意有无化脓性中耳炎、乳突炎、鼻窦炎及颌、颈部淋巴结炎、肺炎、败血症、脑膜炎、骨髓炎等。有无咽后壁脓肿、颈部蜂窝织炎形成。

4. 恢复期变态反应性并发症　为远期并发症,2~3 周后可发生急性风湿热(关节炎、风湿性心脏炎)、肾小球肾炎。

【治疗】

1. 抗菌治疗　是最主要的治疗。首选青霉素,可缩短疗程、改善预后。青霉素 10 万 U/(kg·d),分 2 次肌内注射或静脉滴注,疗程 7~10 天。也可口服阿莫西林。对青霉素过敏者可选用红霉素、阿奇霉素或复方 SMZ 等治疗。红霉素 20~40mg/(kg·d),分 2 次静脉滴注,疗程 7~10 天。

2. 对症处理　高热者用物理降温和退热剂,皮肤瘙痒者用樟脑炉甘石洗剂止痒。

【预防】

1. 控制传染源　及早隔离患者、治疗患者。隔离期为治疗后 1 周,咽拭子培养阴转为止。

2. 对密切接触者主要是应用药物预防(口服磺胺、红霉素或肌内注射青霉素)。

【转诊指征】

1. 重型猩红热　①全身中毒症状重,表现为骤然高热,甚至可发生感染性休克及意识障碍;②咽峡炎严重;③皮疹密集,甚至为出血性皮疹。

2. 严重的化脓性并发症。

3. 中毒性并发症。

4. 变态反应性并发症。

【常见临床问题及沟通要点】

1. 猩红热,需与川崎病、药疹、金黄色葡萄球菌感染、传染性单核细胞增多症、肠道病毒感染等相鉴别。

2. 猩红热治疗首选青霉素,疗程 7~10 天。抗菌疗程应足够,以避免远期变态反应性并发症。

3. 猩红热若无并发症则预后良好,一旦发生重型猩红热或严重并发症则预后不好,甚至死亡。

七、流行性脑脊髓膜炎

流行性脑脊髓膜炎(epidemic cerebrospinal meningitis)简称流脑,是由脑膜炎奈瑟菌感染引起的急性呼吸道传染病,是最常见的化脓性脑膜炎之一,多发生于冬春季节,可呈散发或流行。主要发生在 15 岁以下儿童,其中 6 个月~2 岁发病率最高。临床表现为高热、头痛、呕吐、皮肤瘀斑、瘀点、脑膜刺激征,脑脊液呈化脓性改变,是常引起儿童感染性休克的传染病之一。目前,我国仍以 A 群脑膜炎双球菌感染为主,但 B 群和 C 群发病逐渐增多。

流行性脑脊髓膜炎潜伏期一般为 2~3 天,最短 1 天,最长 7 天。根据临床表现分为普通型、暴发型(包括休克型、脑型和混合型),依疾病发生发展过程分为上呼吸道感染期、败血症期、脑膜脑炎期。上呼吸道感染期主要症状为鼻炎、咽炎或扁桃体炎的表现,为普通感冒症状或无明显的主观感觉。败血症期主要有全身中毒症状(发热、神萎、全身不适等)。皮肤出现瘀点瘀斑,表现为形态不规则、大小不等,多少不一,不高出皮面,以躯干、臀部为多。初为淡红色,逐渐变紫、变黑。瘀点可以不断增多扩大成瘀斑,可融合,可发生坏死。70%~80%患者会有瘀点、瘀斑,具有特征性诊断意义。瘀点涂片和血培养可以发现病原体。脑膜炎期患者除败血症期已有临床表现(全身感染中毒症状和皮肤瘀点、瘀斑),突出表现是颅内压升高和脑膜刺激征,头痛、呕吐、烦躁不安、抽搐,婴儿前囟突起。患者脑脊液呈化脓性改变,脑脊液中可以分离到病原体。

流行性脑脊髓膜炎并发症有肺炎、泌尿系统感染、瘀斑坏死并继发感染、脑积水、脑室膜炎、硬脑膜下积液等,恢复期可并发浆液性关节炎等。

【流行病学】

患儿和带菌者是本病的传染源,后者对传播过程更为重要。通过呼吸道飞沫传播。病原菌存在于患儿及带菌者的鼻咽分泌物中。发病高峰年龄为 6~24 个月,主要于冬春季流行,高峰季节为 2~4 月,可呈散发或流行。

【病史要点】

1. 当地流行情况,接触史,预防接种史。

2. 起病急缓,病情进展情况。发热、精神萎靡、面色差及其他感染中毒症状,颅内高压症状(头痛的性质、程度和部位;呕吐次数、性质及呕吐物内容,有无呕吐诱因),意识改变的时间及表现形式,有无惊厥及其发生情况。特别注意有无瘀斑、瘀点及进展。

3. 婴幼儿应注意精神萎靡或烦躁,有无尖叫、拒食。

【体检要点】

1. 精神、意识、体温、心率、呼吸情况。

2. 周围循环情况(面色、有无大理石样花纹、甲床色泽及肢端温度),血压及脉压,呼吸节律、频率、深浅。

3. 流行季节的发热患儿无论有无明确头痛、呕吐,都应常规查找有无瘀斑、瘀点及其分布、数量、大小、形态、颜色,有无融合、坏死。

4. 脑膜刺激征,病理征,深、浅反射改变。瞳孔、眼底、眼球活动变化。四肢肌张力及肌力等情况。婴幼儿注意前囟突出及紧张度,颅缝有无增宽。

【辅助检查】

1. **血常规检查** 白细胞总数及中性粒细胞明显增高。

2. **脑脊液检查**　呈化脓性脑膜炎改变。

3. **皮肤瘀点涂片**　取新鲜皮肤瘀点涂片找脑膜炎双球菌,阳性率为 50%~80%。

4. **细菌培养**　血培养、脑脊液培养、咽拭子培养可为阳性。

【诊断要点及鉴别诊断】

1. **诊断要点**

(1)在流行季节,起病急骤,出现高热、头痛、呕吐、皮肤瘀斑、瘀点、脑膜刺激征阳性的患儿,可临床诊断。

(2)临床分型

1)普通型:有发热、神萎、食欲缺乏等感染中毒症状、皮肤瘀点或瘀斑及化脓性脑膜炎的常见症状、体征。周围循环好,无休克存在,临床疗效及恢复均佳。90% 以上为此型。

2)暴发型:病情凶险,发展迅速,常在 24 小时内演变至危险阶段甚至死亡。①休克型:严重的感染性休克和皮肤大量的或迅速增多、融合、坏死的瘀斑为本型特征。常导致 DIC 发生,而颅内感染表现(颅内压增高及脑膜刺激征)可不明显。②脑膜脑炎型:严重脑水肿及颅内高压,易发生脑疝,引起呼吸衰竭。皮肤瘀点可多可少、可有可无。③混合型:兼有上述二型特点,病死率高。

2. **鉴别诊断**　需与特发性血小板减少性紫癜、过敏性紫癜及其他化脓性脑膜炎鉴别。

【病情观察及随访要点】

注意感染中毒症状的消长及变化外,重症患者应建立特别护理记录,及时记录病情变化、生命体征及主要抢救措施,并密切观察。

1. **感染性休克的发展与控制**　随时掌握面色、皮肤色泽、肢端循环、血压、脉搏、心率、呼吸的变化,根据失水与代谢性酸中毒的程度及纠正情况,及时调整、定时总结补液的成分、量及速度。补液后注意尿量及心、肺、肝脏体征变化,及时防止心力衰竭、肺水肿等多脏器功能衰竭的发生。

2. **出血倾向**　皮肤瘀斑和瘀点显著增多、融合坏死预示病情进展,应密切观察。及时进行凝血功能检查。重症应注意有无呕血、便血或隐匿性胃肠道出血及其他部位出血,并应进行有关 DIC 的实验室检查。

3. 密切注意脑水肿、颅内高压的发展,仔细观察有无呼吸衰竭及瞳孔改变、意识障碍加深、惊厥加重、血压增高等脑疝征兆。

4. 急性期患者注意并发肺炎、泌尿系统感染、瘀斑坏死并继发感染。

5. 恢复期患者注意脑积水、脑室膜炎、硬脑膜下积液的发生;有无浆液性关节炎发生。

【治疗】

1. **抗菌治疗**　青霉素为首选药物,20 万 ~40 万 U/(kg·d),疗程 5~7 天;也可用头孢噻肟钠、头孢曲松钠或头孢他啶等;对青霉素、头孢菌素过敏者,选用氯霉素。

2. **对症治疗**　高热者使用药物或物理降温;降低颅内压;严重烦躁或惊厥者选用适当镇静剂;呼吸衰竭者应保持呼吸道通畅及给氧。

3. 抗休克治疗。

4. 抗脑水肿治疗。

5. **抗凝治疗**　用于瘀斑、瘀点在短期内明显增多或有融合趋势、经抗休克治疗微循环改善不明显者。常用肝素 0.5~1mg/kg 加入葡萄糖液中缓慢静脉滴注。

【预防】

1. 隔离传染源 1 周。密切接触者应给予磺胺类药物至少 3 天,并密切观察 1 周。

2. 房间应通风、消毒。流行期间,儿童应避免去公共场所或参加集体活动。

3. 流脑疫苗对易感儿童有良好免疫效果。

【转诊指征】

一旦疑诊,立即转诊。

【常见临床问题及沟通要点】

1. 本病起病急,进展迅速,早期诊治疗对于改善预后极为重要。

2. 抗菌治疗首选青霉素,疗程 5~7 天。同时需积极抗脑水肿等对症治疗。

3. 若为普通型流脑预后良好,一旦发生暴发型流脑或有脑积水、脑室膜炎、硬脑膜下积液等并发症则预后不良,可能遗留神经系统后遗症,甚至死亡。婴儿病情重,预后较差。

4. 接种流脑疫苗对降低发病率至关重要。

(许红梅 刘泉波)

第二节 肠道感染性疾病

学习目标

1. **掌握** 各类不同病原感染性腹泻的临床表现及并发症。
2. **掌握** 感染性腹泻的诊断思路、治疗要点和转诊指征。
3. **熟悉** 感染性腹泻的常见病原及流行特征。
4. **熟悉** 感染性腹泻的实验室检查。

一、病毒性肠炎

引起感染性腹泻的各种病原中以病毒最为常见,寒冷季节的婴幼儿腹泻 80% 由病毒感染引起。病毒性肠炎的发病机制以渗透性腹泻为主。各种病毒肠炎的临床特点有相似性,主要为腹泻、呕吐、发热及脱水,腹泻次数可达十余次至数十次,大便外观稀薄水样,蛋花样或黄绿色,偶有黏液,无脓血,镜检无白细胞或少许白细胞。由于大便含水分多,容易导致不同程度脱水。全身感染中毒症状包括发热或体温不升、精神烦躁或萎靡、嗜睡、面色苍白、意识模糊,甚至昏迷、休克。可伴有多脏器功能受累。病程自限性,大多 1 周可自愈。

轮状病毒肠炎是婴幼儿急性腹泻最常见的,全年呈散发或小流行,高峰为秋冬季节,多发生在 6~24 个月的婴幼儿。患儿经粪 - 口传播,也可通过气溶胶形式经呼吸道感染而致病。可侵犯多个脏器,如无热惊厥、脑炎、心肌炎、肺炎、肝胆损害等。诺如病毒肠炎为全年散发,发病季节为 9 月至次年 4 月。本病为自限性疾病,症状持续 12~72 小时。诺如病毒为 5 岁以下儿童急性腹泻的常见病原,仅次于轮状病毒,也是集体机构急性暴发性胃肠炎的首要致病原。腺病毒肠炎是由腺病毒中的 40、41 和 42 型引起,季节性不明显,常四季散发,平均病程一般 5~9 天。

其他病毒性肠炎：冠状病毒、星状病毒和杯状病毒均可引起肠炎，甚至暴发流行，但发病率不高。

【流行病学】

1. **传染源**　患者和隐性感染者均为传染源。

2. **传播途径**　传播方式多样，可经粪 - 口途径，也可经呼吸道和接触传播。

3. **易感人群**　主要感染 6 个月至 2 岁的婴幼儿，但也可导致年长儿甚至成人感染。

【病史要点】

1. 询问家庭及所在幼托机构有无类似发病。

2. 发热（热度、热程）、食欲、精神，有无烦躁不安、意识障碍等。

3. **消化系统症状**　大便性状、量、次数，是否含有黏液、脓血，呕吐次数及内容物，有无腹痛。

4. **脱水表现**　尿量、口渴、喜饮等。

5. 呼吸道症状。

6. 是否接种轮状病毒疫苗。

【体检要点】

1. **一般情况**　体温、面色、神志、脱水程度，有无周围循环衰竭表现（皮肤发绀、脉搏细速、血压下降）。

2. **电解质紊乱的表现**　如肌肉麻痹，反射消失，腹胀，心音低钝，心动过速，心律不齐或神经肌肉兴奋性增高的表现等。

3. **代谢性酸中毒表现**　精神萎靡、嗜睡、口唇樱红、呼吸深大等。

4. **肠道外并发症**　心肌炎、肺炎、肝脏损害、皮疹、脑炎等体征。

【辅助检查】

1. 大便常规。

2. 病原学检测，如轮状病毒抗原、诺如病毒抗原、肠腺病毒抗原或核酸检测等。

3. 乳糖不耐受试验。

4. 血常规检查（注意呕吐可致外周血白细胞增高，需与细菌感染鉴别）。

5. 血电解质、血气分析。

6. 疑诊其他脏器受累时可做心电图、脑脊液、肝肾功等检查。

【诊断要点及鉴别诊断】

可根据临床表现、大便性状及流行病学作出临床诊断。同时必须判定有无脱水（程度和性质）、电解质紊乱和酸碱失衡。

病毒性肠炎大便检查无或偶见少量白细胞，应与产毒性大肠埃希菌肠炎、症状性腹泻、导致小肠消化吸收功能障碍的各种疾病（如双糖酶缺乏、失氯性腹泻、原发性胆酸吸收不良、食物过敏性腹泻等）鉴别。呕吐、腹痛剧烈的患儿注意和外科急腹症（如肠套叠、肠梗阻）鉴别。

【病情观察及随访要点】

1. 发热、精神、食欲等全身症状。

2. **胃肠道症状**　吐泻次数、性状。

3. **脱水表现**　尿量、眼泪、皮肤弹性、四肢循环等。

4. 存在电解质紊乱和酸碱失衡的患儿,症状纠正情况。

5. 器官受损相关症状和体征(心肌炎、脑炎等)。

【治疗原则】

1. 调整饮食。

2. 预防和纠正脱水。

3. 微生态疗法。

4. 肠黏膜保护剂。

5. 补充锌剂。

【预防】

1. 接种轮状病毒疫苗。

2. 加强宣教,讲究个人卫生,注意手卫生。

3. 提倡母乳喂养。

【转诊指征】

1. 腹泻剧烈者。

2. 呕吐剧烈者。

3. 中度及以上脱水。

4. 出现腹胀、肠鸣音弱者。

5. 精神差、面色差。

6. 疑诊并发心肌炎者。

7. 抽搐、烦躁等疑诊并发脑炎者。

【常见临床问题及沟通要点】

1. 病毒性肠炎的传播方式可以是经口摄入被病毒污染的食物,也可以经接触传播及呼吸道传播。

2. 病毒性肠炎无特效抗病毒治疗药物,一般 1 周左右自愈,液体疗法维持水电解质及酸碱平衡至关重要。

3. 母乳喂养的孩子一般不需要停母乳,如果存在继发性乳糖不耐受,可以添加乳糖酶。

二、细菌性痢疾

细菌性痢疾(简称菌痢)是由志贺菌(又称痢疾杆菌)引起的肠道传染病。主要临床表现为发热、腹痛、腹泻、里急后重及黏液脓血便,严重者有感染性休克和 / 或中毒性脑病。临床表现轻重悬殊,轻者能自愈,重者可导致死亡。全年均有发生,夏季为高峰季节。各年龄组儿童均易感,多见于 3 岁以上儿童。细菌性痢疾分为急性(包括轻型、普通型、中毒型)、慢性菌痢。中毒型菌痢(毒痢)起病急骤、发展迅速,极为凶险,主要发生在 2~7 岁儿童,根据其临床表现可分为休克型、脑型和混合型,早期诊断、及时准确治疗可明显降低病死率。近年来发病已大幅度减少。

【流行病学】

1. **传染源**　患者和隐性感染者均为传染源。

2. **传播途径**　主要经粪 - 口途径传播,多是进食了被细菌污染的食物而感染。

3. **易感人群**　3 岁以上多见,中毒型菌痢好发于 2~7 岁。

【治疗原则】

嗜肝病毒治疗以对症治疗为主。包括休息,合理营养,辅以护肝降酶及利肝退黄药物。避免激烈运动、过劳及使用肝损伤药物。重症型肝炎患儿应卧床休息、加强护理,密切监测病情变化,采取综合措施防止病情进一步恶化,必要时肝移植。

对于具有抗病毒指征的患儿,要积极进行抗病毒治疗。

【预防】

1. 隔离甲型肝炎及戊型肝炎患儿。

2. **阻断传播途径** 加强宣教,养成饭前、便后洗手习惯,餐具严格消毒,加强水源、饮食和粪便管理。加强血液及血液制品等管理,阻断血液传播。

3. **保护易感者**

(1)被动免疫:人血丙种球蛋白对甲型肝炎接触者有一定作用,主要适用于密切接触易感者,在暴露后 2 周内接种,越早越好,剂量为 0.02~0.05ml/kg。对于 HBV-DNA ≥ 2×10^5IU/L 的乙肝孕妇,在妊娠 24~28 周口服抗病毒药物阻断母婴传播,HBV 阳性孕妇生产新生儿应在出生 12 小时内尽早完成乙型肝炎疫苗和 100IU 乙肝免疫球蛋白(HBIG)联合免疫并坚持全程接种乙肝疫苗。所生早产儿或低出生体重儿,若生命体征稳定则在出生 12 小时内尽早完成联合免疫,满 1 月龄后,再按 0-1-6 月程序接种 3 针疫苗;若生命体征不稳定,应在生命体征平稳后尽早接种第 1 针疫苗。发生 HBV 职业暴露的个体应在暴露后 48 小时内肌内注射乙肝免疫球蛋白,推荐使用 2 剂。

(2)主动免疫:甲型肝炎减毒活疫苗接种对象为 18 月龄以上儿童。乙肝疫苗应全程接种(出生后 0、1、6 月龄),对于全程无应答则可再次接种 3 针,仍无应答者可接种 1 剂 60μg 重组酵母疫苗。免疫成功后如 HBsAb 水平下降(≤ 10MIU/L)或消失应予以单剂疫苗接种加强免疫。

【转诊指征】

有临床表现者,需要转诊至上级医院治疗。

【常见临床问题及沟通要点】

临床上需要同患儿及家长沟通疾病的临床进程,急性肝炎多为自限性,重者肝炎病死率较高,部分需要肝移植。慢性乙型肝炎、丙型肝炎,少数可发展为肝硬化、肝细胞癌,需定期随访。

(张祯祯 陈 娟)

第六节 流行性乙型脑炎

学习目标

1. 掌握 流行性乙型脑炎的临床表现。
2. 熟悉 流行性乙型脑炎的实验室检查。
3. 熟悉 流行性乙型脑炎的治疗方法。
4. 熟悉 流行性乙型脑炎的随访及预防措施。

流行性乙型脑炎(epidemic encephalitis B)简称乙脑,是乙脑病毒引起的以中枢神经系统损害为主的急性传染病。本病潜伏期为 4~21 天,多为 10~14 天,病程可分为初期、极期、恢复期和后遗症期。乙脑初期多为急起高热,伴有头痛、呕吐、烦躁、嗜睡等神经系统症状,可有颅高压表现。随着疾病进展至极期,患儿体温升高至 40℃ 以上,全身症状加重,出现明显神经系统症状及体征。意识障碍加重,逐渐转入昏迷,并出现惊厥发作。重症者反复惊厥发作,出现肢体强直瘫痪、深浅反射消失,甚至发生脑疝或中枢性呼吸衰竭。极期通常持续 4~10 天后转入恢复期,患儿体温下降至正常,神经系统症状和体征逐渐改善或消失,5%~20% 患者神经系统症状超 6 个月仍不能恢复,遗留神经系统后遗症。近年来,我国广泛接种乙脑疫苗后,患儿发病率及病死率均有明显下降。

【流行病学】

乙脑为自然疫源性疾病。猪是本病的主要传染源,人是病毒的终末宿主,蚊虫是本病的传播媒介。三代喙库蚊是主要的传播媒介。人群普遍易感,且以 10 岁以下儿童发病率最高。感染后具有持久免疫力。本病流行具有明显季节性,以蚊虫繁殖、活动猖獗的 7、8、9 月份发病最集中。

【病史要点】

1. **流行病学** 询问当地有无乙脑流行,有无接触蚊虫机会,有无乙脑预防接种史。

2. **临床表现** 询问起病缓急、体温高低及热型。头痛、呕吐、意识障碍出现的时间、特点、程度及变化。惊厥的发生时间,发作情况,与热程的关系。

【体检要点】

判断意识障碍程度,检查脑膜刺激征、病理反射征;婴幼儿应注意前囟饱满及紧张度;注意眼球活动与瞳孔变化,是否有球结膜水肿,注意呼吸节律是否变化;腹壁反射、提睾反射、膝反射是否减弱、消失或亢进,肌张力高低。

【辅助检查】

1. **血常规检查** 白细胞总数达 $(10~20) \times 10^9/L$,分类以中性粒细胞为主。

2. **脑脊液常规及生化检查** 符合病毒性脑炎改变。

3. **脑电图和影像学检查**

4. **病原学检查** ①血清及脑脊液特异性 IgM 抗体检测;②血和脑脊液病毒分离阳性极低;③脑脊液病毒抗原和基因检测。

【诊断要点及鉴别诊断】

根据发病季节、流行病学资料,结合患儿发热、神经系统症状及体征需警惕本病;外周血白细胞和中性粒细胞明显增高、脑脊液改变及病原学检查可诊断该病。本病需要与其他病毒感染所致脑炎、化脓性脑膜炎、结核性脑膜脑炎相鉴别。

【病情观察及随访要点】

病程中需要密切观察体温、惊厥发作及呼吸情况。持续高热或体温骤升、骤降、弛张热或热程过长都预示病情严重或存在并发症。需仔细辨明并积极消除惊厥诱因(如高热、缺氧、脑水肿等)。注意有无缺氧,发绀,呼吸暂停、困难或呼吸快慢不均、深浅不齐等呼吸衰竭征象。密切随访有无意识障碍急剧加深,惊厥反复不止,瞳孔、呼吸、血压骤变等颅内高压和脑疝征象。注意肺炎、尿路感染、褥疮、口腔炎等并发症,以及水电解质紊乱的发生。恢复期应观察有无智力减退、精神异常、失语、失明、运动性障碍、自主神经系统功能障碍等神经、精神后遗症及恢复情况。

【治疗原则】

本病无特异性抗病毒药物,重点应做好极期患儿高热、惊厥和呼吸衰竭的处理。

1. **一般疗法** 注意患儿营养及热量补充,注意维持水电解质平衡。昏迷患儿可给予鼻饲,注意眼部、口腔、皮肤清洁护理。保持室内凉爽及安静。

2. **对症处理**

(1)降温:积极采用物理及药物降温等方法力争将体温控制在 38℃左右。高热伴抽搐的患儿可适当采用冬眠疗法以止惊降温。

(2)止惊:应早期(有惊厥先兆时)、适量(惊止,肌肉松弛即停),药物可选用安定、苯巴比妥、水合氯醛等镇静剂。

(3)降颅压。

(4)抢救呼吸衰竭。

(5)纠正循环衰竭。

(6)后遗症:加强生活护理及营养支持,积极康复训练。

【预防】

1. 患儿隔离至体温正常。

2. 开展爱国卫生运动,大力灭蚊、防蚊。

3. 接种乙脑减毒活疫苗,儿童于 8 月龄和 2 周岁各接种 1 次。

【转诊指征】

一旦疑诊,立即转诊。

【常见临床问题及沟通要点】

本病是较严重的中枢神经系统感染性疾病,进展较快,并发症及后遗症多,病死率较高。现尚无特异性治疗,以对症及支持治疗为主,虽经积极治疗仍无法阻断病情的发展,应与患儿家长深入沟通。密切观察,加强护理,防止并发症发生。

(张祯祯 陈 娟)

第七节 百 日 咳

> **学习目标**
>
> 1. 掌握 典型百日咳的临床表现、治疗。
> 2. 熟悉 百日咳病原、预防。

百日咳(pertussis,whooping cough)是由百日咳杆菌引起的急性呼吸道传染病。临床特征为阵发性痉挛性咳嗽、咳嗽终末伴有深长的"鸡鸣"样吸气回声,病程常迁延 2~3 个月。本病传染性强,多发生于儿童,婴儿及重症患者可并发肺炎、百日咳脑病、结核病恶化等。多见于 5 岁以下儿童,新生儿因缺乏先天被动免疫也可发病。

百日咳潜伏期一般为 7~14 天,典型百日咳临床表现过程可分为卡他期、痉挛性咳嗽期及恢复期。卡他期(7~10 天),为上呼吸道感染征象,如低热、喷嚏、流涕、眼结膜充血和轻微咳嗽。1 周左右其他症状逐渐缓解,但咳嗽逐渐加重。痉挛性咳嗽期(2~6 周或更长时间),阵发性痉挛性咳嗽、咳嗽终末伴有深长的"鸡鸣"样吸气,常伴有面红唇绀、张口伸舌、颈静脉显露,咳嗽剧烈时可有大小便失禁,咳嗽昼轻夜重。频繁痉挛性咳嗽可出现颜面水肿、眼结膜充血及面部压力性紫癜,严重者可有颅内出血。轻微刺激如进食、哭闹或受凉均可再次诱发痉挛性咳嗽。新生儿及小婴儿可无典型痉挛性咳嗽,表现为屏气、阵发性发绀窒息。恢复期(2~3 周)咳嗽逐渐减轻。并发症有肺炎(重者呼吸衰竭)、脑病、高淋巴细胞血症、肺动脉高压等。

【流行病学】

百日咳患者是唯一传染源,从潜伏期末 1~2 天至发病后 6 周内都有传染性,以病初 1~3 周传染性最强。非典型及轻症患者是重要传染源。百日咳通过飞沫经呼吸道传播,以家庭内传播较多见。人群对百日咳杆菌普遍易感,婴幼儿易感性最强。由于母体不能提供保护性抗体,6 个月以下婴儿发病率高,新生儿也可发病。冬春季高发,多为散发,可在机体儿童机构中流行。

【病史要点】

1. 百日咳患儿接触史,百白破疫苗接种史,有无异物吸入史。

2. 阵发性痉挛咳嗽出现时间、发作次数、程度、诱发因素及伴随症状(如咳吐、鸡鸣样回声),有无昼轻夜重的表现。

3. 询问有无发热、气急、缺氧表现,有无神志改变、惊厥等脑病的症状。

【体检要点】

1. 有无睑、面水肿,眼结合膜充血、出血,舌系带溃疡。

2. 气急、发绀等缺氧体征。

3. 肺部体征。

4. 精神、反应、意识等。

5. 前囟情况。

【辅助检查】

1. **血常规检查**　白细胞明显升高,可高达$(20~50) \times 10^9$/L,淋巴细胞为主。

2. **痰或咽拭子**　百日咳核酸检测。

3. **咳碟法或鼻咽拭子**　培养百日咳杆菌。

4. **X 线或 CT 检查**　明确有无肺部并发症及鉴别肺门淋巴结结核或支气管异物。

【诊断要点及鉴别诊断】

1. 诊断要点

(1)百日咳患者接触史,百白破疫苗接种史。

(2)典型的阵发性痉挛性咳嗽,阵咳末有高音调鸡鸣样吼声,昼轻夜重,婴儿以阵发性发绀、窒息、屏气为主要表现;一般无发热,可见舌系带溃疡。

(3)白细胞明显升高,淋巴细胞为主。

(4)排除可引起百日咳样痉挛性咳嗽的其他呼吸系统疾病。

2. 鉴别诊断　需与支气管淋巴结结核、支气管异物等相鉴别。

【病情观察及随访要点】

1. 观察痉挛性咳嗽发作频率及严重程度,注意由痉挛性咳嗽引起的缺氧、窒息、呕吐、出血(头面皮肤、眼结合膜、鼻出血)。

2. 并发肺炎者应注意气急、缺氧变化,随访肺、心体征,及早发现肺不张、肺气肿、纵隔气肿和皮下气肿。

3. 并发脑病者应监测意识障碍、惊厥的发展和脑水肿、呼吸衰竭的出现。

【治疗】

1. **一般治疗**　保持居室通风,避免各种诱发因素(寒冷、劳累、情绪激动、煤烟吸入),婴幼儿百日咳注意防治窒息、缺氧,必要时吸痰给氧。

2. **抗菌治疗**　首选大环内酯类抗菌药物,如红霉素 50mg/(kg·d)静脉注射,疗程 10~14 天,3 个月以内小婴儿避免使用。6 个月以内婴儿选择阿奇霉素口服;6 个月以上可给予阿奇霉素 5~10mg/kg,1 天 1 次,静脉注射。第一个疗程可连用 5 天,停 4 天后可再次给予阿奇霉素 5~10mg/kg,1 天 1 次,连用 3 天。

3. **对症处理**　服用祛痰药,拍背、雾化、吸痰进行呼吸道管理;为减少痉挛性咳嗽的发作,保证夜间睡眠,可适当镇静。

【预防】

1. **隔离患儿**　至病后 40 天或痉挛性咳嗽开始 30 天,密切接触的易感者观察 3 周。

2. **主动免疫**　接种百白破混合疫苗是有效的预防措施。

3. **被动免疫**　密切接触者可注射百日咳高效价免疫血清或免疫球蛋白以减轻症状或不发病,但效果不肯定。

【转诊指征】

1. <3 个月百日咳患儿。

2. 确诊的百日咳患儿,白细胞显著升高,大于 20×10^9/L。

3. 有并发症的百日咳患儿,如重症肺炎、百日咳脑病等。

4. 有基础疾病的百日咳患儿,如免疫功能缺陷、结核感染、肿瘤性疾病等。

【常见临床问题及沟通要点】

1. 百日咳杆菌可释放多种毒素引起患儿持续痉挛性咳嗽,咳嗽时间长,同时百日咳杆菌毒素可抑制患儿免疫力,导致患儿免疫功能下降,容易继发呼吸道其他病原感染。

2. 治疗措施主要包括呼吸道管理、抗感染及并发症治疗等。

3. 大部分患儿预后良好。6 个月内婴儿(尤其是 3 个月内)病情常较重,可并发呼吸衰竭或其他重要器官功能衰竭危及生命。

(郑改焕)

第八节　败　血　症

学习目标

1. 掌握　败血症的临床表现、诊断及鉴别诊断、治疗原则。

2. 熟悉　合理使用抗菌药物及不同病原感染抗菌药物的选择。

败血症是指各种病原菌(致病菌和条件致病菌)侵入血液循环后繁殖与播散,释放毒素和代谢产物,并可诱导细胞因子引起严重毒血症和全身感染。致病原侵入的门户是人体的皮肤和黏膜屏障,常在该处引起不同程度的局部炎症反应,病原侵入血流引起败血症。发生败血症后,病情加重,常有高热、寒战、全身无力等感染中毒症状,可发生中毒性肝炎、心肌炎、脑病等,或迁徙性病灶,严重者可发生 ARDS、肾衰竭、感染性休克、DIC 及多器官功能衰竭。

【病史要点】

1. **原发局部炎症表现** 有无皮肤破溃及皮肤化脓性病灶;有无呼吸道、肠道或尿路感染表现。

2. **败血症相关表现** 有无高热(重症感染者可出现体温不升)、寒战、精神萎靡、烦躁不安、全身不适、食欲丧失等明显感染中毒症状;有无呕吐、腹泻、黄疸、肝脾大等消化系统症状;有无皮肤瘀点、红斑或其他皮疹;有无意识障碍、血压降低、尿量减少、面色苍白、皮肤大理石样花纹等感染性休克表现。

3. **迁徙性病灶表现** 随病原菌的种类与病情轻重而不同。肺、脑膜、关节、心包和皮下组织等都可成为好发部位。

【体检要点】

1. **一般情况** 精神状态(有无精神萎靡、烦躁不安),意识状态(有无嗜睡、昏睡、昏迷等意识改变),黄疸。

2. **心脏及周围循环异常体征** 是否心率明显增快(特别是安静状态下,与体温升高程度不匹配的心率明显增快)、心音低钝。

3. **肺部体征** 有无呼吸增快,肺部啰音、呼吸音低或不对称、语颤异常等。

4. **腹部查体** 有无肝脾大、腹胀、肠鸣音减弱等表现。

5. **皮肤** 有无皮肤破溃、皮肤化脓性病灶。

6. **周围循环异常体征** 有无血压异常(有无血压升高或降低)、皮肤大理石样花纹、肢端湿冷、毛细血管充盈时间延长等。

【实验室检查】

1. **血常规检查** 白细胞大多数明显升高,中性粒细胞多在 80% 以上,呈核左移。重症感染患儿可出现白细胞正常范围或下降,可同时出现血小板及血红蛋白下降,可能预后不良。

2. **细菌培养** 血培养是确诊败血症的重要检查,在使用抗菌药物之前应立即采集血标本。对于已经应用抗菌药物的患儿可在寒战和发热高峰后尽快从不同部位采集 2 套血培养。

3. CRP 升高。

4. PCT 明显升高。

5. **其他检查** X 线检查:有助于诊断金黄色葡萄球菌肺炎、化脓性骨髓炎、化脓性关节炎等。B 超检查:有助于了解腹腔及内脏的脓肿或积液、胸腔积液等。CT 与 MRI 检查:必要时做,可补充 B 超检查的不足。

【诊断要点及鉴别诊断】

1. 诊断要点

(1)有明显原发化脓病灶及较为典型的败血症症状时,如血培养阳性者可确诊。

(2)有高热、精神萎靡、呕吐、腹胀、皮肤及黏膜瘀点、黄疸、肝脾大,以及发病前的皮肤或伤口感染；吸道系统感染或泌尿系统感染，都是诊断败血症的重要线索。

（3）病因不明的持续发热，一般情况差，病情迁延的患儿，应深入细致检查有无隐藏的感染灶。

（4）外周血白细胞明显升高，中性粒细胞升高，或外周血白细胞正常或降低，血小板及血红蛋白降低，CRP 及 PCT 升高等，有助于诊断。

（5）有败血症可疑迹象时，应及时做血培养检查，及时经验治疗。

2. 鉴别诊断　应注意与仅有局部感染（尤其是严重感染）相鉴别，如胃肠道感染、中毒型菌痢、伤寒、粟粒性结核、脑炎和隐性局部感染灶等。还应与结缔组织或血液系统恶性疾病相鉴别。

【治疗原则】

败血症治疗的关键在于彻底清除原发病灶和迁徙性损害；合理使用有效抗菌药物；及早发现新的迁徙性病灶，随时予以彻底清除，加强支持疗法。

1. 一般治疗与对症治疗

（1）加强营养，补充足量维生素，加强护理，注意口腔卫生，病情严重者定时翻身，防治继发性肺炎和压疮等。维持水电解质平衡。

（2）高热者给予物理降温及退热处理，烦躁者给予镇静剂如苯巴比妥，应特别注意维持呼吸、心血管、肝、肾和中枢神经系统功能。保持呼吸道通畅与吸氧。

2. 并发症的防治

（1）积极防治感染性休克。

（2）原发严重及迁徙性化脓性炎症或脓肿：应及时有效引流。迁徙性严重或脓肿不能引流或引流不畅者，如金黄色葡萄球菌肺炎、肝脓肿、心包炎、化脓性脑膜炎等则应加强抗菌药物治疗。

（3）基础疾病治疗：如糖尿病、白血病和恶性肿瘤、免疫功能缺陷、营养不良、结缔组织病等。

3. 合理应用抗菌药物

（1）一旦怀疑败血症，必须立即进行抗菌药物治疗，用药前需先做血培养。

（2）合理选用抗菌药物，对于危及生命的严重感染可抗菌药物联合应用。

【病情观察及随访要点】

1. 临床表现　①感染中毒症状；②中毒性心肌炎、肝炎、脑病、肠麻痹、肾衰竭表现；③感染性休克表现；④ ARDS 表现；⑤原发感染病灶及迁徙性病灶。如体温、精神状态是抗感染治疗效果的重要指标。

2. 炎症指标　如外周血象恢复，CRP、PCT 下降提示治疗有效。

3. 检测血培养　经抗感染治疗后连续 3 天血培养阴性，提示治疗有效。

【预防】

原发局部炎症的及时抗菌治疗、及早清除，严禁挤压以防止细菌扩散。对于创伤早做适当处理。控制院内感染，侵入性操作必须严格遵守无菌原则。免疫功能低下、肿瘤患儿如有细菌性感染，需积极控制，避免感染加重扩散。

【转诊指征】

一旦疑诊，立即转诊。

【常见临床问题及沟通要点】

1. 败血症为细菌入血引起的血源性感染,属于重症感染,其发病与患儿免疫屏障受破坏及免疫功能降低有关。

2. 进展快,部分迅速进展出现感染性休克。早期诊断及抗感染治疗非常重要。

3. 主要为抗感染治疗,在有细菌培养及药敏结果之前,先经验性选用抗菌药物,其后可根据结果调整抗菌药物。

4. 大部分败血症经抗感染可控制痊愈,但部分病情不能有效控制,病情加重,出现感染性休克危及生命。治疗过程中细菌可能会随血液播散形成迁徙性化脓性病灶,如化脓性脑膜炎、腹腔脓肿、肺脓肿等,治疗较困难。

(郑改焕)

第九节　寄 生 虫 病

学习目标

1. 掌握　蛔虫病及蛲虫病的临床表现和并发症、诊断和鉴别诊断、治疗及预防。
2. 了解　蛔虫病及蛲虫病流行病学。

一、蛔虫病

蛔虫病(ascariasis)是儿童最常见的寄生虫病。蛔虫是寄生于人体肠道最大的线虫,雌雄异体,雌虫排出的虫卵随粪便排出污染环境。蛔虫致病的主要机制:①成虫致病,寄生于肠道与人体掠夺营养,损伤肠黏膜,虫体骚动、打结,虫体移位等,引起营养不良、腹痛、机械性肠梗阻、胆道蛔虫等表现;②幼虫致病,引起幼虫移行症;③变态反应,成虫代谢产物及虫体死亡释放的变应原引起 IgE 介导的变态反应,如皮肤瘙痒、荨麻疹。

【流行病学】

1. **传染源**　蛔虫感染者和蛔虫病患者。
2. **传播途径**　经口吞入虫卵是人体感染的主要途径。
3. **易感人群**　人群普遍易感。

【病史要点】

1. 有无不良生活卫生习惯,如饮生水,生吃泡菜和凉拌蔬菜、不洁瓜果,饭前不洗手、咬手的习惯。

2. 有无吐虫、排虫史。

3. 有无反复出现皮肤瘙痒、荨麻疹等过敏反应。

4. 有无反复脐周痛或睡眠不安表现。

5. 有无食欲差,恶心、呕吐,生长发育落后,异食癖等症状。

6. 有无咳嗽、哮喘、咯血及发热等表现。

7. 有无肠梗阻表现,如腹痛、呕吐、腹胀、腹部条索状包块。

8. 有无胆道梗阻表现,如突然剧烈上腹绞痛伴呕吐。

9. 有无急性腹膜炎表现,如腹痛,恶心、呕吐,发热,腹膜刺激征。

【体检要点】

1. 生长发育、营养状况。

2. **腹部体征**　包括腹胀、压痛部位、条索感包块、腹膜刺激征等。

3. 肝区叩痛。

【辅助检查】

1. 大便直接涂片或浓集法涂片找蛔虫卵。

2. **血常规检查**　幼虫移行症时外周血嗜酸粒细胞升高(轻度升高),血清 IgE 高。

3. **X 线检查**　有无肠梗阻、肠穿孔征象。

4. **腹部 B 超检查**　有无条索状包块、胆道扩张、肝脓肿征象。

【诊断要点及鉴别诊断】

1. **肠蛔虫病**　常见表现为反复脐周痛或睡眠不安,而无压痛及肌紧张。部分有食欲差,恶心、呕吐,生长发育落后,异食癖等症状。结合有吐虫、排虫史,不良生活卫生习惯,大便涂片找到蛔虫卵,可确诊。该病需与慢性胃炎、消化性溃疡等鉴别。

2. **幼虫移行症**　在吞食大量虫卵后 7~9 天出现下列症状:低热、乏力;咳嗽,甚至哮喘样发作,痰中带血丝,肺部有一过性斑片状阴影。可有荨麻疹,持续 7~10 天逐渐好转。外周血嗜酸粒细胞升高,血清 IgE 高。应与其他肺炎鉴别。

3. **胆道蛔虫**　蛔虫钻入胆道引起胆道梗阻,表现为突然剑突下或右上腹剧烈疼痛,可伴恶心、呕吐,有时可吐虫。局部体征不明显或轻微(轻压痛和轻微肌紧张)。可引起胆道感染,甚至引起肝脓肿。需与其他胆道感染鉴别。

4. **蛔虫性肠梗阻**　多为不全性梗阻,腹痛、呕吐、腹胀、肠型及蠕动波,腹部可触及条索状包块为本病特征。少数可发生肠坏死、肠穿孔。需与其他肠梗阻如肠套叠鉴别。

5. **蛔虫性腹膜炎**　发热,腹痛,恶心、呕吐,腹部压痛,肌紧张,反跳痛。

【病情观察及随访要点】

1. 驱虫后临床症状和体征改善情况。

2. 观察药物副作用和治疗效果。

3. 驱虫 2 周后复查大便常规 3 次,如无虫卵可认为初步治愈。

【治疗】

1. 驱蛔虫药

(1)苯咪唑类:①阿苯达唑:12 岁以下,200mg 单次顿服;12 岁以上,400mg 单次顿服。②甲苯咪唑:200mg/d,连服 3 天,顿服。2 岁以下患儿服用应权衡利弊。

(2)噻嘧啶:10mg/kg,顿服。

(3)哌嗪:每次 75mg/(kg·d),每天剂量不超过 3g,顿服,连服 2 天。

2. **幼虫移行症的治疗**　症状明显者可用泼尼松 3~5 天,同时驱虫治疗。

3. **胆道蛔虫病治疗**　原则为解痉止痛,早期驱虫和抗感染。并发急性化脓性胆管炎、肝脓肿和出血坏死性胰腺炎者需外科治疗。

4. **蛔虫性肠梗阻治疗**　应禁食,胃肠减压,解痉止痛,纠正失水及酸中毒。腹痛缓解后驱虫。并发肠坏死、穿孔、腹膜炎及完全性肠梗阻者应及时手术。

【预防】

1. 注意卫生,饭前便后洗手,不吃生的或未清洁的蔬菜、瓜果。

2. 粪便无害化处理。

3. 蛔虫患者普查普治。

【转诊指征】

1. 有肠梗阻表现。

2. 疑诊胆道蛔虫者。

3. 有腹膜炎表现。

【常见临床问题及沟通要点】

1. 粪便找到蛔虫卵可诊断,但阳性率不高,阴性不能除外。

2. 国内儿童蛔虫感染率有明显下降,农村高于城市。

3. 在蛔虫性肠梗阻、胆道蛔虫时,宜使用麻痹虫体的驱虫药。

二、蛲虫病

【概述】

蛲虫病是指蛲虫寄生在肠道(盲肠、结肠和直肠)所致疾病,临床特征为肛周、会阴部瘙痒,为雌虫移动到肛门外产卵而引起,可有遗尿、睡眠障碍等其他表现。

【流行病学】

1. **传染源** 患者为主要传染源。

2. **传播途径** 经粪 - 口传播。即用手搔抓肛门、虫卵污染手指,经口而入引起自身感染;或者接触被虫卵污染的玩具、衣裤、被褥等物品,虫卵进入口腔或吸入而感染。

3. **易感人群** 普遍易感。

【病史要点】

1. 生活卫生习惯(有无吸吮手指、饭前便后不洗手的习惯),有无蛲虫患者接触史。

2. 有无夜间肛门、外阴瘙痒、灼痛感。

3. 有无食欲差、腹痛、腹泻症状。

4. 有无遗尿、睡眠障碍等。

【体检要点】

1. 注意营养状态是否正常。

2. 有无外阴炎、阴道炎、肛周皮炎表现。

【辅助检查】

1. **寻找成虫** 夜间患儿入睡 2 小时后,观察肛门有无白色细小线状虫体(连续观察 3~5 天)。

2. **肛门外虫卵检查法** 用肛门拭纸(胶玻纸或棉签涂 50% 甘油、生理盐水)采集肛周虫卵镜检。

【诊断要点及鉴别诊断】

1. 有生活卫生习惯不良史。

2. 有肛周、外阴瘙痒,睡眠不安,外阴发红或皮疹。外阴炎、尿道炎、阴道炎等患儿肛周找到成虫或虫卵。

3. 需与其他原因引起的外阴炎、阴道炎鉴别。

【病情观察及随访要点】

1. 观察服药效果,注意排虫数量。

2. 随访驱虫后症状改善情况。

3. 驱虫后 2 周,反复夜间检查虫体和肛门刮片寻找虫卵,连续 5 次阴性即为痊愈。

【治疗】

1. 驱虫药物

(1)阿苯达唑:100mg,单次顿服。

(2)哌嗪:100mg/kg,每天一次,连服 2 天,最大剂量 3.0g/d。

2. 局部处理

(1)肛门周围涂搽苯酚软膏和其他止痒霜,每天 2~3 次,有止痒作用。

(2)便后洗涤外阴,之后涂 2% 氯化氨基汞软膏或蛲虫膏。

【预防】

1. 注意个人卫生,饭前便后洗手,勤换被褥及内衣裤并煮沸消毒。

2. 普查普治。

【转诊指征】

绝大多数不需要转诊。若局部因搔抓而发生感染者,必要时可转诊。

【常见临床问题及沟通要点】

1. 因存在反复外源性感染及自身重复感染,在首次驱虫 2 周后,可重复治疗 1~2 个疗程。

2. 寻找成虫是简单有效的诊断方法,也是评估疗效的方法:夜间孩子入睡 2 小时后,观察肛门有无白色细小线状虫体(连续观察 3~5 天)。

(杨 勇)

第十节 免疫规划

学习目标

1. 掌握 儿童免疫规划主要内容。儿童疫苗接种禁忌。
2. 熟悉 计划免疫程序。预防接种一般反应及处理。

免疫规划是指根据国家传染病防治规划,使用有效疫苗对易感人群进行预防接种所制定的规划、计划和策略。按照国家或者省、自治区、直辖市确定的疫苗品种、免疫程序或者接种方案,在人群中有计划地进行预防接种,以预防和控制特定传染病的发生和流行。免疫规划其内涵和外延比计划免疫更宽泛,一方面要不断将安全有效的疫苗纳入国家免疫规划,另一方面要扩大预防接种的收益人群。因此,免疫规划是对儿童计划免疫的完善与发展,有利于更好地控制我国疫苗可预防的传染病。

预防接种则指利用人工制备的抗原或抗体,通过适宜的途径接种于机体,使个体和群体产生对某种传染病特异性的自动免疫或被动免疫。预防接种是免疫规划的核心,是免疫规划工作的重要组成部分。1978 年我国制定了《全国计划免疫工作条例》,为普及儿童免疫纳入国家卫生计划。其主要内容为"四苗防六病",即对 7 周岁及以下儿童进行卡介苗、口服脊髓灰质炎病毒活疫苗、百白破混合疫苗和麻疹疫苗的基础免疫以及及时加强免疫接种,使儿童获得对结核、脊髓灰质炎、百日咳、白喉、破伤风和麻疹的免疫。随着免疫规划工作不断发展,纳入国家免疫规划的疫苗逐步增加,2007 年在《政府工作报告》中提出扩大国家免疫规划范围,将甲型病毒性肝炎、流脑等 15 种可以通过接种疫苗有效预防的传染病的预防接种纳入国家免疫规划,对儿童实行免费免疫。

【儿童免疫程序】

免疫程序是指应接种疫苗的先后顺序及要求,我国现行的儿童免疫程序是国家卫健委于 2021 年 2 月 23 日颁布的《国家免疫规划疫苗儿童免疫程序及说明(2021 版)》,见表 6-2。

【计划免疫外疫苗】

除计划免疫使用的第一类疫苗以外,还有一些自愿接种的其他自费疫苗,这些疫苗统称为"第二类疫苗",也称"计划免疫外疫苗"。

1. **7 价肺炎球菌结合疫苗** 用于预防由本疫苗包括的 7 种血清型肺炎球菌引起的感染性疾病,适用于 3 月龄至 2 岁婴幼儿和未接种过本疫苗的 2~5 岁儿童。常规推荐 3~5 月龄进行基础免疫,12~15 月龄加强免疫。也可根据儿童不同首次接种月龄确定接种程序。有严重过敏史或对白喉类毒素过敏者禁用。

2. **23 价肺炎球菌多糖疫苗** 用于预防肺炎球菌性肺炎和本疫苗包含的 23 种血清型引起的系统性肺炎球菌感染,适用于 2 岁以上高危人群。

3. **流行性感冒疫苗** 分为减毒活疫苗和灭活疫苗,接种后半年至 1 年有预防同型流感的作用。过敏体质,特别是对鸡蛋过敏的儿童,以及患有先天性疾病和正患感冒或急性疾病的儿童不适宜接种流感疫苗。在流感流行高峰前 1~2 个月接种,能更有效发挥疫苗的保护作用。

4. **B 型流感嗜血杆菌疫苗** 用于预防由 B 型流感嗜血杆菌感染引起的多种侵袭性疾病,如脑膜炎、肺炎、败血症、蜂窝织炎等,适用于 2 个月以上儿童,根据儿童不同首次接种月龄确定接种程序。

5. **轮状病毒疫苗** 可刺激机体产生对 A 群轮状病毒的免疫力,用于预防婴幼儿 A 群轮状病毒引起的腹泻,适用于 6 个月至 5 岁婴幼儿。

6. **水痘疫苗** 接种水痘疫苗是预防水痘的有效手段。推荐 2 岁开始接种,1~12 岁接种 1 剂量,13 岁及以上儿童、青少年和成人接种 2 剂量,间隔 6~10 周。

7. **脊髓灰质炎疫苗** 脊髓灰质炎疫苗分为口服脊髓灰质炎病毒活疫苗(OPV)和灭活脊髓灰质炎病毒疫苗(IPV)。灭活脊髓灰质炎病毒疫苗共 4 针,95% 以上的人可以产生有效的抗体保护,安全性高,无疫苗相关性麻痹型脊髓灰质炎病例,免疫效果稳定、高效、持久。可以在免疫缺陷症或正在接受免疫抑制剂的患儿中使用。

8. **吸附无细胞百白破、灭活脊髓灰质炎和 B 型流感嗜血杆菌联合疫苗** 简称五联疫苗,可同时预防白喉、破伤风、百日咳、脊髓灰质炎和 B 型流感嗜血杆菌感染五种疾病。在儿童 2、3、4 或 3、4、5 月龄分别进行 3 针基础免疫,在 18 月龄再注射 1 针加强免疫。

9. **肠道病毒 71 型灭活疫苗** 用于预防肠道病毒 71 型感染所致的手足口病,是唯一可

表 6-2 国家免疫规划儿童免疫程序表（2021 版）

可预防疾病	疫苗种类	英文缩写	接种途径	剂量	接种年龄														
					出生时	1月	2月	3月	4月	5月	6月	8月	9月	18月	2岁	3岁	4岁	5岁	6岁
乙型病毒性肝炎	乙肝疫苗	HepB	肌内注射	10或20μg	1	2					3								
结核病	卡介苗	BCG	皮内注射	0.1ml	1														
脊髓灰质炎	脊灰灭活疫苗	IPV	肌内注射	0.5ml			1	2											
	脊灰减毒活疫苗	bOPV	口服	1粒或2滴					3								4		
百日咳、白喉、破伤风	百白破疫苗	DTaP	肌内注射	0.5ml				1	2	3				4					
	白破疫苗	DT	肌内注射	0.5ml															5
麻疹、风疹、流行性腮腺炎	麻腮风疫苗	MMR	皮下注射	0.5ml								1		2					
流行性乙型脑炎	乙脑减毒活疫苗	JE-L	皮下注射	0.5ml								1			2				
	乙脑灭活疫苗	JE-I	肌内注射	0.5ml								1、2			3		4		
流行性脑脊髓膜炎	A群流脑多糖疫苗	MPSV-A	皮下注射	0.5ml							1		2						
	A群C群流脑多糖疫苗	MPSV-AC	皮下注射	0.5ml												3			4
甲型病毒性肝炎	甲肝减毒活疫苗	HePA-L	皮下注射	0.5或1.0ml										1					
	甲肝灭活疫苗	HePA-I	肌内注射	0.5ml										1	2				

用于预防手足口病的疫苗。《肠道病毒 71 型灭活疫苗使用技术指南》中建议：疫苗接种对象为 ≥6 月龄易感儿童，越早接种越好；鼓励在 12 月龄前完成接种程序，以便尽早发挥保护作用。对于 5 岁以上儿童，不推荐接种。基础免疫 2 剂次，间隔 1 个月。已知对肠道病毒 71 型手足口病疫苗任何一种成分过敏者，发热、急性疾病期及慢性疾病急性发作者不得接种。

【疫苗接种注意事项】

1. 严格按照免疫程序的规定，掌握预防接种的剂量、次数、间隔时间和不同疫苗的联合免疫方案。

2. **正确掌握禁忌证** 每种预防接种制剂都有一定的接种对象，也有一定的禁忌证，WHO 规定具有以下情况者作为常规免疫的禁忌证：

(1)免疫缺陷、恶性疾病(肿瘤、白血病)及应用放射治疗或抗代谢药而使免疫功能受到抑制者，不能使用活疫苗。

(2)接种对象正在患有发热或明显全身不适的急性疾病，应推迟接种。

(3)以往接种疫苗有严重的不良反应者，不应继续接种。

(4)有神经系统疾病的患儿，如癫痫、婴儿痉挛等，不应接种含有百日咳抗原的疫苗。

其他如患严重的慢性疾病，如心脏病、肝脏病、肾脏病、活动性结核病、化脓性皮肤病或过敏性体质(如反复发作支气管哮喘、荨麻疹、血小板减少性紫癜等)等也属于疫苗接种的禁忌证。特殊禁忌证指适用于某种疫苗使用的禁忌证，更应严格掌握。

【预防接种的一般反应及其处理】

预防接种制剂对于人体来说是一种外来刺激，因此，有些制品在接种后一般会引起不同程度的局部反应和 / 或全身反应。

1. **局部反应** 一般在接种疫苗后 24 小时左右局部发生红、肿、热、痛等现象。红肿直径在 2.5cm 以下者为弱反应，2.6~5cm 为中等反应，≥5.0cm 者属强反应，有时可引起局部淋巴结肿、痛，对后者应进行热敷。

2. **全身反应** 主要表现为发热，接种疫苗后 8~24 小时体温 37.1~37.5℃为弱反应，37.6~38.5℃为中等反应，≥38.6℃为强反应。此外，还可有恶心、呕吐、腹痛、腹泻等症状，一般无须特殊处理。中等以上的反应是极少的。全身反应者可对症处理。少数人在接种后出现并发症，如晕厥、过敏性休克、变态反应性脑脊髓膜炎、过敏性皮炎、血管性水肿等。这些反应虽然发生率很低，但后果严重，如不及时抢救可危及生命。

（郑改焕　许红梅）

第七章

消化系统疾病

知识要点

√ 儿童消化系统不成熟,消化道疾病常见。

√ 胃炎以再发性腹痛为主;消化性溃疡表现为腹痛,少数伴呕血或黑便。

√ 腹泻病是儿童常见病,液体疗法是最主要措施。

√ 肠套叠是婴幼儿常见急腹症,为突发阵阵哭闹、呕吐和 / 或果酱样血便。

第一节　概　　述

学习目标

1. 掌握　小儿粪便特点。
2. 熟悉　小儿消化系统生理特点。
3. 了解　小儿消化系统解剖特点。

一、解剖和生理特点

1. **口腔**　新生儿及婴幼儿口腔黏膜娇嫩,血管丰富,但唾液腺发育不完善,唾液分泌少。早产儿吸吮能力较差。因口腔黏膜干燥,易受损伤和发生局部感染。足月新生儿出生时已具有较好的吸吮和吞咽功能,3~4 个月时唾液腺分泌开始增加,5~6 个月时明显增多,常不能及时吞咽所分泌的全部唾液,因此易发生生理性流涎。小婴儿唾液淀粉酶分泌不足,故 <3 个月不宜喂食淀粉类食物。

2. **食管**　新生儿和婴儿的食管呈漏斗状,黏膜纤弱、腺体缺乏、弹力组织及肌层尚不发达,食管下段括约肌发育不成熟。因此,易发生胃食管反流,出现溢乳或吐奶现象。

3. **胃**　婴儿的胃平滑肌发育尚未完善,胃呈水平位。独立行走后胃呈垂直位。由于贲门及胃底部肌张力低,幽门括约肌发育较好,但自主神经调节差。因此,小婴儿在进食后易使胃扩张;也易因幽门痉挛而出现呕吐。胃容量新生儿约为 30~60ml,1~3 个月时为 90~150ml,1 岁时为 250~300ml,5 岁时为 700~850ml,成人约为 2 000ml,年龄越小每天喂养的次数应越多。哺乳时胃内的乳汁已有部分进入十二指肠,故婴儿每次实际哺乳量往往超过其胃容量。因食物种类不同,胃排空时间各异:稠厚含凝乳块的乳汁排空慢;水为 1.5~2 小时;母乳为 2~3 小时;牛乳为 3~4 小时。早产儿胃排空慢,易发生胃潴留。

4. 肠　小儿肠管相对较长,但肠黏膜肌层发育差,肠系膜较长,肠管固定差,肠壁薄,故易发生肠扭转和肠套叠。因肠壁通透性高,肠黏膜屏障功能差,肠内毒素、消化不全的产物和过敏原等可经肠黏膜进入体内,引起全身感染和变态反应性疾病(如食物过敏等)。出生后数小时细菌即进入肠道,主要分布于结肠和直肠。单纯母乳喂养儿以双歧杆菌占绝对优势,人工喂养和混合喂养儿肠道内大肠埃希菌、嗜酸杆菌、双歧杆菌及肠球菌所占比例几乎相等。正常肠道菌群对肠道的致病菌有一定的拮抗作用。婴幼儿肠道正常菌群较脆弱,易受外界因素影响而引起菌群失调,导致消化功能紊乱。

5. 胰腺　小儿胰腺外分泌功能不完善。出生时胰腺可分泌少量胰液,3~4 个月时分泌量增多。但 <3 月龄时胰淀粉酶活性低,故不宜过早地喂食淀粉类食物。胰脂肪酶和胰蛋白酶活性亦较低,对脂肪和蛋白质的消化吸收都不够完善。同时,婴幼儿时期胰腺液及其消化酶的分泌易受炎热天气和各种疾病的影响而被抑制,容易发生消化不良。

6. 肝脏　年龄越小肝脏体积相对越大,正常婴幼儿在右锁骨中线肋缘下可触及肝脏。婴儿肝脏结缔组织发育差。小儿肝细胞再生能力强,不易发生肝硬化,但在缺氧、感染、药物中毒等因素影响下易发生肝充血肿大、变性、坏死等,影响其正常生理功能。婴儿时期胆汁分泌较少,故对脂肪的消化、吸收功能较差。

二、粪便特点

1. 胎便　生后 24 小时内新生儿排出的大便。胎粪呈墨绿色、黏稠状、无臭味,主要由肠道脱落上皮细胞、肠道分泌物、胆汁及吞入的羊水组成。进食后 2~3 天逐渐过渡为婴儿粪便。如果生后 24 小时内不排胎粪,应除外先天性肛门闭锁、先天性巨结肠等消化道畸形。

2. 母乳喂养儿的粪便　呈金黄色、均匀糊状或带有少许黄色粪便颗粒,有酸味,每天 2~4 次。在添加辅食后,大便次数多为每天 1~2 次。

3. 人工喂养儿的粪便　呈淡黄色、较干、多成形,量多、味臭,每天 1~2 次。

4. 混合喂养儿的粪便　母乳加牛乳喂养儿的粪便与单纯牛乳喂养儿相似,色黄,而粪质较软,每天 1~2 次。添加谷类、蛋、肉、蔬菜和水果等辅食后,大便外观与成人相似,约每天 1 次。

【常见临床问题及沟通要点】
1. 婴儿添加辅食的最小年龄为 >3 月龄开始添加米汤或米糊。
2. 由于婴儿的胃平滑肌发育尚未完善,胃呈水平位,贲门及胃底部肌张力低,因此,小婴儿在进食后易出现溢乳或吐奶。
3. 孩子出生后 24 小时不排胎粪应立即就诊,除外消化道畸形。

(詹 学)

第二节 口 炎

学习目标

1. 掌握 口炎的转诊指征。
2. 熟悉 口炎的临床表现、诊断、鉴别诊断和治疗。
3. 了解 口炎的病因。

口炎(stomatitis)是指口腔黏膜的炎症,多由病毒、真菌、细菌感染引起。若病变仅限于局部,如舌、齿龈或口角也可称舌炎、齿龈炎或口角炎。本病多见于婴幼儿,可单独发病,也可继发于全身性疾病,如急性感染、腹泻、营养不良、久病体弱、维生素 B 和维生素 C 缺乏、免疫功能低下等。

一、鹅口疮

鹅口疮(thrush,oral candidiasis)多见于新生儿及营养不良、慢性腹泻、长期使用广谱抗菌药物或免疫抑制剂(如糖皮质激素等)的患儿。

【病史要点】

1. 是否为新生儿及婴儿,是否有不洁奶具喂养史。

2. 是否有营养不良、慢性腹泻、长期使用广谱抗菌药物或免疫抑制剂(如糖皮质激素等)史。

3. 有无免疫缺陷病。

4. 有无口腔疼痛、流涎,有无奶量减少(轻症无表现)。

5. 有无低热、呕吐、拒食、吞咽困难或呼吸困难等(见于重症患儿)。

【体检要点】

1. 观察口腔黏膜表面覆盖白色乳凝块样物,呈点状或小片状,可融合成大片,不易拭去。强行剥离白膜后,可见局部黏膜潮红、粗糙,可有渗血。

2. 重症可累及咽喉、食管、呼吸道等。

3. 注意皮肤有无体癣。

【辅助检查】

用咽拭子取少许白膜涂于玻片上,加 1 滴 10% 氢氧化钠,在显微镜下可见真菌的菌丝和孢子。

【诊断要点及鉴别诊断】

1. **诊断** 结合病史、体格检查和实验室检查即可确诊。

2. **鉴别诊断**

(1)进奶后遗留在口腔的奶凝块,易擦除,黏膜光滑。

(2)麻疹黏膜斑:罹患麻疹时,口腔颊黏膜可见灰白色小点(麻疹黏膜斑),可融合成片,白膜不易擦除,咽拭子擦拭后,涂片镜检可见多核巨细胞,无菌丝和孢子,同时患儿有咳嗽、呼吸道卡他症状,伴全身感染中毒症状(发热、食欲缺乏、神萎等),在出疹前后 1~2 天出现。

【病情观察及随访要点】

注意全身情况,包括体温、精神状态、食欲、口腔白膜面积变化、心肺情况、皮肤病灶等。

【治疗原则】

1. 去除诱发因素。

2. 先用 3% 碳酸氢钠溶液于哺乳前后清洁口腔,再局部涂 5 万 U/ml 制霉菌素混悬液,每天 3~4 次。

3. 酌情加用肠道微生态制剂(纠正肠道菌群失调);并可口服维生素 B_2 和维生素 C。

【预防】

1. 喂养前,清洁母亲乳头、奶具消毒。

2. 改善营养状态,治疗原发病。

3. 避免长期使用广谱抗生素、免疫抑制剂。

4. 酌情补充肠道益生菌。

【转诊指征】

1. 局部治疗无效。

2. 治疗过程中出现食欲减退和其他全身症状。

【常见临床问题及沟通要点】

1. 鹅口疮发病主要原因是免疫功能低下和菌群失调,继发白念珠菌感染所致。

2. 应避免长期滥用抗菌药物。

3. 消除原发病后,本病预后良好。

二、疱疹性口炎

疱疹性口炎(herpetic stomatitis)在 1~3 岁小儿中多见,常在托幼机构引起局部流行。

【病史要点】

1. 发病年龄(1~3 岁多见)。

2. 有无类似疾病接触史。

3. 有无发热、持续时间长短(多以发热起病,3~5 天后体温恢复正常)。

4. 有无口腔疼痛、流涎、烦躁和拒食(发热 1~2 天后出现)。

【体检要点】

1. 体温(体温可达 38~40℃)。

2. 唇内、齿龈、舌和颊黏膜出现散在或成簇的小疱疹,周围黏膜发红,疱疹迅速破溃成溃疡,有黄白色膜状物覆盖。

3. 颌下淋巴结肿大(可持续 2~3 周)。

【辅助检查】

血常规检查大多正常,合并细菌感染时,白细胞总数增高,以中性粒细胞为主,可伴有C- 反应蛋白增高。

【诊断要点及鉴别诊断】

1. **诊断要点** 结合病史和体格检查易于诊断。

2. 鉴别诊断

(1)疱疹性咽峡炎：由柯萨奇病毒引起，多发生于夏秋季。疱疹主要在咽部和软腭，偶见于舌，不累及齿龈和颊黏膜，可伴有颌下淋巴结肿大。

(2)手足口病：详见"手足口病"章节。

【治疗原则】

保持口腔清洁，多饮水，以温凉的流质食物为宜，禁用刺激性食物或腐蚀性药物。局部可涂碘苷，也可喷口腔炎喷雾剂等。疼痛影响进食者可在进食前，在疱疹处涂 2% 利多卡因。高热时可物理降温或用退热剂，继发细菌感染时加用抗生素。

【预防】

注意个人卫生，餐前便后洗手；注意避免与患者接触。

【转诊指征】

1. 高热伴惊厥时，控制惊厥后转诊。
2. 神萎、面色差或伴有手足皮疹者。
3. 神萎、惊跳、手足抖动者。

【常见临床问题及沟通要点】

1. 本病为单纯疱疹病毒Ⅰ型感染所致，具有自限性，无特殊抗病毒药物。
2. 本病仅在合并细菌感染时才可使用抗生素治疗。
3. 如果无其他严重并发症(如脑炎)，大部分患儿 7~10 天可痊愈。

(詹 学)

第三节 胃食管反流

学习目标

1. 掌握　胃食管反流的临床表现、诊断和转诊指征。
2. 熟悉　胃食管反流的鉴别诊断和治疗。
3. 了解　胃食管反流的病因和发病机制。

胃食管反流(gastroesophageal reflux，GER)是胃内容物，包括从十二指肠流入胃的胆盐和胰液等反流入食管，分生理性和病理性两种。生理情况下，即生理性反流，因小婴儿食管下端括约肌发育不成熟或神经肌肉调节功能差，可出现反流。病理状态下，是由于食管下端括约肌功能障碍和 / 或与其功能有关的组织结构异常，致使食管下端括约肌压力降低而出现的反流，即称为胃食管反流病。食管下端括约肌压力降低是引起胃食管反流的主要原因，食管下端括约肌周围组织作用减弱、胃和十二指肠功能失常、胃内压、腹内压增高，食管清除反流物的能力下降，使有害反流物停留在食管内时间延长，食管黏膜的屏障功能受损，导致食管黏膜炎症。

【病史要点】

1. 有无呕吐及呕吐发生时间

(1)婴幼儿和新生儿(生后 7 天内即出现呕吐)呕吐为主要表现，多发生在进食后，也可在夜间或空腹时。

(2) 年长儿以反胃、反酸和嗳气等症多见。

2. 呕吐物及性质 大多为非喷射性呕吐,为胃内容物,严重者呈喷射状。

3. 有无反流性食管炎表现

(1) 婴幼儿有无喂奶困难、拒食。

(2) 年长儿有无胸骨后烧灼感、咽下疼痛。

(3) 严重的食管炎可发生食管糜烂、溃疡,出现呕血和便血症状,可发生缺铁性贫血。

4. 有无食管外症状

(1) 有无反复呼吸道感染、吸入性肺炎和窒息等。

(2) 有无营养不良:较多见(约 80%),表现为体重不增和发育迟缓、贫血。

(3) 有无其他表现:反复口腔溃疡、声音嘶哑、中耳炎、副鼻窦炎、龋齿等。

【体检要点】

注意口腔黏膜、牙齿、咽部、肺部体征,注意有无营养不良和贫血表现。

【辅助检查】

1. 血常规检查 了解有无缺铁性贫血。

2. 食管 24 小时 pH 动态监测:是诊断胃食管反流的金标准,可区分生理性和病理性反流,特别适用于症状不典型的患儿。

3. 食管钡餐造影 观察食管形态、运动状况、钡剂反流和食管与胃连接部位的组织结构,并能了解有无先天性食管畸形,观察严重食管炎的黏膜改变。

4. 食管运动功能检查 了解食管运动情况和食管下端括约肌功能。

5. 食管内镜检查及黏膜活检 了解是否有食管炎病变及 Barrette 食管。

【诊断要点及鉴别诊断】

1. 诊断要点 胃食管反流临床表现复杂且缺乏特异性。凡临床有不明原因的反复呕吐、咽下困难、反复的慢性呼吸道感染、难治性哮喘、营养不良、贫血、反复出现窒息或呼吸暂停等症状时,应考虑胃食管反流可能。选择必要的辅助检查明确诊断。

2. 鉴别诊断 需要鉴别的疾病主要包括贲门失迟缓症、食管裂孔疝、胃扭转、先天性幽门肥厚性狭窄、肠旋转不良和肠扭转等。可借助食管钡餐造影、食管运动功能检查、食管内镜检查及黏膜活检加以鉴别。

【治疗原则】

新生儿和小婴儿的最佳体位为前倾俯卧位,上身抬高 30°;儿童在清醒时为直立或坐位,睡眠时保持右侧卧位,将床头抬高 20~30cm。要少量多餐,以稠厚食物为主。婴儿增加喂奶次数,人工喂养儿牛奶中加入米粉或进食谷类食品。年长儿应以高蛋白低脂肪饮食为主,睡前 2 小时不进食。避免食用高脂饮食、酸性饮料、巧克力和辛辣食品。不吸烟,避免被动吸烟和控制肥胖。

以上方法效果不佳时可予药物治疗:促胃肠动力药,如多潘立酮和西沙必利,但目前儿科使用受限;抑酸药,质子泵抑制剂(奥美拉唑);H$_2$ 受体拮抗剂,西米替丁、雷尼替丁;中和胃酸药,氢氧化铝凝胶(多用于年长儿)和黏膜保护剂(硫糖铝和磷酸铝等)。

【预防】

1. 早期诊断。

2. 消除诱发因素。

【转诊指征】

1. 反复呕吐、吞咽困难者。

2. 内科治疗 6~8 周无效,有严重并发症(消化道出血、营养不良、生长发育迟缓)者。

3. 有严重呼吸系统并发症,如呼吸道梗阻、反复发作吸入性肺炎或窒息等。

4. 严重食管炎伴出血、狭窄、溃疡或有食管裂孔疝者。

5. 合并严重神经系统疾病者。

【常见临床问题及沟通要点】

1. 生理性胃食管反流多于 18 月龄自然恢复正常;病理性胃食管反流如果无严重并发症,大部分患儿预后良好。

2. 应长期随访观察生长发育情况,定期行生长发育监测,一旦出现生长曲线异常,应及早进一步检查明确病因。

3. 需注意食物过敏所致的胃食管反流。

(詹 学)

第四节　胃炎和消化性溃疡

学习目标

1. 掌握　胃炎和消化性溃疡的诊断要点及转诊指征。

2. 熟悉　胃炎和消化性溃疡的临床表现、鉴别诊断及治疗。

3. 了解　胃炎和消化性溃疡的病因及发病机制。

一、胃炎

胃炎(gastritis)是指由各种物理、化学性或生物性有害因素引起的胃黏膜炎症。分为急性和慢性两种,以后者多见。急性胃炎多为继发于严重烧伤、感染、休克、颅内损伤、呼吸衰竭和其他危重疾病所致的应激反应;服用药物、误服毒性物质和腐蚀剂、摄入被细菌及毒素污染的食物、食物过敏、情绪波动及精神紧张等也可导致胃黏膜急性损害。慢性胃炎是因有害因子长期作用于胃黏膜引起慢性炎症。幽门螺杆菌感染是主要病因,另外,胆汁反流、不良饮食习惯、持续精神紧张及多种慢性病也可诱发。

【病史要点】

1. 急性胃炎

(1)起病方式如何(为急性起病)。

(2)有无食欲缺乏、恶心、呕吐、腹痛;有无呕血、便血;有无脱水、电解质及酸碱平衡紊乱表现;有无发热等全身中毒症状(细菌或病毒感染时)。

2. 慢性胃炎

(1)有无反复发作的无规律的上腹部或脐周痛。

(2)腹痛发作时间：多于进食过程中或餐后出现。

(3)腹痛程度：轻者为间歇性钝痛或隐痛，重者可出现剧烈绞痛。

(4)有哪些伴随症状：常伴有恶心、呕吐、腹胀和食欲缺乏，严重者可导致生长发育障碍。

【体检要点】

注意腹部体征，有无压痛，多为中上腹或脐周轻压痛。

【辅助检查】

1. 胃镜检查　为首选，可观察胃黏膜有无广泛水肿、充血、糜烂和出血，可同时取病变组织进行幽门螺杆菌检测和病理学检查。

2. X 线钡餐造影　胃窦有浅表炎症时可见胃窦激惹征，黏膜纹理增粗、迂曲、锯齿状，幽门前区呈半收缩状态，可见不规则痉挛收缩。

3. 幽门螺杆菌检测　①尿素酶试验（活检胃黏膜），特异性和敏感性可达 90% 以上；②胃黏膜组织切片染色与培养；③^{13}C 标记尿素呼吸试验（适合于 3 岁以上小儿），特异性和敏感性可达 90% 以上，可判断胃内幽门螺杆菌感染程度，治疗后疗效观察首选本法；④粪便幽门螺杆菌抗原试验，儿童检测幽门螺杆菌的备选方法；⑤血清抗 - 幽门螺杆菌抗体，主要用于流行病学调查。

【诊断要点及鉴别诊断】

1. 诊断要点　根据病史、临床表现、胃镜和病理学检查多可明确诊断。尿素酶试验和核素标记尿素呼吸试验可证实胃内幽门螺杆菌感染。

2. 鉴别诊断

(1)急性发作性腹痛：主要与外科急腹症、腹内脏器(肝、胆、胰及肠等)的器质性疾病及腹型过敏性紫癜鉴别。

(2)慢性反复发作性腹痛：主要与肠痉挛、肠道寄生虫及癫痫等疾病鉴别。

【治疗原则】

1. 急性胃炎　积极治疗原发病，对细菌感染者可使用有效抗生素；给予抗酸及胃黏膜保护剂，维持水电解质和酸碱平衡。

2. 慢性胃炎　在积极治疗原发病基础上，进行综合治疗。包括：饮食治疗，养成良好的饮食习惯，避免进食刺激性食品，不服用对胃黏膜有损害的药物；服用胃黏膜保护剂、H_2 受体拮抗剂或 PPI 和促胃肠动力药；有幽门螺杆菌感染者进行规范的抗生素治疗。

【预防】

1. 去除病因。

2. 调整饮食和生活习惯。

3. 注意饮食卫生。

【转诊指征】

1. 合并上消化道出血者。

2. 伴生长发育迟缓者。

3. 腹痛影响日常生活和学习者。

【常见临床问题及沟通要点】

1. 胃炎患儿应避免滥用抗生素。

2. 胃炎治疗强调综合治疗，去除诱因(包括心理治疗)、养成良好饮食习惯和作息时间、合理用药。

3. 如果无其他严重并发症,大部分患儿预后良好。

4. 幽门螺杆菌现症感染的诊断必须符合下述四项之一:①幽门螺杆菌培养阳性;②组织病理学检查和快速尿素酶试验均阳性;③组织病理学检查和快速尿素酶试验不一致时,需进一步行非侵入性检查,如 ^{13}C 尿素呼吸试验或粪便幽门螺杆菌抗原检测;④消化性溃疡出血时,组织病理学检查和快速尿素酶试验中任意一项阳性。

二、消化性溃疡

消化性溃疡(peptic ulcer)是指胃和十二指肠的溃疡。各年龄小儿均可发病,学龄儿多见,男孩多于女孩,有明显的家族史。婴幼儿大多为急性、继发性溃疡;而年长儿则多为慢性、原发性溃疡,且多为十二指肠溃疡。原发性溃疡的病因与多种因素有关,确切的发病机制至今尚未完全明确。目前认为溃疡的形成是因为具有有害作用的侵袭因子与黏膜自身的防御因素之间失衡的结果。主要与下列因素相关:①胃酸和胃蛋白酶分泌过多;②胃和十二指肠黏膜防御功能受损致黏膜缺血、坏死而形成溃疡;③幽门螺杆菌感染;④遗传因素(常染色体显性遗传):20%~60% 患儿有家族史,2/3 的十二指肠溃疡患者家族成员血清胃蛋白酶原升高;⑤其他因素:包括精神创伤、中枢神经系统疾病、外伤、手术、饮食不当、气候变化和服用对胃黏膜有刺激作用的药物等,可降低胃黏膜的防御能力,引起胃黏膜损伤。继发性溃疡是由于全身疾病(各种危重疾病)所致的应激反应引起的胃、十二指肠黏膜局部损害。

【病史要点】

1. 新生儿及小婴儿 多为继发性溃疡。

(1)有无突发的哭闹、拒食、呕吐、呕血、黑便和腹胀:急性起病,重者病情多变,常以消化道出血和穿孔就诊。

(2)有无原发病:如早产儿、缺氧窒息、败血症、低血糖、呼吸窘迫综合征和中枢神经系统疾病等。

2. 幼儿 继发性溃疡多见。

(1)有无反复进食后呕吐、间歇性脐周及上腹部疼痛。

(2)有无呕血、黑便、腹胀(胃穿孔)。

(3)有无生长发育迟缓。

3. 学龄前及学龄儿 原发性十二指肠溃疡多见。

(1)有无反复发作脐周和上腹部胀痛、有无烧灼感。有穿孔时,疼痛剧烈并放射至背部或左、右上腹部。

(2)腹痛发作时间:常在饥饿时或夜间发生。

(3)有无呕血、便血和贫血。部分患儿仅表现为贫血、粪便隐血试验阳性。

【体检要点】

1. 注意腹痛部位。

2. 有无压痛、反跳痛和肌紧张。

3. 注意有无贫血的体征。

4. 注意有无皮疹。

【辅助检查】

1. **胃镜检查** 诊断溃疡病准确率最高。胃镜能观察溃疡大小、炎症轻重及表面有无血管暴露,可评估药物治疗效果,同时采取黏膜活检,还能在胃镜下进行止血。胃镜下可见溃疡大小和深浅不一,多呈圆形、不规则圆形或椭圆形,底部有灰白或黄白苔,周围黏膜充血、水肿。球部可因黏膜充血水肿或因溃疡多次复发致球部变形。胃溃疡多发生于胃小弯或胃窦部,十二指肠溃疡多见于球部,偶在球后部,多为单一病灶,偶可多发。

2. **粪便隐血试验** 应在素食 3 天后检查,阳性者提示可能有活动性溃疡。

3. **胃肠 X 线钡餐造影** 典型溃疡可见龛影,十二指肠球部痉挛。

4. 幽门螺杆菌检测。

【诊断要点及鉴别诊断】

1. **诊断要点** 儿童消化性溃疡的症状及体征常不典型,出现下列症状者应警惕消化性溃疡:①粪便隐血试验阳性;②剑突下有烧灼感或饥饿痛;③反复发作、进食后缓解的上腹痛,尤以夜间及清晨疼痛明显;④与饮食有关的呕吐;⑤原因不明的呕吐、呕血或黑便;⑥反复胃肠不适且有溃疡病家族史。

2. **鉴别诊断**

(1) 腹痛:应与肠痉挛、肠寄生虫病、腹内脏器感染和结石等疾病鉴别。

(2) 呕血:新生儿自然出血症、食管裂孔疝等可有呕血;年长儿需与肝脏门静脉高压(如肝硬化、肝门脉海绵样变性等)导致的食管胃底静脉曲张破裂出血,以及全身出血性疾病等鉴别。

(3) 便血:应与肠套叠、憩室、息肉、腹型过敏性紫癜及血液病等鉴别。

【治疗原则】

1. **一般治疗** 饮食调整,进食营养丰富、质软易消化的食物,定时定量,避免刺激性食物;适当休息,避免过度疲劳及精神紧张,有消化道出血等并发症或病情严重者应卧床休息。

2. **对症治疗** 急性出血时暂时禁食,同时积极进行消化道局部止血及全身止血,补充血容量,如失血严重应及时输血,防止失血性休克,积极监测生命体征。

3. **药物治疗**

(1) 抗酸剂和抑酸剂:① H_2 受体拮抗剂:西米替丁 10~15mg/(kg·d),分 4 次于饭前 10~30 分钟口服或分每天 2~3 次静脉滴注;法莫替丁 0.9mg/(kg·d),睡前 1 次口服或每天 1 次静脉滴注,疗程 2~4 周;雷尼替丁 3~5mg/(kg·d),每 12 小时 1 次或每晚 1 次口服,疗程均为 4~8 周。②质子泵抑制剂:奥美拉唑 0.6~0.8mg/(kg·d),清晨顿服(出血期给予静脉滴注),疗程 2~4 周。③抗酸剂:氢氧化镁、碳酸钙及氢氧化铝等。

(2) 胃黏膜保护剂:①硫糖铝 10~25mg/(kg·d),分 4 次口服,疗程 4~8 周;②蒙脱石粉等。

(3) 抗幽门螺杆菌治疗:对有幽门螺杆菌感染的消化性溃疡,需用抗菌药物治疗。临床常用阿莫西林 50mg/(kg·d)、克拉霉素 15~30mg/(kg·d)、甲硝唑 25~30mg/(kg·d),分 2 次口服,疗程均为 2~4 周;呋喃唑酮 5~10mg/(kg·d),分 2 次口服,连用 2 周。由于幽门螺杆菌栖息部位环境的特殊性,幽门螺杆菌不易被根除。治疗推荐方案:序贯疗法(前 5 天或 7 天口服质子泵抑制剂 + 阿莫西林,后 5 天或 7 天口服质子泵抑制剂 + 克拉霉素 + 甲硝唑)、伴同疗法(10 天或 14 天同时服用 4 种药物)和混合疗法(前 5 天或 7 天与序贯疗法相同,后 5 天或 7 天与伴同疗法相同）。

4. 外科手术治疗 ①溃疡合并穿孔；②失血量大，经药物治疗无效。

【预防】

1. 定时定量饮食。

2. 保持良好生活习惯。

3. 避免过度疲劳和精神紧张。

4. 避免摄入刺激性食物或药物。

【转诊指征】

1. 药物疗效不佳者。

2. 幽门完全梗阻，经保守治疗 72 小时无改善者。

3. 频繁复发的难治性溃疡。

4. 需要外科手术的情况。

【常见临床问题及沟通要点】

1. 规律全程治疗，预后良好。如果为难治性消化道溃疡，需明确具体病因才能判断预后。

2. 不推荐 14 岁以下儿童常规行幽门螺杆菌检测；推荐消化性溃疡儿童行幽门螺杆菌检测和治疗；推荐因营养不良行内镜检查的儿童行幽门螺杆菌检测和治疗。

3. 以下情况需积极行幽门螺杆菌检测：①慢性胃炎；②胃黏膜相关淋巴组织淋巴瘤；③一级亲属中有胃癌；④不明原因的难治性缺铁性贫血；⑤计划长期服用非甾体抗炎药（包括小剂量阿司匹林）；⑥要寻找病因的慢性免疫性血小板减少性紫癜。

（詹 学）

第五节　先天性肥大性幽门狭窄

学习目标

1. 掌握　先天性肥大性幽门狭窄的诊断要点和转诊指征。
2. 熟悉　先天性肥大性幽门狭窄肠套叠的临床表现。
3. 了解　先天性肥大性幽门狭窄肠套叠的病因和发病机制。

先天性肥大性幽门狭窄（congenital hypertrophic pyloric stenosis）是因幽门环肌肥大增生使幽门管腔狭窄而引起的上消化道不完全梗阻，是婴儿常见的消化道畸形。寒冷地区发病率较高，平均为 10/100 000~33/100 000。多为足月儿，早产儿较少见。男性多见，男女发病率之比约为 5:1。

【病史要点】

1. 不含胆汁的喷射性呕吐　是本病的主要症状，大多在生后 2~4 周开始出现溢乳（极少数患儿 2~3 月龄发病），逐渐加重呈喷射性呕吐，多于每次奶后即刻或奶后 30 分钟内呕吐。呕吐物为带凝块、不含胆汁的奶汁，患儿食欲旺盛。

2. **腹部包块**　是本病特有体征,有诊断价值。

3. **胃蠕动波**　在喂奶时或呕吐前易见到。

【体检要点】

1. **注意腹部包块**　用指端在右季肋下腹直肌外缘处向深部扪按,可触及橄榄形、质地较硬、可移动的肿块。

2. **注意观察胃蠕动波**　从左季肋下向右上腹移动,到幽门即消失。

【辅助检查】

1. **腹部 B 超检查**　如幽门肌厚度≥4mm、幽门前后径≥13mm、幽门管长≥17mm,即可确诊。

2. **X 线钡餐检查**　用于临床和 B 超诊断不明确的患儿。X 线征象为幽门胃窦呈典型的鸟嘴状,管腔狭窄如线状。

【诊断要点及鉴别诊断】

1. **诊断要点**　凡具有典型的呕吐病史者,应疑为本病。若于右上腹部扪及橄榄状肿块,即可确诊。

2. **鉴别诊断**

(1) 喂养不当:喂奶过多过快或吸入奶瓶中的空气,患儿一般情况良好,无腹部特殊体征。

(2) 胃食管反流:为非喷射性呕吐,无腹部特殊,腹部 B 超检查无异常,食管 24 小时 pH 监测可确诊。

3. **胃扭转**　有呕吐,体位变化后呕吐加剧。X 线钡餐检查可确诊。

4. **肠梗阻型胎粪性腹膜炎**　有呕吐、腹胀,但无特殊腹部包块,腹部 X 线检查可见腹腔钙化斑。

5. **其他消化道畸形**　如幽门前瓣膜、环状胰腺、肠旋转不良等,主要根据影像学检查进行鉴别。

【治疗原则】

确诊后及早进行幽门环肌切开术,手术效果好。

【预防】

无

【转诊指征】

1. 进奶后拍背呕吐不缓解,或体位改变时呕吐加剧。

2. 呕吐伴体重、身高不增长。

3. 营养不良。

4. 出现非进食后呕吐或睡眠中呕吐。

【常见临床问题及沟通要点】

1. 对于呕吐患儿应注意呕吐物是否含有胆汁、咖啡样物或血;注意患儿有无呼吸道症状,有无脱水、酸中毒或电解质紊乱表现。

2. 呕吐发生时应使患儿上半身直立,把头侧向一边,以免呕吐物呛入气管。

3. 2%~8% 的患儿可伴有非结合胆红素增高,术后即可恢复正常。

(詹　学)

第六节 肠套叠

学习目标

1. 掌握 肠套叠的诊断要点和转诊指征。
2. 熟悉 肠套叠的临床表现、鉴别诊断和治疗原则。
3. 了解 肠套叠的病因和发病机制。

肠套叠（indigitation）是因一段肠管套入与其相连的肠腔内，造成肠内容物通过障碍。发病率较高，占婴儿肠梗阻的首位。急性肠套叠常见，多见于婴儿期（4~10 个月婴儿多见），男女比例为 2~3∶1。慢性肠套叠一般为继发性。肠套叠全年均可发病，以春末夏初发病率最高。依据套入部位不同可分为：①回盲型（回盲瓣牵引回肠末端，套入结肠），最常见，约占50%~60%；②回结型（回肠套入回肠末端，并穿过回盲瓣套入结肠），约占 30%；③回回型（回肠套入远端回肠，然后整个再套入结肠），约占 10%；④小肠型（小肠套入小肠）；⑤结肠型（结肠套入结肠）；⑥多发型（回结肠、小肠套叠合并出现）。

【病史要点】

1. **急性肠套叠** 多见于婴儿，多为原发性肠套叠。

（1）阵发性哭吵：常见既往健康肥胖的婴儿，突然出现阵发性有规律的哭闹，伴有手足乱动、面色苍白、拒食、异常痛苦表现，持续约 10~20 分钟，间隔 5~10 分钟或更长时间的暂时安静后反复发作。

（2）有无呕吐及呕吐物性质：初为奶汁及乳块或其他食物，以后转为胆汁样物，发生完全性肠梗阻时可呕吐粪质。

（3）果酱样血便：婴儿肠套叠为首要症状就诊，多在发病后 6~12 小时排血便，为稀薄黏液或胶冻样果酱色血便，发生血便比例 >80%。

2. **慢性肠套叠** 年龄越大，起病和病情进展较为缓慢。

（1）腹痛：多表现为阵发性腹痛。

（2）呕吐及血便：在上腹部或脐周可触及肿块；呕吐较少见。出现便血较晚且比例不高（仅约 40%），很少有严重脱水及休克表现。

【体检要点】

1. **腹部体征**

（1）有无腹部包块：右上腹触及腊肠样物，稍活动，右下腹一般有空虚感，肿块可沿结肠移动。

（2）肛指检查：严重者可在直肠内触到子宫颈样肿物及直肠内有黏液血便。

2. **患儿全身状况** 包括面色、精神意识状态、营养状态等。

（1）起病后早期除面色苍白、烦躁不安外，营养状况良好。

（2）晚期患儿可有脱水，电解质紊乱，精神萎靡不振、嗜睡、反应迟钝。发生肠坏死时有腹膜炎表现，可出现中毒性休克等症状。

【辅助检查】

1. 腹部超声检查　为常用检查方法,在肠套叠横断面上显示为"同心圆"或"靶环"征,纵断面上呈"套筒"征。

2. 空气灌肠　肛门注气,X线透视下可见杯口影,诊断明确的同时也可加压复位。

【诊断要点及鉴别诊断】

1. 诊断要点　当患儿出现阵发性哭闹不安、呕吐、果酱样血便,腹部触及腊肠样包块时,即可确定诊断。发病早期无血便时,应行肛指检查。必要时做腹部超声检查,协助诊断。

2. 鉴别诊断

(1)梅克尔憩室:本病为无痛性血便,出血量大,可发生肠套叠。

(2)急性细菌性痢疾:大便为黏液脓血便、次数多、里急后重,伴发热等感染中毒症状,粪便检查见大量脓细胞,尤其夏季起病,有不洁饮食史。注意肠套叠可继发于细菌性痢疾。

(3)过敏性紫癜:有阵发性腹痛、呕吐和血便,且腹痛在对症处理后无缓解,大多数患儿会伴有出血性皮疹、关节肿痛,部分患儿可出现蛋白尿或血尿。本病也可并发肠套叠。

【治疗原则】

1. 非手术疗法

(1)灌肠复位适应证:肠套叠在48小时内,一般情况好,无腹胀,无脱水及电解质紊乱。

(2)禁忌证:①病程>48小时,一般情况差(如脱水、电解质和酸碱平衡紊乱、神萎、高热和休克者),<3月龄更应注意;②腹胀明显,伴腹膜刺激征,腹部X线检查见多个液气平;③套头已达脾曲,肿块质硬;④多次复发;⑤小肠型肠套叠。

(3)方法:包括空气灌肠、B超监视下水压灌肠和钡剂灌肠复位。

(4)灌肠复位成功的表现:①拔出肛管后见大量粪水和黏液血便排出;②患儿不再哭闹和呕吐,安静入睡;③腹软不胀,腹部包块消失;④灌肠复位后口服活性炭(0.5~1g)后6~8小时有炭末排出。

2. 手术疗法　手术指征:①发病超过24~48小时,或临床疑有肠坏死者;②灌肠复位未成功者;③复发性肠套叠;④小肠型肠套叠。

【预防】

1. 注意喂养,辅食添加有序进行,逐渐加量。

2. 预防呼吸、消化系统感染。

3. 天气变化时应注意护理。

【转诊指征】

1. 当地无治疗条件。

2. 影像学检查提示小肠型肠套叠。

3. 发病超过24~48小时,或临床疑有肠坏死。

【常见临床问题及沟通要点】

1. 原发性肠套叠大多发生在婴幼儿,可能此年龄组的小儿是需添加辅食的阶段,肠蠕动处于较大的变动时期,容易引起肠功能紊乱,加上感染、环境、食物性质改变的刺激,可诱发肠功能紊乱。继发性肠套叠常继发于腹泻、肠息肉或肿瘤等。反复发作的肠套叠,需进一步检查。

2. 肠套叠的病因可能与下列因素有关:①饮食改变(生后4~10个月,为添加辅食及增加乳量的时期,食物改变的刺激,肠道功能紊乱所致);②婴儿期回盲部游动性大,回盲瓣过度肥厚,小肠系膜相对较长,肠蠕动易将回盲瓣向前推移,并牵拉肠管形成套叠;③呼吸道或肠道感染;④肠痉挛及自主神经失调,使肠蠕动功能节律紊乱或逆蠕动而引起肠套叠;⑤遗传因素(部分患儿有家族发病史);⑥先天性肠管畸形和其他器质性疾病(如肠息肉、梅克尔憩室、先天性肠重复畸形、肿瘤及结核等)诱发。

3. 急性肠套叠灌肠复位成功者,预后良好;慢性肠套叠和需手术治疗者,视具体情况判断预后。

(詹 学)

第七节 先天性巨结肠

学习目标

1. 掌握 先天性巨结肠的诊断要点和转诊指征。
2. 熟悉 先天性巨结肠的临床表现、鉴别诊断和治疗原则。
3. 了解 先天性巨结肠的病因和发病机制。

先天性巨结肠(congenital megacolon)是因直肠或结肠远端的肠管持续痉挛,粪便淤滞在近端结肠,致使该段肠管肥厚、扩张。发病率为 1/2 000~1/5 000,有遗传倾向,男多于女(3~4∶1)。

【病史要点】

1. **胎粪排出延迟** 生后 48 小时不排便。
2. **低位肠梗阻症状** 呕吐,呕吐物可含胆汁,重症者可见粪汁。
3. 顽固性便秘和腹胀。
4. 发育迟缓、消瘦、贫血或低蛋白血症伴水肿。因长期腹胀、便秘,导致患儿食欲下降。

【体检要点】

1. **腹部体征** 腹壁紧张发亮,有静脉曲张,可见肠型和蠕动波,肠鸣音增强。
2. **有无呼吸困难** 因腹胀导致膈肌上升,可引起呼吸困难。

【辅助检查】

1. X 线检查

(1)腹部平片:示低位结肠梗阻征象,近端结肠扩张,盆腔无气体。

(2)钡剂灌肠检查:示痉挛段及上方肠管扩张,若黏膜皱襞变粗(锯齿状改变)提示伴有小肠结肠炎。

2. **直肠肛门测压** 确诊率为 76%~100%。测定直肠、肛门括约肌的反射性压力变化。患儿压力升高,2 周内新生儿可出现假阴性。

3. **直肠黏膜活检** HE 染色判断有无神经节细胞,组化方法测定乙酰胆碱含量和胆脂酶活性。两者均升高 5~6 倍。

4. **直肠肌层活检** 可见肌间神经丛无神经节细胞,无髓鞘神经纤维增殖。

5. **肌电图检查** 直肠和乙状结肠远端肌电图波形低矮、频率低、不规则,峰波消失。

【诊断要点及鉴别诊断】

1. 诊断要点

(1)凡新生儿生后胎粪排出延迟或不排胎粪,伴有腹胀和呕吐,婴儿有长期便秘史和腹胀等典型体征者应考虑本病。

(2)直肠指检发现肛管和直肠痉挛,直肠壶腹部空虚,可激发排便反射,排出恶臭气体及粪便时应高度怀疑本病。

2. 鉴别诊断

(1)新生儿期:①胎粪性便秘:直肠指检或灌肠排出胎粪后,即可正常排便;②先天性肠闭锁:直肠指检可见少量灰白色胶冻样便,钡剂灌肠 X 线造影可确诊;③新生儿坏死性小肠结肠炎:多为早产儿,曾有窒息、缺氧史,有血便,X 线检查示肠壁气囊肿和 / 或门静脉积气。

(2)婴儿和儿童期:①继发性巨结肠:肛门、直肠末端有器质性病变,如先天性肛门狭窄、术后瘢痕狭窄或直肠外肿瘤压迫等使排便不畅、粪便滞留,结肠继发性扩张,经肛指检查可确诊;②特发性巨结肠:与排便训练不当有关,2~3 岁时出现症状,表现为慢性便秘伴肛门污便,常有便前腹痛,患儿直肠和结肠有正常的神经节细胞,直肠肛门测压无异常;③功能性便秘:表现为排便费力、次数少,粪便较硬或呈球状,有排便不尽感,便前腹痛便后腹痛缓解。诊断需钡剂灌肠或肠镜检查排除器质性疾病。

【治疗原则】

1. **保守治疗** ①使用开塞露、扩肛等诱发排便;②口服缓泻剂、润滑剂;③生理盐水灌肠,每天 1 次,同时轻揉腹部帮助粪便排出。

2. **手术治疗**

(1)应早期行手术切除病变肠段和部分扩张结肠。体重在 3kg 以上,一般情况良好即可行根治术。

(2)对合并小肠结肠炎不能控制者、合并营养不良、高热或保守治疗无效、腹胀明显者,均应及时行结肠造瘘术,待情况好转后再行根治手术。

【预防】

无

【转诊指征】

1. 新生儿期胎粪排泄时间延迟者,经直肠指检或灌肠排出胎粪后,仍不能正常排便者。

2. 新生儿腹胀明显或反复腹胀者。

3. 早产儿或新生儿,曾有窒息、缺氧史,有血便者。

4. 婴儿和儿童期长期排便不畅伴腹胀,直肠指检怀疑肛门、直肠末端有器质性病变者。

5. 原因不明的慢性便秘,经排便训练无缓解者。

【常见临床问题及沟通要点】

1. 先天性巨结肠与多基因遗传和环境因素有关。由于肠壁肌间和黏膜下神经丛缺乏神经节细胞,病变肠段失去正常蠕动,肠段经常处于在痉挛状态,粪便通过发生障碍。除形成巨结肠外,可有排便反射消失。

2. 本症自然转归预后差,多因营养不良或发生结肠危象死亡。术后近期和远期效果满意,但合并有小肠结肠炎、病情严重者,死亡率仍较高,若患儿术后近期大便次数多或失禁,则需较长时间进行排便训练。

（詹 学）

第八节 腹 泻 病

学习目标

1. 掌握 常见类型肠炎的临床特点、液体疗法和腹泻病的转诊指征。
2. 熟悉 腹泻病的病因、鉴别诊断和治疗原则。
3. 了解 腹泻病的发病机制。

腹泻病（diarrhea）是由多种病原体、多种因素引起的，以大便次数增多和大便性状改变为特点的消化道综合征，是婴幼儿常见多发病。腹泻病发病年龄多在 6 个月~2 岁，1 岁以内约占 50%，是导致儿童营养不良、生长发育障碍的主要原因。

婴幼儿易发生腹泻，主要与以下因素有关：婴幼儿消化系统发育尚未成熟，胃酸和消化酶分泌少、活性低，不能适应食物质和量的较大变化；小儿生长发育快，所需营养物质相对较多，胃肠负担较重，易发生消化功能紊乱；机体防御功能差，正常肠道菌群未建立或因滥用广谱抗生素等引起肠道菌群失调，均易导致肠道感染；人工喂养（动物乳类中所含的 SIgA、乳铁蛋白、巨噬细胞和粒细胞等在加热时被破坏，且食物和食具易受污染）的小儿肠道感染发病率高。

1. 按病因分类

（1）感染性腹泻：①肠道内感染：可由病毒（80% 以上的秋冬季婴幼儿腹泻由病毒引起，以轮状病毒、诺如病毒最常见）、细菌（包括产肠毒素的细菌和侵袭性细菌等）、真菌（婴儿以白念珠菌多见）和寄生虫（常见为蓝氏贾第鞭毛虫、阿米巴原虫和隐孢子虫等）引起；②肠道外感染：中耳炎、上呼吸道感染、肺炎、泌尿系统感染、皮肤感染或急性传染病时可引起消化系统症状；③抗生素相关性腹泻：长期大量使用广谱抗生素可使肠道正常菌群减少、菌群紊乱，沙门氏菌、难辨梭状芽孢杆菌、耐药性金黄色葡萄球菌、变形杆菌、铜绿假单胞菌或白念珠菌等可大量繁殖，引起药物较难控制的肠炎。

（2）非感染性腹泻：①饮食因素（即喂养不当）：添加辅食多、过早过快或暴饮暴食，引起消化功能紊乱；②过敏性腹泻：对牛奶、鸡蛋或大豆等蛋白质成分过敏引起腹泻；③双糖酶（主要是乳糖酶）活性降低或缺乏，对糖的消化吸收不良引起腹泻；④气候突变：气温变化（气温降低，腹部受凉使肠蠕动增加，或天气过热使消化液分泌减少等）都可以诱发消化功能紊乱致腹泻。

2. 按导致腹泻的机制分类 临床上大多数腹泻是在多种机制共同作用下发生的。

（1）渗透性腹泻：肠腔内产生大量不能吸收的具有渗透活性的物质，多见于病毒性肠炎。

（2）分泌性腹泻：肠腔内电解质分泌过多，多见于肠毒素性肠炎。

（3）渗出性腹泻：细菌及毒素引起炎症，肠黏膜炎性渗出，主要见于侵袭性细菌性肠炎。

（4）肠道功能异常性腹泻：主要见于喂养不当引起的消化不良。

3. 按病程分类　连续病程 <2 周为急性腹泻,病程在 2 周至 2 个月为迁延性腹泻,慢性腹泻的病程 >2 个月。

4. 按病情轻重分类　轻型腹泻:腹泻次数少,一般情况好;重型腹泻:大便次数明显增多,伴脱水、电解质紊乱和酸碱失衡。

【病史要点】

1. 急性腹泻

(1)询问有无大便次数增多和大便性状改变、有无全身症状(发热、神萎、食欲缺乏等):①轻型腹泻:大便次数增多(每天≤10 次),每次大便量不多、稀薄,呈黄或黄绿色,有酸味,大便镜检可见大量脂肪球。无脱水及全身中毒症状,可伴有食欲减退,偶有溢乳和呕吐,多在数日内痊愈。②重型腹泻:多为肠道内感染引起,胃肠道症状较重(腹泻频繁,每天 >10 次,大便量多,呈黄色水样或蛋花样便,可有少量黏液,常有呕吐,严重者可吐咖啡样物),伴明显的脱水、电解质紊乱和全身中毒症状(如食欲极差、精神萎靡、发热、烦躁不安,甚至昏迷、休克、惊厥等)。

(2)有无水电解质和酸碱平衡紊乱表现:①脱水(因腹泻和呕吐导致体液丢失及摄入量不足引起)分为轻度、中度、重度;按腹泻时丢失的水和电解质比例不同,可造成等渗、低渗或高渗性脱水,脱水的临床表现为眼窝、前囟凹陷,泪少、尿少、皮肤黏膜干燥、弹性下降,甚至血容量不足引起末梢循环改变。②代谢性酸中毒表现为口唇樱红,呼吸深长,重者精神和意识发生改变。③低钾血症主要症状为精神不振、四肢无力、腹胀、心律失常,心电图出现 U 波等。④低钙和低镁血症,可出现手足搐搦和惊厥。

(3)注意发病年龄、季节,询问饮食和疾病情况:①轮状病毒肠炎:秋冬季常见,因轮状病毒感染所致。6 个月 ~2 岁婴幼儿多见,>4 岁者少见。急性起病,病初常伴有发热和上呼吸道感染症状,常先有呕吐,继之出现腹泻。大便次数多,可达每天 10~20 次,量多,呈黄色水样或蛋花样,无腥臭味,常伴有脱水、酸中毒及电解质紊乱,少数重症患儿可并发病毒性脑炎、心肌炎等。本病有自限性,自然病程为 3~8 天,大便镜检偶有少量白细胞。②产毒性细菌引起的肠炎:夏季常见,起病较急。主要表现为腹泻、呕吐,大便呈水样或蛋花样含有黏液,常伴脱水、酸中毒和电解质紊乱,病程约 5~10 天,大便镜检无白细胞。③侵袭性细菌(侵袭性大肠埃希菌、空肠弯曲菌、耶尔森菌、鼠伤寒沙门菌等)引起的肠炎:全年均可发病,夏季多见,临床症状与细菌性痢疾相似,起病急,主要表现为高热,腹泻频繁,大便呈黏液脓状、含脓血、有腥臭味。常伴有恶心、呕吐、腹痛,可有里急后重,全身中毒症状较重,甚至发生休克,大便镜检可见大量白细胞和少量红细胞,粪便细菌培养可找到相应的致病菌。④出血性大肠埃希菌肠炎:大便次数多,起初为水样便,之后转为血性,有腥臭味,伴有腹痛,大便镜检有大量红细胞,常无白细胞,体温多正常。⑤抗生素相关性腹泻:病情复杂,临床症状多较重,多继发于长期使用广谱抗生素后,病程和症状与菌群失调程度相关(常见病原包括金黄色葡萄球菌、难辨梭状芽孢杆菌、沙门氏菌和白念珠菌等)。

2. 迁延性和慢性腹泻　以人工喂养儿多见。病因复杂。应注意询问有无感染、过敏、药物因素、酶缺陷和先天畸形等因素,有无营养不良及既往腹泻病史等。

【体检要点】

1. 全身一般情况评估　包括神志、血压、呼吸、心率和四肢循环(皮肤大理石花纹,肢端是否暖和等),有无皮疹,营养发育状态是否正常。

2. **全面体格检查**　了解有无发热、呼吸急促,心脏、双肺及腹部体征,以及神经系统检查情况。

【辅助检查】

1. **大便常规检查**

(1)无或偶见白细胞者为侵袭性细菌以外的病原体感染引起。

(2)有较多白细胞和红细胞,常见于各种侵袭性细菌感染。

(3)大便涂片有真菌孢子和菌丝为真菌感染所致(但要注意除外标本放置时间过长或口服真菌类肠道益生菌的情况)。

2. **病毒学检测**　疑为病毒感染者应进行病毒分离及抗原检测,如 ELISA、PCR 及核酸探针技术等。

3. **细菌学检查**

(1)细菌培养:大便细菌培养和药敏试验对细菌性肠炎可确诊,同时有利于选择有效的抗生素。

(2)病原菌抗原检测:采用对流免疫电泳、乳胶颗粒凝聚试验、ELISA 等进行病原菌抗原检测。

(3)PCR 及核酸探针技术等用于病原菌的基因诊断。

4. **血常规检查**　检测外周血白细胞总数、中性粒细胞计数、嗜酸性粒细胞计数等,了解有无炎症反应,注意寄生虫感染或食物过敏等。

5. **生化检查和血气分析**　检测血钠可确定脱水性质;血钾测定可反映体内缺钾的程度;血气分析及测定二氧化碳结合力可了解体内酸碱平衡情况,必要时可查血钙和血镁。

【诊断要点及鉴别诊断】

1. **诊断要点**

(1)根据病史(发病年龄、季节、接触史、不洁饮食史等)、临床表现和大便性状易于作出临床诊断。可按大便常规有无白细胞将腹泻分为两组:①大便无或偶见少量白细胞者:大多为侵袭性细菌以外的病因(如病毒、非侵袭性细菌、寄生虫等肠道内外感染或喂养不当、食物过敏)引起的腹泻,多为水样泻,有时伴脱水症状;②有较多白细胞者:常由各种侵袭性细菌感染引起,仅凭临床表现难以区别,必要时应进行大便细菌培养以及病原菌抗原检测。另应注意食物过敏问题。

(2)判断有无脱水(程度和性质)、电解质紊乱和酸碱失衡,评估其他脏器有无受损。

2. **鉴别诊断**

(1)大便无或偶见少量白细胞:①生理性腹泻:多见于 <6 个月婴儿,外观虚胖,常有湿疹。生后不久即出现腹泻,除大便次数增多外,无其他症状,食欲良好,生长发育正常,添加辅食后大便逐渐转为正常。②导致小肠消化吸收障碍的各种疾病:如乳糖酶缺乏、葡萄糖-半乳糖吸收不良、过敏性腹泻等,可根据各病特点进行鉴别。

(2)大便有较多白细胞:①细菌性痢疾:常有流行病学接触史,急性起病,全身中毒症状重,大便次数多,量少,呈脓血便伴里急后重。大便镜检有较多脓细胞、红细胞和吞噬细胞,大便细菌培养可确诊。②坏死性肠炎:中毒症状较重,高热、腹痛、腹胀、呕吐频繁。大便糊状呈暗红色,逐渐出现典型的赤豆汤样血便,常有休克。腹部立、卧位 X 线检查示小肠局限性充气扩张、肠间隙增宽、肠壁积气等。③食物蛋白过敏性直肠结肠炎:发病年龄小(生后

7 天~3 月龄),母乳喂养或混合喂养儿,无发热,一般情况好,为轻度腹泻,大便带血(多为小血凝块或血丝),大便常规可见较多红细胞,也可见白细胞,粪便隐血试验阳性。

【治疗原则】

治疗原则:调整饮食、加强护理、合理用药、预防和纠正脱水和预防并发症。急性腹泻侧重于维持水电解质平衡及抗感染;迁延性和慢性腹泻则应注意营养支持及肠道菌群失调问题。

1. 调整饮食　不主张禁食,但有严重呕吐者可暂禁食 4~6 小时(不禁水),病情好转后即恢复喂食。母乳喂养儿暂停辅食,继续哺乳;人工喂养儿可喂米汤、稀释牛奶或其他代乳品。腹泻停止后 2 周内每天加餐 1 次,给予营养丰富的饮食。

2. 加强护理　对感染性腹泻应注意消毒隔离,勤换尿布,便后清洗臀部,预防上行性泌尿系感染、尿布疹。勤翻身,预防继发性肺炎。按时喂水或低渗 ORS 溶液。掌握静脉补液的速度。

3. 药物治疗

(1)控制感染:①病毒性和非侵袭性细菌所致的急性肠炎一般不用抗生素,但对重症、新生儿、营养不良和免疫功能低下的患儿应酌情选用抗生素;②侵袭性细菌性肠炎需要使用抗生素治疗,可先针对可能的病原经验性选用抗菌药物,再根据大便细菌培养和药敏试验结果进行调整;③真菌性肠炎应停用抗生素,服用抗真菌药物治疗。

(2)微生态制剂:常用鼠李糖乳杆菌、双歧杆菌、嗜酸乳杆菌、布拉氏酵母菌和粪链球菌等益生菌制剂;

(3)肠黏膜保护剂:如谷氨酰胺、蒙脱石散。

(4)止泻剂:如鞣酸蛋白和碱式碳酸铋等,细菌感染性腹泻者中毒症状消失后才可酌情选用止泻剂。

(5)补锌治疗:对急性腹泻患儿补锌治疗,给予元素锌每天 20mg(>6 个月),6 个月以下婴儿每天 10mg,疗程 10~14 天。

4. 纠正水电解质紊乱和酸碱失衡

(1)口服补液:适用于腹泻时脱水的预防及纠正轻、中度脱水。常用口服补液盐低渗透压配方(ORS-Ⅲ),口服液量:轻度脱水 50~80ml/kg,中度脱水 80~100ml/kg,少量多次,于8~12 小时内将累计损失补足。按病情需要服用。呕吐频繁或腹泻脱水加重者应及时改用静脉补液。按年龄 ORS-Ⅲ用量建议,在每次稀便后补充一定量的液体:<6 个月者,50ml;6 个月~2 岁者,100ml;2~10 岁者,150ml;10 岁以上的患儿能喝多少给多少,直到腹泻停止。

(2)静脉补液:适用于中重度脱水、吐泻严重或口服补液失败者。

1)第一天补液:①补液总量(包括补充累计损失量、继续丢失量和生理需要量):一般轻度脱水约为 90~120ml/kg,中度脱水 120~150ml/kg,重度脱水 150~180ml/kg。②补液种类:等渗脱水选用 1/2 张含钠液;低渗脱水选用 2/3 张含钠液;高渗脱水,首批液体选用等张、3/4 张或 2/3 张含钠液。若临床判断脱水性质有困难时,可暂按等渗脱水处理。③输液速度:累计损失量一般在 8~12 小时补完,每小时 8~10ml/kg,余量于 12~16 小时内补完,每小时约 5ml/kg。对重症脱水伴有明显周围循环障碍者应先快速扩容,用等张含钠液(2∶1 液)20ml/kg(每次总量不超过 300ml),在 30~60 分钟内快速输入。④纠正酸中毒,对中度、重度酸中毒可根据临床症状结合血气分析结果,加碱性液纠正。⑤纠正低钾血症,见尿后补钾或

就诊前 6 小时内有尿即应及时补钾,补钾浓度 <0.3%,每天补钾时间 >8 小时,一般持续补钾
4~6 天,可口服补钾。⑥纠正低钙、低镁血症,出现低钙症状时可用 10% 葡萄糖酸钙注射液
5~10ml 加等量葡萄糖稀释后缓慢静静脉滴注;低镁者用 25% 硫酸镁注射液按 0.1mg/kg 深
部肌内注射,每天 2~3 次,症状缓解后停用。

2)第二天补液:主要是补充继续损失量和生理需要量。一般可改为口服补液,若腹泻
仍频繁或口服量不足者,仍需静脉输注。补液量根据吐泻和进食情况估算,继续损失量一般
按 10~40ml(/kg·d)估算,常用 1/2~1/3 张含钠液;生理需要量为 60~80ml(/kg·d),用 1/3~1/5
张含钠液补充。将这两部分相加,于 12~24 小时均匀静滴,同时要注意继续补钾和纠正酸
中毒。

5. 迁延性和慢性腹泻的治疗　针对病因采取综合治疗措施。

(1)积极寻找引起病因,切忌滥用抗生素。

(2)营养治疗:①继续母乳喂养。②要素饮食(由氨基酸、葡萄糖、中链甘油三酯、多种维
生素和微量元素组成):适用于慢性腹泻的患儿。③有双糖酶缺乏时可添加乳糖酶,也可用
去乳糖配方奶粉。有些患儿在应用无双糖饮食后腹泻仍不改善时,应考虑对蛋白质过敏的
可能,应采用其他饮食或无乳糖水解蛋白配方饮食。④静脉营养:适用于不能耐受口服营
养支持者。推荐方案:10% 脂肪乳 2~3g(/kg·d),复方氨基酸 2~2.5g(/kg·d),葡萄糖 12~15g
(/kg·d),电解质及多种微量元素适量,液体 120~150ml(/kg·d),热卡 50~90kcal(/kg·d),病情
好转后改为口服,及时补充各种微量元素和维生素,有助于肠黏膜的修复。⑤可使用微生态
制剂和肠黏膜保护剂。

(3)积极治疗各种并发症:及时纠正脱水及电解质、酸碱平衡紊乱,治疗贫血、营养不良
及各种维生素缺乏症。

(4)中医辨证施治:可予中药、推拿、捏脊或针灸等疗法。

【预防】

1. 加强卫生宣教,对水源和食品卫生严格管理。

2. 提倡母乳喂养至少到 4~6 月龄,避免在夏季断奶,逐步添加辅食。

3. 培养儿童良好的卫生习惯,饭前便后洗手。

4. 做好日常消毒工作,包括食品、食具、尿布、便器和玩具等。

5. 气候变化时注意护理。

6. 在新生儿病室、托幼机构及医院中注意消毒隔离,发现腹泻患儿和病原携带者应隔
离治疗,对粪便要及时消毒处理。

7. 避免长期使用广谱抗生素。

【转诊指征】

1. 腹泻伴严重并发症,如重度脱水、惊厥、心肌炎、重度酸中毒等。

2. 高渗性脱水。

3. 迁延性和慢性腹泻。

【常见临床问题及沟通要点】

1. 根据大便常规初步判断腹泻病的病因　①大便常规提示无或偶见白细胞时,如果伴
发热者多为侵袭性细菌以外的病原体感染,如果无发热者则多为消化不良或食物过敏引起;
②大便镜检发现有较多白细胞和红细胞时,如果伴有发热,则多为各种侵袭性细菌感染,如

果伴有呕吐和阵发性哭闹,则应注意除外肠套叠,如果无发热,且为小婴儿,则应注意除外食物过敏可能;③如果大便涂片发现真菌孢子和菌丝,则是真菌感染所致,但要注意,尤其是环境温度高、标本存留送检时间太长、大便中本身存在的真菌生长以及口服益生菌等对检查结果的影响。

2. 腹泻患儿一般不能禁止饮食,除非是呕吐严重的患儿,可暂时禁食(4~6小时),但不能禁止饮水。

3. 食物过敏是由免疫机制介导,对食物中的蛋白质反复发生的一系列临床反应,大多也会导致腹泻,常见过敏原为牛奶、鸡蛋、花生、大豆、小麦、坚果、鱼类和贝类等,分为三类:

(1)IgE介导型:常见荨麻疹、血管神经性水肿、全身性过敏反应、呼吸道症状(鼻炎、喉痉挛、支气管痉挛)。症状可出现在进食后几分钟或几秒内(首次发作多在2小时内)。皮肤、黏膜症状常最早出现。

(2)非IgE介导型:①食物蛋白诱导的小肠结肠炎综合征:大多发生于新生儿期和婴儿早期,多见于配方奶喂养或混合喂养的婴幼儿,纯母乳喂养儿少见。男性略多于女性。表现为消化道和皮肤症状。回避过敏食物后再重新摄入2小时内,重新出现呕吐、腹泻,甚至低血压,伴中性粒细胞增高。主要过敏原为牛奶和大豆。②食物蛋白诱导的直肠结肠炎:纯母乳喂养儿多见,可在生后第1周发病,6月龄内最常见。表现为腹泻,粪便性状多变(可为正常便,或为黏液便、血丝便或鲜血便)。少数患儿可出现贫血、低蛋白血症或外周血嗜酸性粒细胞增多。③食物蛋白诱导的肠病:大多在1岁内出现症状,主要是小肠受累,表现为摄入致敏食物数天后出现慢性腹泻、呕吐,可伴有脂肪泻和乳糖不耐,也可出现肠吸收不良综合征或蛋白丢失性肠病表现(营养不良、生长迟缓、低蛋白血症、低蛋白性水肿)。食物回避处理后,患儿临床症状可明显改善。本病临床表现与乳糜泻类似,但小肠黏膜损伤大约在3岁时可好转。

(3)IgE与非IgE混合介导型:过敏性嗜酸性粒细胞性胃肠病,任何年龄段均可发病,多见于年长儿。常因多重食物过敏所致,如牛奶、鸡蛋、大豆、谷类及鱼类等。主要表现:慢性腹痛、腹泻,可伴低热、呕吐、血便、腹水、贫血或蛋白丢失性肠病等。回避摄入过敏食物6~12周临床症状才会消失。食物过敏的治疗主要是严格的食物过敏原回避。

(詹　学)

第九节　新生儿肝炎综合征

学习目标

1. 掌握　新生儿肝炎综合征的诊断要点和转诊指征。
2. 熟悉　新生儿肝炎综合征的临床表现、辅助检查和鉴别诊断。
3. 了解　新生儿肝炎综合征的常见病因。

新生儿肝炎综合征是指1岁以内婴儿出现黄疸、肝脾大和肝功能异常(血清转氨酶异常)的临床症候群,为原因不明的临床综合征。病因复杂,如果最终能查明病因者,即可按病因进行诊断,如巨细胞病毒肝炎、胆道闭锁等。

新生儿肝炎综合征的病因主要包括感染和非感染(包括先天性代谢异常、肝内外胆道畸形等)。母乳性黄疸不属于新生儿肝炎综合征的范畴。

1. **感染** 包括肝脏的原发感染和全身感染时累及肝脏。

(1)病毒以及除细菌外的其他病原体感染:肝细胞大多受病原体直接损伤或免疫损伤,导致胆红素代谢障碍而引起新生儿肝炎综合征。TORCH 包括了主要的病原:弓形虫(toxoplasma)、风疹(rubella virus)、巨细胞病毒(cytomegalovirus)、单纯疱疹病毒(herpes simplex virus)、其他(other)病原(包括肝炎病毒、柯萨奇病毒 B 组、埃可病毒、EB 病毒、腺病毒、梅毒螺旋体、真菌和 HIV 等)。

(2)细菌(如金黄色葡萄球菌、大肠埃希菌、沙门氏菌、链球菌、肺炎球菌,条件致病菌如表皮葡萄球菌、四联球菌等)感染:导致脓毒症造成中毒性肝炎,使肝细胞受损而引起新生儿肝炎综合征的发生。细菌入侵的门户:①口腔:在民间流传着一些不好的风俗,比如给新生儿洗口腔(用淘米水)、挑"马牙",使口腔黏膜破损,细菌入血,引起败血症;②脐部:新生儿易发生脐炎;③呼吸道、泌尿道、皮肤等。

2. **先天性代谢缺陷** 主要为酶先天性缺乏,使中间产物在肝脏异常堆积,对肝细胞造成损害所致,常见的疾病包括:

(1)碳水化合物代谢障碍:如半乳糖血症、遗传性果糖不耐症,以及糖原贮积病 I、III、IV 型等。

(2)氨基酸及蛋白质代谢障碍:如酪氨酸血症、高蛋氨酸血症等。

(3)脂类代谢障碍:如尼曼 - 匹克病(神经鞘磷脂酶缺陷)、戈谢病(葡萄糖脑苷酯酶缺陷)等。

(4)胆汁酸和胆红素代谢障碍:如进行性家族性肝内胆汁淤积症(PFIC),主要包括 PFIC - I 型(*ATP8B1* 基因缺陷)、PFIC - II 型(*BSEP* 基因缺陷)和 PFIC - III 型(*ABCB11* 基因缺陷);3β- 羟基 -C27- 类固醇脱氢酶 / 异构酶缺陷(*HSD3B7* 基因变异)、δ-4-3- 氧固醇 -5β- 还原酶缺陷、氧固醇 7α- 羟化酶缺陷、25- 羟化酶缺陷;Dubin-Johnson 综合征、Gilbert 综合征、Crigler-Najjar 综合征等。

(5)α_1- 抗胰蛋白酶缺乏症。

(6)其他代谢障碍:如 Citrin 缺陷致新生儿肝内胆汁淤积(NICCD)、黏多糖病、特发性肝血色素沉着病、肝豆状核变性等。

3. **肝内或肝外胆道异常** 包括先天性胆道闭锁,先天性胆管扩张,如胆总管囊肿、Calori 病、Alagille 综合征。

4. **毒性作用** 如药物作用、胃肠道营养相关性胆汁淤积等。

5. **其他** 包括肝内占位性病变、全身性疾病(如噬血细胞性淋巴组织细胞增多症、朗格汉斯细胞组织细胞增生症等)及部分病因不明的特发性肝炎。

【病史要点】

1. **起病时间** 遗传代谢性疾病发病可早可晚;胆道畸形者多于生后出现,病情逐渐进展;宫内感染性疾病多于出生时即有表现;产时感染者多于生后 2 周内发病;注意询问病前有无用药史及长期静脉营养病史。

2. **有无黄疸**　皮肤与巩膜呈黄色,常为新生儿肝炎综合征的首发症状,多于 3 个月内发生。常表现为新生儿生理性黄疸持续不退或退而又现,并逐渐明显,也可与新生儿生理性黄疸重叠或间隔再现。胆红素代谢障碍者,以间接胆红素增高为主,皮肤呈亮黄色;胆汁淤积者,以直接胆红素增高为主,皮肤为暗黄或黄绿色,伴皮肤瘙痒。

3. **有无大便颜色和尿色改变**　感染和部分遗传代谢性疾病引起肝细胞受损为主时,尿色和粪便颜色可间断或一直呈黄色。胆汁淤积时,大便色浅或呈陶土色,尿色加深呈茶色或浓茶色,而当淤胆严重,胆红素可经肠壁分泌至肠腔,大便呈外黄内白。

4. **有无腹泻、出血倾向、营养不良或发育落后**　因脂质吸收不良,可出现脂肪泻;长期脂溶性维生素吸收不良及肝功能异常,可出现凝血功能障碍、佝偻病、夜视力受损;蛋白质合成不足,可引起营养不良,导致发育落后。

5. **有无精神和神经系统异常**　有无喂养困难、意识变化(如易激惹、烦躁、惊厥、嗜睡、昏迷等),有无肌张力增高或降低等。肝功能严重受损时常导致高氨血症和肝性脑病。

【**体检要点**】
1. 注意患儿一般生命体征、营养状态,有无特殊面容等。
2. 注意皮肤和黏膜有无黄染、出血点、色素沉着、皮疹、黄瘤等。
3. **注意腹部体征**　有无腹胀、腹腔积液、腹壁静脉曲张等。
4. **注意肝、脾大小和质地改变**　肝脏增大超过相应各年龄组正常上限和 / 或质地中 - 偏硬。继发于肝硬化或因肝脾同时受累时,可出现脾大。
5. **精神和神经系统异常**　有无嗜睡、易激惹、烦躁、惊厥等;有无肌张力增高或降低,有无异常神经反射。

【**辅助检查**】
1. **血常规检查**　了解感染、血小板数量、贫血和溶血等情况。
2. **肝功能检查**　结合胆红素和非结合胆红素增高的比例及程度各异;丙氨酸氨基转移酶可升高;血清胆汁酸、γ- 谷氨酰转肽酶、碱性磷酸酶、5′- 核苷酸酶,等反映胆管淤胆的指标增高,但 PFIC-Ⅰ和 PFIC-Ⅱ型的 γ- 谷氨酰转肽酶是正常或降低的;血清白蛋白、凝血因子和纤维蛋白原等反映肝脏合成功能的指标可能降低;甲胎蛋白持续增高时,常提示肝细胞有破坏,再生活跃。
3. **病原学检查**　包括病原体的抗原、特异性抗体和核酸检测;细菌(血液、尿液或活检组织等)或真菌培养、病毒分离等。
4. **代谢性肝病筛查**　空腹血糖、血氨 + 血乳酸、血气分析、阴离子间隙测定、TSH 筛查、尿酮体等初步筛查遗传代谢性疾病,再结合串联质谱检测血液、尿液中的氨基酸和有机酸水平、α_1- 抗胰蛋白酶水平检测等,初步确定临床诊断。
5. **基因检测**　采用基因诊断技术可明确病因和致病基因位点,利于疾病精确诊断和随后的个体化治疗。
6. **影像学检查**　包括 B 超、X 线、MRI 检查和核素扫描等,了解骨骼、脏器结构异常和占位性病变。
7. **胆汁引流**　持续十二指肠引流,行胆汁成分分析和细菌培养。
8. **肝活组织病例检查**　可取肝组织行病理检查,包括免疫组织化学、酶学、光镜、电镜、培养等。

【诊断要点及鉴别诊断】

根据病史、临床表现及实验室检查可作出诊断，但病因诊断才最为重要，与预后和治疗有关。符合以下 4 个条件即可诊断新生儿肝炎综合征：发病于婴儿期、黄疸、肝大和 / 或质地改变及丙氨酸氨基转移酶升高。一般而言，遗传代谢性疾病和肝内胆管发育异常的患儿病情一般较重，多呈进展性。新生儿肝炎综合征临床病症有时错综复杂，故应根据患儿病情特点结合辅助检查综合分析病因进行诊断和鉴别诊断。

【治疗原则】

包括病因治疗和对症处理。

1. 病因治疗

(1) 若为病毒感染所致，常缺乏特殊药物，对 CMV 感染者可试用更昔洛韦，但要注意骨髓抑制等毒副作用。

(2) 若为细菌感染，则应选用有效抗生素静脉治疗。

(3) 若为代谢障碍引起则根据不同病因进行药物、骨髓移植或特殊食物治疗，如黏多糖病可行骨髓移植、酶替代等治疗，NICCD 需去乳糖食物喂养等。

(4) 肝内胆管发育异常者，选择最佳时机手术治疗。

2. 对症支持治疗

(1) 利胆退黄：促进胆汁分泌和排泄。常用药物：①熊去氧胆酸 10~30mg/(kg·d)，分 2 次口服，胆道闭锁禁用；②考来烯胺 0.25~0.50g/(kg·d) 餐后顿服次口服；③苯巴比妥口服；④中药方剂(茵陈、山栀、大黄等)；⑤ S- 腺苷蛋氨酸；⑥糖皮质激素：可减轻毛细胆管炎症，有促进胆汁分泌作用，但临床有争议。

(2) 保肝治疗：保护肝细胞，促进肝细胞新陈代谢和能量供给，可予 ATP、辅酶 A、复合维生素 B 和维生素 C、肌苷、阿拓莫兰；亦可加用降酶药物，如齐墩果酸、甘草酸二胺等；促进肝细胞再生可予肝细胞生长因子；免疫性肝胆病变可予激素和免疫抑制剂治疗。

(3) 支持治疗：补充脂溶性维生素(维生素 A、D、E、K)和富含中链脂肪酸的要素饮食(氨基酸代谢障碍者，视情况给予特殊配方奶粉喂养)；必要时静脉输注白蛋白、丙种球蛋白和凝血因子等。

3. 肝移植　新生儿肝炎综合征最终发生肝硬化失代偿时，评估利弊后可给予肝移植。

【预防】

1. 遗传咨询。

2. 产前和产后筛查。

3. **预防感染**　包括母孕期和小儿出生后。

【转诊指征】

1. 出现黄疸的新生儿。

2. 出现喂养困难、嗜睡、肌张力降低、易激惹、烦躁或惊厥者。

3. 黄疸伴大便颜色变浅和 / 或尿色加深者。

4. 肝功能异常者。

【常见临床问题及沟通要点】

1. 母乳性黄疸发生在单纯母乳喂养儿中，小儿一般情况良好，在生后 4~7 天出现黄疸，2~4 周达高峰，无溶血或贫血表现。间接胆红素增高，肝酶正常，TORCH 和肝炎标志物阴性。黄疸期间若停喂母乳,复查肝功能,若胆红素下降一半以上,即可确诊。处理:可暂停母乳 3~5 天,亦可少量多次母乳喂养,或添加益生菌减少胆红素肝肠循环;当胆红素 >342μmol/L,可给予光疗和 / 或加用肝酶诱导剂口服治疗。

2. 新生儿肝炎综合征的诊断并不容易,首先需明确是感染因素或是非感染因素引起,然后再进一步寻找具体病因,有部分患儿始终无法查明原因。

3. 若新生儿肝炎综合征患儿确实为乙型肝炎病毒或巨细胞病毒感染所致,且有抗病毒药物使用指征时才需要抗病毒治疗。

(詹 学)

第八章

呼吸系统疾病

知识要点

√ 肺炎是全球 5 岁以下儿童死亡的主要原因之一,部分重症肺炎是儿童罹患慢性气道和肺疾病、影响生命质量的重要原因。

√ 哮喘是儿童期最常见的慢性呼吸系统疾病,我国约有 30% 的城市儿童哮喘未得到及时诊断,约有 20% 以上儿童哮喘未达到良好控制,早期诊断、规范化管理是提高儿童哮喘控制水平和改善预后的重要手段。

第一节　概　　述

学习目标

1. 掌握　不同年龄阶段儿童的呼吸系统解剖生理特点。
2. 熟悉　儿童呼吸系统疾病的疾病谱。
3. 了解　呼吸系统疾病的诊断思路及相关检查临床意义。

【解剖特点】

1. **上呼吸道**　婴幼儿鼻腔较成人短,无鼻毛,后鼻道狭窄,黏膜柔嫩血管丰富,易于感染;感染时后鼻腔易堵塞而致呼吸与吸吮困难。鼻腔黏膜与鼻窦黏膜连续,且鼻窦口相对较大,故急性鼻炎时易致鼻窦炎。咽鼓管较宽、直、短,呈水平位,因而鼻咽炎易致中耳炎。咽部亦较狭窄方向垂直。腭扁桃体至 1 岁末逐渐增大,4~10 岁达发育高峰,14~15 岁时逐渐退化,故扁桃体炎婴儿少见。喉部呈漏斗状,喉腔较窄,声门裂相对狭窄,软骨柔软,黏膜娇嫩且富含血管及淋巴组织,轻微炎症即可引起声音嘶哑和吸气性呼吸困难。

2. **下呼吸道**　婴幼儿的气管、支气管较成人狭窄;软骨柔软,缺乏弹力组织,支撑作用薄弱,呼气时易受压,可导致气体滞留;儿童的气道黏膜柔嫩,血管丰富;含有丰富的黏液腺,纤毛运动差而清除能力差。左主支气管细长,由气管向侧方伸出;而右主支气管短粗,为气管直接延伸,异物较易坠入右主支气管。

3. **肺泡** 儿童肺泡数量小且面积小,弹力组织发育较差,血管丰富,间质发育旺盛,导致肺含血量多而含气量少,易于感染。成人肺泡间存在 Kohn 孔,儿童 2 岁以后才出现,故新生儿及婴儿无侧支通气。

4. **胸廓** 婴幼儿胸廓短、呈桶状,肋骨水平位,肋间肌欠发达,不能在吸气时增加胸廓扩展。呼吸主要靠膈肌,而膈呈横位且位置较高,加以胸腔较小而肺相对较大,呼吸时胸廓活动范围小,肺不能充分扩张。膈肌和肋间肌中耐疲劳的肌纤维数量少,新生儿只有 25%,3 个月时亦只有 40%,容易引起呼吸衰竭。

【生理特点】

1. **呼吸频率、节律** 年龄越小呼吸频率越快,新生儿 40~44 次 /min,~1 岁 30 次 /min,~3 岁 24 次 /min,~7 岁 22 次 /min,~14 岁 20 次 /min,~18 岁 16~18 次 /min。婴幼儿由于呼吸中枢发育不完善,易出现呼吸节律不齐、间歇、暂停等现象,尤以早产儿、新生儿明显。

2. **呼吸类型** 婴幼儿为腹式呼吸,随年龄增长,膈肌和腹腔脏器下降,肋骨由水平转为斜位,逐渐转为胸腹式呼吸。7 岁以后逐渐接近成人。

3. **呼吸功能特点**

(1)肺活量:儿童肺活量约为 50~70ml/kg。在安静状态下,年长儿仅用肺活量的 12.5% 来呼吸,而婴幼儿则用 30% 左右,说明婴幼儿呼吸储备量较小。儿童发生呼吸障碍时其代偿呼吸量最大不超过正常的 2.5 倍,而成人可达 10 倍,因此容易发生呼吸衰竭。

(2)潮气量:儿童潮气量约为 6~10ml/kg,年龄越小潮气量越小,无效腔 / 潮气量比值大于成人。

(3)每分通气量:正常婴幼儿由于呼吸频率较快,每分通气量若按体表面积计算与成人相近。

(4)气体弥散量:儿童肺脏小,肺泡毛细血管总面积与总容量均较成人小,故气体弥散量也小,但以单位肺容积计则与成人相近。

(5)气道阻力:气道阻力与管道半径 4 次方成反比,由于儿童气道管径细小,气道阻力大于成人,在呼吸道梗阻时尤为明显。气道管径随发育而增大,阻力随年龄增大而递减。

【免疫特点】

儿童呼吸道的非特异性和特异性免疫功能均较差,如咳嗽反射弱,纤毛运动功能差,肺泡巨噬细胞功能欠佳。婴幼儿的分泌型 IgA、IgA、IgG 和 IgG 亚类含量均低,乳铁蛋白、溶菌酶、干扰素、补体等的数量和活性不足,故易患呼吸道感染。

上述特点使儿童容易发生呼吸道感染,由于各项呼吸功能储备能力均较低,缺氧时其代偿呼吸量最多不超过正常的 2.5 倍,较易发生呼吸衰竭。

【检查方法】

1. **呼吸系统体格检查时的重要体征**

(1)呼吸频率改变:呼吸困难的第一征象为呼吸增快,年龄越小越明显。WHO 制定的《儿童急性呼吸道感染防治规划》特别强调呼吸增快是儿童肺炎的主要表现。呼吸急促指:<2 月龄幼婴,呼吸 ≥60 次 /min;2~12 个月龄,呼吸 ≥50 次 /min;1~5 岁,呼吸 ≥40 次 /min。在呼吸系统疾病中出现慢或不规则的呼吸是危险的征象,需要引起重视。

(2)异常呼吸音:哮鸣音常于呼气相明显,提示细小支气管梗阻。不固定的中粗湿啰音常来自支气管的分泌物。于吸气相,特别是深吸气末,听到固定不变的细湿啰音,提示肺泡内存在分泌物,常见于各种肺炎。小婴儿因呼吸浅快,啰音可不明显。要注意呼吸音的强度,可以此估计进气量的多少,在严重气道梗阻时几乎听不到呼吸音,是病情危重的征象。

(3)发绀:是血氧下降的重要表现。周围性发绀是指血流较慢,动、静脉氧差较大部位(如肢端)的发绀;中心性发绀是指血流较快,动、静脉氧差较小部位(如口唇、黏膜)的发绀。后者常较前者发生晚,但更有意义。毛细血管内还原血红蛋白量达 40~60g/L 可出现发绀(相当于动脉内还原血红蛋白 30g/L),严重贫血时虽然血氧饱和度明显下降也不一定出现发绀。

(4)吸气时胸廓凹陷:婴幼儿上呼吸道梗阻或严重肺部病变时,由于胸廓软弱,用力吸气时胸腔内负压增加,可引起胸骨上窝、锁骨上窝及肋间凹陷,又称"三凹征"。

(5)吸气性喘鸣:正常儿童吸呼时间比约为 1:1.5~1:2.0,如果吸气时出现喘鸣音,同时伴有吸气延长,是上呼吸道梗阻的表现。

(6)呼气呻吟:是小婴儿下呼吸道梗阻和肺扩张不良的表现,常见于新生儿呼吸窘迫综合征。其作用是在声门半关闭的情况下,声门远端呼气时压力增加,有利于已萎陷的肺泡扩张。下呼吸道梗阻时还可闻及呼气相哮鸣音,常伴有呼气相延长。

(7)杵状指/趾:由于慢性缺氧,指/趾骨末端背侧软组织增生,甲床抬高可以导致杵状指/趾。常见于支气管扩张,也可见于迁延性肺炎、慢性哮喘等慢性肺疾患;肺外因素有发绀型先天性心脏病等。

2. 血气分析 可了解气体交换和血液酸碱平衡状态,为诊断治疗提供依据。当儿童动脉血气分析动脉血氧分压(PaO_2)<60mmHg(7.98kPa),或/和动脉二氧化碳分压($PaCO_2$)>50mmHg(6.67kPa),为呼吸衰竭。儿童血气分析正常值见表 8-1。

表 8-1 儿童血气分析正常值

项目	新生儿	2岁以内	2岁以后
pH	7.35~7.45	7.35~7.45	7.35~7.45
PaO_2(kPa)	8~12	10.6~13.3	10.6~13.3
$PaCO_2$(kPa)	4.00~4.67	4.00~4.67	4.00~4.67
HCO_3^-(mmol/L)	20~22	20~22	20~22
BE(mmol/L)	−6~+2	−6~+2	−4~+2
SaO_2(%)	90~97	95~97	96~98

3. 胸部影像学

(1)X 线检查:是最常用的检查方法,可满足大部分临床需要。目前数字化胸部 X 线照射术已迅速取代了传统方法,可迅速获得、传送并阅读胸部 X 线片。

(2)CT 检查:CT 技术的发展极大提高了儿童呼吸系统疾病的诊断率。螺旋 CT 可在儿童平静呼吸时完成胸部连续扫描,减少呼吸影响和部分容积效应,增加肺部病变检出率,还能通过三维图像重建术观察气道内外局部结构。高分辨率 CT 有利于间质性肺疾病和支气管扩张等病变的诊断。

（3）MRI 检查：特别适合于肺门及纵隔肿块或淋巴结的检查，在显示肿块与肺门、纵隔血管关系方面优于 CT。气管及血管的同时三维成像能非常清楚地显示儿童异常血管环对气道的压迫。

4. 肺功能测定　肺容量包括潮气量、肺活量、功能残气量、残气容积、肺总量等，5 岁以上儿童可进行较全面的肺功能检查。脉冲震荡需要患儿配合较少，可对 3 岁以上的患儿进行检查。应用人体体积描记法和潮气 - 流速容量曲线技术已经使婴幼儿肺功能检查成为可能。

5. 呼吸内镜　软式支气管镜适用于咯血或痰中带血、慢性咳嗽、喘息、肺不张、肺炎、肺门增大及阴影的诊断与鉴别诊断；可钳取异物、清除分泌物，作肺活体组织检查及灌洗等，有利于肺炎病原的诊断和难治性肺炎的治疗。近年来球囊扩张、冷冻、电凝、支架植入等支气管镜下介入治疗也已应用于儿科临床。胸腔镜是利用带有光源的金属细管，经胸壁切口进入胸腔，用以观察胸膜及肺部病变，并治疗某些胸膜腔疾病。

（罗征秀）

第二节　急性上呼吸道感染

学习目标

1. **掌握**　一般类型及特殊类型急性上呼吸道感染的临床表现。急性上呼吸道感染治疗原则。

2. **熟悉**　引起急性上呼吸道感染的常见病因。

3. **了解**　急性上呼吸道感染的发病情况。

急性上呼吸道感染（acute upper respiratory infection，AURI）是指由各种病原引起的上呼吸道的急性感染，俗称"感冒"，是儿童时期最常见的疾病。该病主要侵犯鼻、鼻咽和咽部，导致急性鼻咽炎、急性咽炎、急性扁桃体炎等。

各种病毒和细菌均可引起急性上呼吸道感染，但 90% 以上为病毒，主要有鼻病毒（rhinovirus，RV）、呼吸道合胞病毒（respiratory syncytial virus，RSV）、腺病毒（adenovirus，ADV）、冠状病毒（coronal virus）等。病毒感染后可继发细菌感染，最常见的是溶血性链球菌，其次为肺炎球菌、流感嗜血杆菌等，肺炎支原体亦可引起。本病症状轻重不一，与年龄、病原和机体抵抗力不同有关。婴幼儿起病急，以全身症状为主，局部症状较轻，可因发热引起热性惊厥。

【病史要点】

1. 一般类型上呼吸道感染

（1）局部症状：鼻塞、流涕、喷嚏、干咳、咽痒、咽痛等，多于 3~4 天内痊愈。

（2）全身症状：发热、烦躁不安、头痛、全身不适、乏力等。部分患儿有食欲缺乏、呕吐、腹泻、腹痛等消化系统症状。腹痛多为脐周阵性疼痛，无压痛，可能为肠痉挛所致；如腹痛持续存在,多为并发急性肠系膜淋巴结炎。

2. 特殊类型上呼吸道感染

(1)疱疹性咽峡炎:高热、咽痛、流涎、厌食、呕吐等。

(2)咽眼结合膜热:高热、咽痛、眼部刺痛,有时伴胃肠道症状。

【体检要点】

1. 一般情况　精神反应及意识状态。

2. 咽部充血、扁桃体肿大情况,咽腭弓、悬雍垂、软腭处有无疱疹、溃疡,有无滤泡性眼结膜炎,有无结合膜充血、球结膜出血。

3. 有无皮疹及皮疹性质,有无颈部、颌下及耳后淋巴结肿大。

4. 有无心、肺异常。

5. 腹痛者应检查有无固定压痛或肌紧张等急腹症体征。

【辅助检查】

1. 外周血白细胞计数及分类计数。

2. 必要时做咽拭子培养或呼吸道病毒免疫荧光检测。

【诊断与鉴别诊断】

1. 流行性感冒　为流感病毒所致,有明显流行病史。全身症状重,如发热、头痛、咽痛、肌肉酸痛等。上呼吸道卡他症状可不明显。

2. 急性传染病　早期上呼吸道感染常为各种传染病(如麻疹、流行性脑脊髓膜炎、百日咳、猩红热、脊髓灰质炎等)的前驱症状,应结合流行病学史、临床表现及实验室资料综合分析,并观察病情演变加以鉴别。

3. 急性阑尾炎　上呼吸道感染伴腹痛者应与本病鉴别。急性阑尾炎腹痛常先于发热,以右下腹为主,呈持续性,有腹肌紧张和固定压痛点,外周血白细胞及中性粒细胞增高。

4. 过敏性鼻炎　某些学龄前或学龄儿童“感冒”症状如流涕、打喷嚏持续超过 2 周或反复发作,而全身症状较轻,则应考虑过敏性鼻炎的可能,鼻拭子涂片嗜酸粒细胞增多有助于诊断。

【病情观察及随访要点】

1. 随访感染是否波及邻近器官或向下蔓延,引起中耳炎、鼻窦炎、咽后壁脓肿、颈淋巴结炎、喉炎、气管炎、支气管肺炎等并发症。

2. 年幼儿发热防治热性惊厥。

3. 年长儿若患 A 组 β 溶血性链球菌咽峡炎,随访急性肾炎、风湿热等。

【治疗】

1. 一般治疗　休息、多饮水,注意呼吸道隔离,预防并发症。

2. 病因治疗

(1)抗病毒治疗:急性上呼吸道感染以病毒感染多见,单纯的病毒性上呼吸道感染属于自限性疾病。普通感冒尚无特异性抗病毒药物。若为流感病毒感染,可用磷酸奥司他韦口服,疗程 5 天。

(2)抗菌药物:病毒性上呼吸道感染继发细菌感染或细菌性上呼吸道感染,可选用抗菌药物治疗,常用青霉素类、头孢菌素或大环内酯类抗菌药物。

3. 对症治疗

(1)高热者可给予布洛芬、对乙酰氨基酚,也可采用物理降温,如温湿敷或温水浴降温。

(2)发生热性惊厥者可给予镇静、止惊等处理。

(3)鼻塞可酌情给予减充血剂,咽痛可含服咽喉片。

【预防】

加强体格锻炼、增强抵抗力;提倡母乳喂养;避免被动吸烟;防治佝偻病及营养不良;避免去人多拥挤、通风不畅的公共场所。

【转诊指征】

1. 经治疗后无好转需进一步鉴别其他疾病者。

2. 出现并发症、诊治困难者。

【常见临床问题及沟通要点】

1. 病毒是上呼吸道感染最常见病因,不推荐常规使用抗菌药物。

2. 对上呼吸道感染患儿应密切监测病情变化,防治并发症并做好鉴别诊断。

3. 上呼吸道感染病程约 3~5 天,若体温持续不退或病情加重,应考虑感染可能侵袭其他部位。

(罗征秀)

第三节　急性感染性喉炎

学习目标

1. 掌握　急性感染性喉炎和喉梗阻的临床表现及治疗。

2. 了解　急性感染性喉炎的病因。

急性感染性喉炎(acute infectious laryngitis)是指喉部黏膜的急性弥漫性炎症,以犬吠样咳嗽、声嘶、喉鸣、吸气性呼吸困难为临床特征。冬春季节多发,且多见于婴幼儿。可由病毒或细菌感染引起,也可并发于麻疹、百日咳和流感等急性传染病。常见的病毒为副流感病毒、流感病毒和腺病毒,常见的细菌为金黄色葡萄球菌、链球菌和肺炎链球菌。由于儿童喉部解剖特点,炎症时易充血、水肿而出现喉梗阻。

【病史要点】

1. 起病缓急、诱因、病程。

2. 发热、犬吠样咳嗽、声嘶、吸气性喉鸣和三凹征等进展情况。

3. 精神、食欲、大小便情况。

4. 既往有无类似发作、有无异物吸入。

【体检要点】

1. **一般情况**　精神反应及意识状态。

2. 有无发绀、烦躁不安、面色改变、吸气性三凹征。

3. 咽喉部、声带充血、水肿情况,扁桃体体情况;呼吸频率、呼吸音、脉搏、心率等心肺体征改变情况。

4. **有无喉梗阻表现**　按吸气性呼吸困难的轻重,将喉梗阻分为 4 度(表 8-2)。

表 8-2　喉梗阻分度

分度	临床表现
Ⅰ度	活动后出现吸气性喉鸣和呼吸困难,肺部听诊呼吸音及心率无改变
Ⅱ度	安静时也可出现喉鸣和吸气性呼吸困难,肺部听诊可闻及喉传导音或管状呼吸音,心率加快
Ⅲ度	除上述喉梗阻症状外,因缺氧而出现烦躁不安、口唇及指 / 趾发绀、双眼圆睁、惊恐万状、头面部出汗,肺部呼吸音明显降低,心率快,心音低钝
Ⅳ度	渐显衰竭、昏睡状态,由于无力呼吸,三凹征可不明显,面色苍白发灰,肺部听诊呼吸音几乎消失,仅有气管传导音,心律不齐,心音钝、弱

【诊断和鉴别诊断】

根据急性起病的犬吠样咳嗽、声嘶、喉鸣、吸气性呼吸困难等临床表现不难诊断,但应与喉痉挛、喉或气管异物、喉先天性畸形、白喉、急性会厌炎等所致的喉梗阻鉴别。

【治疗】

1. **一般治疗**　保持呼吸道通畅,防止缺氧加重,缺氧者给予吸氧。

2. **糖皮质激素治疗**　有抗炎和抑制变态反应等作用,能及时减轻喉头水肿,缓解喉梗阻。病情较轻者可口服泼尼松,Ⅱ度以上喉梗阻患儿应给予静脉滴注氢化可的松或甲泼尼龙。足量布地奈德混悬液雾化吸入可促进黏膜水肿的消退。

3. **控制感染**　包括抗病毒药物和抗菌药物,如考虑为细菌感染,及时给予抗菌药物,一般给予青霉素、头孢菌素类或大环内酯类等。

4. **对症治疗**　烦躁不安者要及时镇静;痰多者可选用祛痰剂;不宜使用氯丙嗪和吗啡。

5. **气管插管**　经上述处理仍有严重缺氧征象或有Ⅲ度以上喉梗阻者,气管插管呼吸机辅助通气治疗,必要时行气管切开。

【病情观察及随访要点】

1. 喉梗阻变化情况。

2. 感染向邻近器官或下蔓延相关的并发症。

【转诊指征】

1. 经治疗后喉梗阻无缓解或进行性加重者。

2. 需进一步明确病因及需鉴别诊断者。

3. Ⅱ度喉梗阻治疗无缓解或Ⅲ度及以上喉梗阻者在救护车护送下就近转运。

【常见临床问题及沟通要点】

1. Ⅱ度以上喉梗阻患儿应全身使用糖皮质激素减轻喉头水肿。

2. 喉炎易并发下呼吸道感染,积极防治并发症并做好相关鉴别诊断。

(罗征秀)

第四节　急性支气管炎

学习目标

1. 掌握　急性支气管炎的临床表现、诊断与治疗。
2. 熟悉　引起急性支气管炎的病原菌。
3. 了解　急性支气管炎的发病机制。

急性支气管炎(acute bronchitis)是儿童时期常见的呼吸系统疾病,多继发于上呼吸道感染,咳嗽是其主要特征。本病为支气管黏膜发生炎症所致,常与气管、支气管同时受累。

引起儿童急性支气管炎的病原体多为各种病毒或细菌,细菌感染通常继发于病毒感染后。非典型病原肺炎支原体也可引起支气管炎。病原体侵袭到支气管黏膜后,导致炎症反应,引发咳嗽等症状。

【病史要点】

1. 起病缓急、有无明显诱因、发病天数。
2. 咳嗽的频度(咳嗽次数)、严重程度(是否阵发性串咳、有无呕吐)、时相(清晨或夜间)、性质(干咳或有痰咳嗽)、伴随症状(有无发热、喘息)。
3. 精神、食欲、大小便情况。
4. 既往有无反复呼吸道感染、有无异物吸入等。

【体检要点】

1. 患儿的生长发育与一般情况。
2. 咽部有无充血、扁桃体情况。
3. 呼吸频率,双肺听诊有无呼吸音粗、异常呼吸音(啰音、哮鸣音),支气管炎时可闻及干啰音或湿性啰音,但啰音不固定,随体位改变、拍背或咳嗽后,可消失。而支气管肺炎者啰音相对固定,以此可与肺炎鉴别。

【辅助检查】

1. **血常规检查**　根据外周血白细胞、中性粒细胞和淋巴细胞比例、CRP 水平,判断病毒、细菌或混合感染。
2. **X 线检查**　根据患儿的情况,可选择做胸部 X 线检查,支气管炎胸部 X 线检查可正常或肺纹理增粗,肺门影增浓偶见。

【诊断要点及鉴别诊断】

1. **诊断要点**

(1)患儿起病急,病初有流涕、打喷嚏等上呼吸道感染表现。

(2)以咳嗽为主要表现,伴有痰响,可有发热,无呼吸急促、呼吸困难。

(3)肺部听诊呼吸音粗,可闻及粗、中啰音。

(4)婴幼儿急性支气管炎往往病情较重,与肺炎早期不易区别,应注意随诊和复查肺部 X 线检查;年长儿病情较轻。

2. 鉴别诊断

(1)急性支气管炎应与急性上呼吸道感染、支气管肺炎、支气管异物相鉴别。

(2)患儿发生反复、迁延支气管炎,应仔细查找原因,注意与咳嗽变异性哮喘、肺内结核、呼吸道先天畸形、支气管扩张、支气管异物等疾病相鉴别。

【病情观察及随访要点】

观察随访患儿一般情况、咳嗽、体温及肺部体征变化,必要时随访血常规、胸部 X 线检查。

【治疗】

1. 一般治疗　注意休息,多饮水,吃易消化的食物,保持室内空气清新,注意隔离,避免交叉感染。

2. 控制感染　明确流感病毒感染可予以奥司他韦抗病毒治疗;对白细胞增高者、体弱儿、婴幼儿或有发热、痰液黏稠者,可适当选用青霉素、头孢类或大环内酯类抗菌药物治疗。

3. 对症治疗　咳嗽对排痰有益,一般不用镇咳剂。痰黏稠者可口服或雾化吸入氨溴索等以稀释痰液,利于痰液的排出和吸收。婴幼儿急性支气管炎时伴有喘息,可雾化吸入 β_2- 受体激动剂及糖皮质激素;或口服 β_2- 受体激动剂等治疗。

【预防】

加强体格锻炼、增强抵抗力;预防营养不良、佝偻病、贫血和各种传染病,按时预防接种;避免去人多拥挤的公共场所,以免交叉感染。

【转诊指征】

经治疗后症状及体征没有改善且进行性加重,需要进一步明确病因和鉴别诊断的患儿。

【常见临床问题及沟通要点】

1. 支气管炎患儿咳嗽剧烈可发生呕吐,须注意防止呕吐物吸入引起窒息,尤其是小婴儿。

2. 支气管炎患儿出现有痰咳嗽,慎用镇咳药物。

3. 患儿反复发生支气管炎或病程迁延不愈,需要进一步检查明确病因。

(刘恩梅)

第五节　毛细支气管炎

学习目标

1. 掌握　毛细支气管炎的临床表现、诊断及常规治疗。
2. 熟悉　毛细支气管炎严重度分级与转诊指征。
3. 了解　毛细支气管炎的常见病因及发生机制。

毛细支气管炎(bronchiolitis)是婴幼儿时期最常见的下呼吸道感染性疾病,病变部位在直径为 75~300μm 的细支气管,咳嗽、喘息是最常见的临床表现。2 岁以内婴幼儿多发,2~6 个月婴儿是发病高峰年龄。毛细支气管炎多见于冬春两季,多为散发,有时也呈流行性。本病多由呼吸道病毒感染所致,其中呼吸道合胞病毒最为常见,其他包括副流感病毒、腺病毒、肺炎支原体等也可引起,也可出现混合感染。

毛细支气管炎主要由呼吸道合胞病毒引起。呼吸道合胞病毒侵袭毛细支气管后,致使病变部位黏膜肿胀,黏膜下炎性细胞浸润,黏膜上皮损伤脱落,黏液分泌增多,加之毛细支气管的不同程度痉挛,最终导致部分或完全性阻塞,引起患儿发生呼气性呼吸困难。

【病史要点】

1. 起病缓急、有无明显诱因、发病天数。

2. **咳嗽与喘息的情况**　咳嗽性质、轻重,喘憋时间,活动、哭吵或吃奶后有无加重,有无呼吸困难的表现,是否伴有发热及热型。

3. 患儿有无烦躁不安、喂养困难,精神食欲与大小便情况。

4. 患儿是否早产、出生体重,有无反复咳喘病史,有无食物过敏、湿疹史及过敏性疾病阳性家族史,有无先天性心脏病等基础病史。

【体检要点】

1. 患儿的一般情况、面色,口唇有无发绀。

2. 呼吸频率,有无鼻翼扇动、三凹征、点头样呼吸等呼吸困难表现。

3. 双肺听诊有无呼气相延长、呼气相哮鸣音,喘憋时常听不到湿啰音,缓解时可闻及弥漫性细湿啰音或中啰音。喘憋严重时喘鸣音有时反而减弱,应予以注意。

【辅助检查】

1. **经皮血氧饱和度检测**　病初 72 小时可以观察患儿氧饱和度,小于 92% 提示缺氧。

2. **血常规检查**　根据外周血白细胞、中性粒细胞和淋巴细胞比例、CRP 水平,判断病毒、细菌或混合感染。

3. **X 线检查**　根据患儿的情况,可选择做胸部 X 线检查,双肺多有不同程度肺气肿或肺纹理增强改变;可见支气管周围炎性阴影或节段性肺不张;肺泡受累时,可出现间质性肺炎及肺浸润病变。

【诊断要点及鉴别诊断】

1. 诊断要点

(1) 起病年龄小于 2 岁,多见于 6 个月内婴儿,最大不超过 2 岁。

(2) 第一次喘息发作,临床感染中毒症状不重。

(3) 阵发性呼气性呼吸困难,剧烈活动、哭闹或吃奶后喘鸣加重,安静后可减轻。

(4) 肺部特征:叩诊呈过清音,肺肝界下移,双肺呼吸音延长,双肺可闻及典型的呼气性喘鸣音(或高调哮鸣音)。

(5) 胸片特点:双肺气肿或肺纹理增强。

2. **鉴别诊断**　毛细支气管炎应与急性喉炎、喉 - 气管 - 支气管炎、支气管肺炎及支气管哮喘相鉴别。

【病情观察及随访要点】

密切观察患儿喘憋、呼吸困难与喂养情况,注意体温、呼吸、心率、尿量等。

【治疗】

1. 一般治疗

(1) 吸氧:患儿有低氧血症,予以吸氧。

(2)保持呼吸道通畅：患儿气道分泌物多，予以吸痰治疗；痰液黏稠可予以雾化吸入化痰药物后吸痰。

(3)镇静：如果患儿烦躁不安，在保持呼吸道通畅情况下，可用 5% 水合氯醛 1ml/kg，口服或灌肠。

2. 控制喘憋

(1)雾化吸入支气管舒张剂和吸入糖皮质激素平喘。

(2)根据患儿喘息情况酌情采用静脉药物平喘。

3. 抗病毒及其他病原体治疗

(1)不常规应用利巴韦林，国内有专家共识推荐使用雾化吸入干扰素 α。

(2)明确或疑似肺炎支原体感染可予以大环内酯类抗生素治疗。

(3)有继发细菌感染时需酌情加用其他抗生素。

【预防】

1. 加强家长对毛细支气管炎的认识，积极提倡母乳喂养。

2. 慢性肺疾病、早产儿(<32 周)或先天性心脏病等高危儿可给予帕利珠单抗预防。

3. 婴幼儿应避免暴露于拥挤的人群或被动吸烟的环境中。

【转诊指征】

1. 小于 3 个月的小婴儿、早产儿、极低出生体重儿，以及患有先天性心脏病、支气管肺发育不良者需根据病情，积极转诊治疗。

2. 患儿烦躁不安、喘憋重、喂养困难，经皮血氧饱和度监测提示低氧血症。

3. 需进一步鉴别诊断的患儿。

【常见临床问题及沟通要点】

1. 毛细支气管炎主要由呼吸道病毒感染引起，呼吸道合胞病毒最为常见，病程一般 7~10 天，有自限性。

2. 毛细支气管炎患儿咳喘发生后 3~5 天内病情常较为严重，经过正确治疗后大多迅速恢复。

3. 部分毛细支气管炎患儿可出现反复喘息，需随访观察。

(刘恩梅)

第六节　支气管肺炎

学习目标

1. 掌握　支气管肺炎的诊断、常规治疗与预防。重症肺炎的临床表现与转诊指征。
2. 熟悉　支气管肺炎的常见病因、病理生理改变。

肺炎(pneumonia)是儿童时期的常见病和多发病，是引起我国 5 岁以下婴幼儿死亡的最常见原因。本病目前尚无统一的分类方法。按 X 线表现及病理解剖学改变，分为大叶性肺炎、小叶性肺炎(支气管肺炎)及间质性肺炎；按病原分类，分为病毒性、细菌性、支原体性、霉菌性等;按有无其他系统的受累,分为轻型肺炎及重型肺炎(除了呼吸系统受累外,还有其他系统的受累,如合并有心力衰竭、中毒性脑病、中毒性肠麻痹、弥散性血管内凝血等);按病程分类,可分为急性(<1个月)、迁延(1~3个月)、慢性(>3个月)肺炎。近年来,也有按感染的场所和感染来源将肺炎分为社区获得性肺炎和医院内获得肺炎。社区获得性肺炎是指无明显免疫抑制患儿在医院外或住院后48小时内发生的肺炎。小儿临床上以社区获得性肺炎最为常见。此外,根据临床表现是否典型分为典型肺炎和非典型肺炎。前者的病原菌主要是肺炎链球菌、金黄色葡萄球菌、流感嗜血杆菌、大肠埃希菌等,后者的病原菌主要见于肺炎支原体、衣原体、军团菌、病毒等。

儿科临床最为常用的肺炎分类是依据病原学和病理学,病原体明确者以病因命名,病原体不明确者可按病理分类命名。儿科最常见的肺炎类型是支气管肺炎。支气管肺炎又称小叶性肺炎,是小儿时期最为常见的肺炎类型,尤好发于婴幼儿。一年四季均可发病,但以冬春季节或气候突变时多发,可呈散发或流行。

【病因】

支气管肺炎常见病原包括细菌、病毒、非典型微生物(肺炎支原体、沙眼衣原体、嗜肺军团菌等)等。病毒以呼吸道合胞病毒、腺病毒、流感病毒和副流感病毒为多见,其他少见病毒有鼻病毒、呼肠病毒,偶有麻疹病毒、巨细胞病毒、EB病毒、人偏肺病毒、单纯疱疹病毒、水痘带状疱疹病毒、肠道病毒等。细菌以肺炎链球菌最为多见,流感嗜血杆菌、金黄色葡萄球菌、卡他莫拉菌、溶血性链球菌、大肠埃希菌和副大肠埃希菌也较常见。5岁以上儿童易患肺炎支原体肺炎;沙眼衣原体肺炎常见于3个月以下婴儿。以上病原可单独或混合感染。

【病理生理】

病原体经呼吸道(少数经血行)侵入支气管及肺泡后,引起支气管及肺泡受累,最终可导致通气及换气功能障碍。当炎症蔓延到支气管时,支气管腔因黏膜充血、水肿及渗出物堵塞,致使管腔狭窄甚至闭塞,发生阻塞性肺气肿或肺不张,导致通气功能障碍;当肺泡受累后,肺泡壁充血、水肿,使肺泡壁增厚,同时肺泡腔内充满炎性渗出物,致使气体弥散阻力增加,导致换气功能障碍。在重症肺炎时,上述两种障碍可不同程度同时存在,最终导致缺氧及二氧化碳潴留,从而引起全身性代谢和器官功能障碍。

1. **呼吸功能不全**　通气和换气功能障碍,引起低氧血症,严重者可有二氧化碳潴留。当$SaO_2 < 85\%$,还原血红蛋白$>50g/L$时,皮肤出现发绀。$PaO_2 < 7.98kPa(60mmHg)$称为Ⅰ型呼吸衰竭;$PaO_2 < 6.65kPa(50mmHg)$、$PaCO_2 \geqslant 6.65kPa(50mmHg)$称为Ⅱ型呼吸衰竭。

2. **循环系统变化**　缺氧、酸中毒可引起肺小动脉反射性痉挛,肺循环压力增高,导致肺动脉高压;肺部病变也使肺循环阻力增加;两者最终导致右心负荷加重。病原体和毒素对心肌损害,可引起中毒性心肌炎。上述因素可导致心功能不全。少数病例因严重毒血症和低氧血症而发生微循环障碍、休克,甚至弥散性血管内凝血。

3. **中枢神经系统变化**　严重缺氧可使脑细胞无氧代谢增加,造成乳酸堆积、ATP生成减少和钠、钾离子泵转运功能障碍,使细胞内Na^+增多并吸收水分,导致脑水肿。高碳酸血症可使毛细血管扩张,血脑屏障通透性增加而致颅内压增高。严重时可致中枢性呼吸衰竭。病原体毒素作用可致中毒性脑病。

4. **消化系统变化**　胃肠道在缺氧和毒素的作用下易发生功能紊乱,出现呕吐、腹泻等症状,严重者可发生中毒性肠麻痹。胃肠道毛细血管通透性增加可引起消化道出血。

5. 水电解质和酸碱平衡紊乱 缺氧时体内有氧代谢发生障碍,酸性代谢产物发生堆积,加上高热、饥饿、脱水、吐泻等因素,常引起代谢性酸中毒。二氧化碳潴留可导致呼吸性酸中毒。重症肺炎患儿常出现混合性酸中毒。缺氧和二氧化碳潴留致肾小动脉痉挛而引起水钠潴留;严重缺氧时,抗利尿激素分泌增加,使水钠重吸收增加,致稀释性低钠血症。

【病史要点】

1. 起病缓急、有无明显诱因、发病天数。

2. 临床上有无发热、咳嗽、呼吸困难表现,对于小婴儿注意询问有无吐奶、呛奶、口吐白沫等不典型表现。

3. 病后精神、食欲改变,有无烦躁、萎靡、嗜睡、惊厥和呻吟,进食减少程度,有无呕吐、腹泻。

4. 既往有无反复呼吸道感染病史,有无异物吸入,有无结核患者接触史。

【体检要点】

1. 患儿体温、呼吸、脉搏、营养发育状况、精神和神志,有无烦躁不安、精神萎靡。

2. 患儿有无鼻翼扇动、点头样呼吸、三凹征,口周和指 / 趾端发有无绀,小婴儿有无呼吸暂停等呼吸节律异常。

3. 肺部听诊双肺呼吸音是否对称,是否可闻及较固定的细小啰音,肺内病灶融合扩大时,可听到管状呼吸音,叩诊呈浊音。如果发现一侧有叩诊实音或呼吸音消失,则应考虑有无合并胸腔积液或脓胸。

4. 注意心音、心率和心律,有无腹胀,肝脏大小(叩上、下界)、质地。

5. 有无四肢循环障碍。

【重症肺炎特点】

1. 循环系统 重症者可出现不同程度的心功能不全或心肌炎、播散性血管内凝血及休克。

合并心衰者可参考以下诊断标准:①一般状差,突然烦躁不安,明显发绀。③呼吸困难加剧,呼吸急促,超过 60 次 /min。③心率突然增快,婴儿 >180 次 /min,幼儿 >160 次 /min,不能用发热、呼吸困难解释;或心脏扩大,心音低钝,出现奔马律。④肝脏迅速增大,超过 2cm 以上。有的患儿可伴有少尿或无尿,眼睑或双下肢水肿。并发心肌炎者,表现为面色苍白,心动过速、心音低钝、心律不齐,心电图表现为 ST 段下移和 T 波低平、双向和倒置。并发播散性血管内凝血,表现为血压下降,四肢凉,皮肤、黏膜出血等。并发休克者,表现为皮肤发花,面色苍白或发灰,出汗,四肢厥冷,脉速,呼吸浅,神情淡漠甚至不清,血压降低,体温过高或不升,以及无尿等。

2. 神经系统 并发中毒性脑病时,一般状差,早期表现为烦躁不安,后期出现嗜睡、意识障碍、昏迷,甚至抽搐;查体可见呼吸不规则,前囟膨隆、张力高,双眼凝视,瞳孔对光反射减弱,甚至消失;脑脊液除压力增高外,其他检查均正常。

3. 消化系统 并发中毒性肠麻痹时,呕吐、腹泻、腹胀是本病突出症状,一般状差;有消化道出血时,吐物中有咖啡样物,大便中有柏油样便出现。查体可见腹部膨隆,肠鸣音消失。

【辅助检查】

1. 外周血检查

(1)白细胞:细菌性肺炎时白细胞总数大多增高,以中性粒细胞增多为主,可有核左移和中毒性颗粒。但在重症金黄色葡萄球菌或革兰氏阴性杆菌肺炎,白细胞可不高或降低。病毒性肺炎的白细胞大多正常或降低。

(2)C-反应蛋白:急性细菌感染时,CRP浓度上升;肺炎支原体感染时也部分增高;而病毒感染时则上升不明显。

2. 胸部X线检查　典型支气管肺炎的胸片表现为两肺中下野、中内带大小不等的小点片状阴影可融合成大片状浸润影。肺不张、肺气肿、脓胸、脓气胸、肺大疱等发生时可出现相应的X线改变。

3. 经皮血氧饱和度监测或血气分析　是判断缺氧程度、有无呼吸衰竭及电解质和酸碱失衡的可靠依据。

4. 病原学检查　根据患儿具体情况选用合适病原学检测方法。

【诊断要点及鉴别诊断】

1. 诊断要点

(1)好发于婴幼儿。

(2)有咳嗽、发热、气促或呼吸困难等典型支气管肺炎临床表现;注意小婴儿表现为呛奶、口吐白沫等非典型表现。

(3)肺部听诊闻及吸气末相对固定的细小水泡音是典型支气管肺炎体征。

(4)典型支气管肺炎的胸片表现为两肺中下野、中内带大小不等的小点片状阴影,可融合成大片状浸润影。

(5)根据患儿精神食欲、有无感染中毒症状,结合血常规结果初步判断引起患儿肺炎的病原体。

2. 鉴别诊断　支气管肺炎需要与急性支气管炎、支气管异物、急性粟粒性肺结核相鉴别。

【病情观察及随访要点】

1. 注意观察体温、精神、食欲、咳嗽、气急、发绀、呼吸(次数和节律)、脉搏、心率、肺部体征及肝脏大小的改变。

2. 经一般抗生素治疗,若症状反而日益加剧,应注意肺部啰音是否更细、更密,甚至代之以管状呼吸音和叩诊变浊,提示感染未控制,病灶融合,多见于金葡菌和腺病毒肺炎。

3. 治疗过程中突然出现烦躁不安、呼吸困难和发绀加重时,应检查有无痰液黏稠不易咳出或吸氧管阻塞。警惕胸腔内并发症:主要见于延误诊治、治疗不当或病原体致病力强时,细菌性肺炎最多见的肺部并发症为脓胸、脓气胸、肺大疱等,常由金黄色葡萄球菌引起,革兰氏阴性杆菌次之。

【治疗】

采取综合治疗措施,治疗原则是保持气道通畅、纠正低氧及二氧化碳潴留、积极控制感染、加强支持疗法、及时对症治疗、防止和治疗并发症。

1. 一般治疗　经常通风换气,保持室内空气流通。室温保持在20℃左右,湿度55%~60%为宜。给予热量丰富、富含维生素并易于消化吸收的食物,保证营养及水分摄入。保持呼吸道通畅,口腔分泌物多或痰液应随时吸出;痰液黏稠者可予以雾化吸入或口服祛痰药物。定时更换体位,以减轻肺淤血,促进肺部炎症吸收。$SaO_2 \leqslant 92\%$时需吸氧。烦躁不安可加重缺氧,必要时需给予镇静。防止交叉感染,注意隔离。

2. 抗菌药物治疗　抗菌药物的使用指征是细菌性肺炎、非典型微生物肺炎(如肺炎支原体、衣原体肺炎等)、真菌性肺炎及继发细菌感染的病毒性肺炎。抗生素的使用原则：①根据病原菌培养及其药敏试验的结果选用敏感性药物；②选用渗透下呼吸道浓度高的药物；③根据药代学和药效学合理使用药物,如给药剂量、间隔、疗程等；④重症宜静脉用药及联合用药。

(1)对病原菌明确者,根据其药敏试验结果,选用无临床禁忌证的敏感抗生素治疗。

(2)对病原菌尚未明确,属于临床经验性用药阶段,应根据患儿的年龄、临床特点、辅助检查等,初步判断可能的病原。对一般肺炎,可选用口服或静脉注射青霉素类或第二代头孢菌素类,对青霉素过敏者可选用大环内酯类抗生素。疑为肺炎支原体或衣原体感染者,选用大环内酯类抗生素。对怀疑细菌和肺炎支原体等不典型微生物混合感染者,需青霉素族/头孢菌素类抗生素和大环内酯类抗生素联合应用。

普通肺炎应用药至体温正常1周,临床症状基本消失后3天。肺炎支原体肺炎用药至少2~3周,如临床症状未消失还需继续用药。金黄色葡萄球菌肺炎疗程宜长,体温平稳后应继续用药2周,总疗程4~6周。

3. 抗病毒治疗　目前尚无理想的广谱抗病毒药物。明确流感病毒感染可使用奥司他韦。

4. 肾上腺糖皮质激素应用指征　要严格把握肾上腺糖皮质激素适应证,仅在下列情况下考虑使用：①中毒症状严重,如出现高热或超高热、中毒性脑病、休克等；②合并中毒性脑病、中毒性心肌炎、呼吸衰竭等；③伴有气道痉挛、严重喘憋者；④合并胸腔积液者。常用地塞米松每天2~5mg加入葡萄糖溶液中静脉滴注,疗程不超过3~5天。糖皮质激素应在有效抗生素使用的同时应用。

【预防】

加强体格锻炼、增强抵抗力；预防营养不良、佝偻病、贫血和各种传染病；定期按时预防接种；避免去人多拥挤的公共场所,防止交叉感染。

【转诊指征】

具备下列1项者可转上级医院,在救护车的护送下转院：

1. 呼吸≥70次/min(婴儿)或呼吸≥50次/min(1岁以上),除外发热、哭吵等因素的影响者,以及三凹征、鼻扇、发绀。

2. 间歇性呼吸暂停,呼吸呻吟。

3. 拒食或并有脱水征。

4. 持续高热2~3天不退者或有先天性心脏病、先天性支气管肺发育不良、先天性呼吸道畸形、重度贫血、重度营养不良等基础疾病者。

5. 胸部影像学检查证实双侧或多肺叶受累或肺叶实变并肺不张、胸腔积液或短期内病变进展者。

6. 血氧饱和度≤92%。

生命体征不平稳者,应就地实施抢救。

【常见临床问题及沟通要点】

1. 支气管肺炎是儿科常见病、多发病,典型的肺炎诊断较易,需要注意小婴儿不典型肺炎的临床表现及特殊病原体,如沙眼衣原体、肺炎支原体、腺病毒等感染。

2. 如果患儿治疗效果欠佳或反复发生肺炎,需排查病因,针对病因进行治疗;仔细询问病史,注意异物吸入引起的肺炎。

3. 对于居家治疗的患儿,除了合理使用抗菌药物用药及物理治疗,包括翻身拍背,促进分泌物排出,患儿出现病情变化时,如咳嗽加剧、烦躁不安、呼吸急促等应及时到医院就诊。

4. 如果肺炎患儿胸片有明显异常,建议随访至胸片未见异常。

(刘恩梅)

第七节 支气管哮喘

学习目标

1. 掌握 支气管哮喘诊断标准。支气管哮喘急性发作期临床表现及治疗。
2. 熟悉 支气管哮喘防治原则。
3. 了解 支气管哮喘的病因、发病机制、病理及病理生理。支气管哮喘的辅助检查。

支气管哮喘简称哮喘,是由多种细胞和细胞组分参与的气道慢性炎症,这种气道慢性炎症引起气道高反应性,导致可逆性气流受限,出现反复发作的喘息、气促、胸闷和咳嗽等症状,常在夜间和/或凌晨发作或加剧,多数可自行缓解或经治疗后缓解。

哮喘典型症状为咳嗽、胸闷、喘息及呼吸困难,特别是上述症状反复出现,并常于夜间或清晨加重,在除外其他病因后要高度怀疑支气管哮喘。儿童慢性或反复咳嗽有时可能是支气管哮喘的唯一症状,即咳嗽变异性哮喘。

哮喘急性发作经合理使用哮喘缓解药物治疗后,仍有严重或进行性呼吸困难者,称为哮喘危重状态。表现为哮喘急性发作,出现咳嗽、喘息、呼吸困难、大汗淋漓和烦躁不安,甚至表现出端坐呼吸、语言不连贯、严重发绀、意识障碍及心肺功能不全的征象。部分患儿由于肺通气量减少,两肺几乎听不到呼吸音,称"闭锁肺",是支气管哮喘最危险的体征。

【发病机制】

哮喘的发病机制复杂,尚未完全清楚。目前认为哮喘的发病机制与免疫、神经、精神、内分泌因素、遗传学背景和神经信号通路密切相关。

【病理和病理生理】

气流受阻是哮喘病理生理改变的核心,支气管痉挛、管壁炎症性肿胀、黏液栓形成和气道重塑均是造成患儿气道受阻的原因。

气道高反应是哮喘的基本特征,气道炎症通过气道上皮损伤细胞因子和炎症介质的作用引起气道高反应。

【病史要点】

1. 反复喘息、咳嗽、气促、胸闷病史,起病缓急,诱发因素,咳嗽性质,喘息、气促、胸闷程度及规律。

2. 缓解喘息、咳嗽、气促、胸闷的治疗措施或药物。

3. 个人过敏史。

4. 既往胸部影像、肺功能、过敏原等检查结果。

5. 家族过敏史及哮喘史。

【体检要点】

1. 患儿生长发育与一般情况。

2. 鼻咽部,胸廓,呼吸频率、呼吸音及异常呼吸音,心音、心率等全面体检。发作间歇期多数患儿可无症状,肺部听不到哮鸣音。在感染或接触外界变应原时,可立即触发哮喘发生,出现吸气性三凹征,叩诊两肺呈过清音,听诊呼气相延长,可闻及哮鸣音,有时只有呼气延长而无哮鸣音,肺部粗湿啰音可有可无。

【辅助检查】

1. **肺通气功能检查**　肺通气功能检测是诊断哮喘的重要手段,也是评估哮喘病情严重程度和控制水平的重要依据,主要用于 5 岁以上患儿。对于 $FEV_1 \geq$ 正常预计值 70% 的疑似哮喘患儿,可选择支气管激发试验测定气道反应性,对于 $FEV_1 <$ 正常预计值 70% 的疑似哮喘患儿,选择支气管舒张试验评估气流受限的可逆性,支气管激发试验阳性、支气管舒张试验阳性均有助于确诊哮喘。呼气峰流速的日间变异率是诊断哮喘和反映哮喘严重度的重要指标,如呼气峰流速日间变异率 $\geq 13\%$ 有助于诊断哮喘。

2. **变应原测试**　用变应原作皮肤点刺试验是诊断变态反应的重要工具。血清特异性 IgE 测定也很有价值。怀疑过敏时,还可取痰或鼻分泌物找嗜酸粒细胞。

3. **X 线检查**　哮喘急性发作时胸部 X 线检查可正常或呈间质性改变,可有肺气肿、肺不张;还可排除肺部其他疾病,如肺炎、气管支气管异物、先天性呼吸系统畸形等。

4. **支气管镜检查**　经规范抗哮喘治疗无效,怀疑其他疾病,或哮喘合并其他疾病,如气道异物、气道内膜结核、先天性呼吸系统畸形等,可考虑支气管镜检查进一步明确。

【诊断与鉴别诊断】

1. **儿童哮喘诊断标准**

(1)反复喘息、咳嗽、气促、胸闷,多与接触变应原、冷空气、物理或化学性刺激、呼吸道感染、运动及过度通气等有关,常在夜间和 / 或凌晨发作或加剧。

(2)发作时在双肺可闻及散在性或弥漫性的以呼气相为主的哮鸣音,呼气延长。

(3)上述症状和体征经抗哮喘治疗有效,或自行缓解。

(4)排除其他疾病所引起的喘息、咳嗽、气促和胸闷。

(5)临床表现不典型者(如无明显喘息或哮鸣音),应至少具备以下 1 项:

1)证实存在可逆性气流受限:支气管舒张试验阳性(吸入速效 β_2- 受体激动剂 15 分钟后 FEV_1 增加 $\geq 12\%$)或抗炎治疗后肺通气功能改善(给予吸入型糖皮质激素和 / 或抗白三烯药物治疗 4~8 周后,FEV_1 增加 $\geq 12\%$)。

2)支气管激发试验阳性。

3)最大呼气峰流量日间变异率(连续监测 2 周) $\geq 13\%$。

符合第(1)~(4)条或第(4)、(5)条者,可诊断为哮喘。

2. **咳嗽变异性哮喘诊断标准**

(1)咳嗽持续 >4 周,常在运动、夜间和 / 或凌晨发作或加重,以干咳为主,不伴有喘息。

(2)临床上无感染征象,或经较长时间抗生素治疗无效。

(3)抗哮喘药物诊断性治疗有效。

(4) 排除其他原因引起的慢性咳嗽。

(5) 支气管激发试验阳性和/或最大呼气峰流量日间变异率 (连续监测 2 周) ≥13%。

(6) 个人或一、二级亲属特异性疾病史,或变应原检测阳性。

以上第 (1)~(4) 项为诊断基本条件。

3. 哮喘急性发作严重度分级 哮喘急性发作是指突发生喘息、咳嗽、气促、胸闷等症状,或原有症状急剧加重。常因接触变应原、刺激物或呼吸道感染诱发。其起病缓急和病情轻重不一,可在数小时或数天内出现,偶尔可在数分钟内即危及生命,故应及时对病情做出正确评估,以便即刻给予有效的紧急治疗。根据哮喘急性发作时的症状、体征、肺功能及血氧饱和度等情况,进行严重程度的分级 (表 8-3,表 8-4)。

表 8-3 ≥6 岁儿童哮喘急性发作严重程度的分级

临床特点	轻度	中度	重度	危重度
气短	走路时	说话时	休息时	呼吸不整
体位	可平卧	喜坐位	前弓位	不定
讲话方式	能成句	成短句	说单字	难以说话
精神意识	可有焦虑、烦躁	常焦虑、烦躁	常焦虑、烦躁	嗜睡、意识模糊
辅助呼吸肌活动及三凹征	常无	可有	通常有	胸腹反常运动
哮鸣音	散在,呼气末期	响亮、弥漫	响亮、弥漫、双相	减弱乃至消失
脉率	略增加	增加	明显增加	减慢或不规则
吸入速效 β_2- 受体激动剂分钟后 PEF 占正常预计值或本人最佳值的百分数	>80%	60%~80%	≤60%	无法完成检查
血氧饱和度 (吸空气)	90%~94%	90%~94%	90%	<90%

表 8-4 <6 岁儿童哮喘急性发作严重程度的分级

症状	轻度	重度 ***
精神意识改变	无	焦虑、烦躁、嗜睡或意识不清
血氧饱和度 (治疗前)*	≥92%	<92%
讲话方式 **	能成句	说单字
脉率 (次/min)	<100	>200 (0~3 岁);>180 (4~5 岁)
发绀	无	可能存在
哮鸣音	存在	减弱,甚至消失

注:* 血氧饱和度是指在吸氧和支气管舒张剂治疗前的测得值;** 需要考虑儿童的正常语言发育过程;*** 判断重度发作时,只要存在一项就可归入该等级

4. 鉴别诊断 以喘息为主要表现的哮喘应注意与毛细支气管炎、气道异物、肺结核、先

天性呼吸系统畸形、支气管肺发育不良和先天性心血管疾病相鉴别。咳嗽变异性哮喘应与其他慢性咳嗽病因进行鉴别。

【病情观察及随访要点】

1. **哮喘急性发作期**

(1)喘息、咳嗽、气促、胸闷等症状发作严重程度。

(2)抗哮喘治疗后喘息、呼吸困难、肺部哮鸣音、缺氧征等变化情况。

(3)有无呼吸衰竭、肺炎、肺不张、气胸等并发症。

2. **哮喘慢性持续期、缓解期**

(1)抗哮喘药物应用是否正确、依从性如何。

(2)哮喘症状控制情况,有无相关不良反应。

(3)哮喘对患儿活动、生长发育影响情况。

【治疗】

1. **哮喘急性发作期治疗**

(1)β_2-受体激动剂:吸入型速效 β_2-受体激动剂疗效可维持 4~6 小时,是缓解哮喘急性症状的首选药物,严重哮喘发作时第 1 小时可每 20 分钟吸入 1 次,以后每 1~4 小时可重复吸入。药物剂量:每次沙丁胺醇 2.5~5.0mg 或特布他林 2.5~5.0mg。急性发作病情相对较轻时也可选择短期口服短效 β_2-受体激动剂,如沙丁胺醇片和特布他林片等。

(2)糖皮质激素:严重哮喘发作时应静脉给予甲泼尼龙,每天 2~6mg/kg,分 2~3 次输注,或琥珀酸氢化可的松或氢化可的松,每次 5~10mg/kg,症状缓解后即停止静脉用药,若需持续使用糖皮质激素者,可改为口服泼尼松,每天 2mg/kg,分 2~3 次。一般不主张长期使用口服糖皮质激素治疗儿童哮喘。高剂量吸入性糖皮质激素对儿童哮喘急性发作的治疗有一定的帮助,选用雾化吸入布地奈德悬液 0.5~1mg,每 6~8 小时 1 次。但病情严重时不能以吸入治疗替代全身型糖皮质激素治疗,以免延误病情。

(3)抗胆碱能药物:吸入型抗胆碱能药物如溴化异丙托品舒张支气管的作用比 β_2-受体激动剂弱,起效也较慢,但长期使用不易产生耐药,不良反应少。尤其对 β_2-受体激动剂治疗反应不佳的中重度患儿应尽早联合使用。

(4)短效茶碱:可作为缓解药物用于哮喘急性发作的治疗,主张将其作为哮喘综合治疗方案中的部分,而不单独应用治疗哮喘。需注意其不良反应,长时间使用者最好监测茶碱的血药浓度。

2. **哮喘持续状态的处理**

(1)氧疗:所有危重哮喘患儿均存在低氧血症者,采用鼻导管或面罩吸氧,以维持血氧饱和度 >94%。

(2)补液、纠正酸中毒:注意维持水电解质平衡,纠正酸碱紊乱。

(3)糖皮质激素:作为儿童危重哮喘治疗的一线药物,应尽早使用。病情严重时不能以吸入治疗替代全身型糖皮质激素治疗,以免延误病情。

(4)支气管舒张剂的使用:①吸入型速效 β_2-受体激动剂;②氨茶碱静脉滴注;③抗胆碱能药物;④皮下注射肾上腺素(1:1 000)0.01ml/kg,儿童最大不超过 0.3ml,必要时可每 20 分钟使用 1 次,不能超过 3 次。

(5)镇静剂:可用水合氯醛灌肠,禁用其他镇静剂;在插管条件下,可用地西泮镇静,每次

0.3~0.5mg/kg。

(6)抗菌药物治疗:儿童哮喘发作主要由病毒引发,抗菌药物不作为常规应用,若伴有肺炎支原体感染或合并细菌感染则选用病原体敏感的抗菌药物。

(7)辅助机械通气指征:①持续严重的呼吸困难;②呼吸音减低或几乎听不到哮鸣音及呼吸音;③因过度通气和呼吸肌疲劳而使胸廓运动受限;④意识障碍、烦躁或抑制,甚至昏迷;⑤吸氧状态下发绀进行性加重;⑥ $PaCO_2 \geq 65mmHg$。

3. 哮喘慢性持续期治疗

(1)吸入性糖皮质激素:是哮喘长期控制的首选药物,也是目前最有效的抗炎药物,优点是通过吸入药物直接作用于气道黏膜,局部抗炎作用强,全身不良反应少。通常需要长期、规范吸入较长时间才能达到完全控制。目前临床上常用的有布地奈德、丙酸氟替卡松和丙酸倍氯米松。

(2)白三烯受体拮抗剂:包括孟鲁司特和扎鲁司特,该药耐受性好,副作用少,服用方便。

(3)缓释茶碱:用于长期控制时,主要协助吸入性糖皮质激素抗炎,每天分1~2次服用,以维持昼夜的稳定血药浓度。

(4)长效 β_2- 受体激动剂:药物包括福莫特罗、沙美特罗,不主张单独应用,一般和吸入性糖皮质激素联合应用。

(5)肥大细胞膜稳定剂:色甘酸钠,常用于预防运动及其他刺激诱发的哮喘。

(6)全身性糖皮质激素:在哮喘慢性持续期控制哮喘发作过程中,全身性糖皮质激素仅短期用在慢性持续期分级为重度持续患儿,在长期使用高剂量ICS加吸入型长效 β_2- 受体激动剂及其他控制药物疗效欠佳的情况下使用。

(7)抗IgE抗体:对IgE介导的过敏性哮喘具有较好的效果。但由于价格昂贵,仅适用于血清IgE明显升高、吸入性糖皮质激素无法控制的12岁以上重度持续性过敏性哮喘患儿。

(8)变应原特异性免疫治疗:在无法避免接触变应原或药物治疗无效时使用。

(9)儿童哮喘长期治疗升降级治疗与疗程问题:儿童哮喘需要强调规范化治疗,每3个月应评估病情,以决定升级治疗、维持治疗或降级治疗。如吸入性糖皮质激素通常需要1~3年乃至更长时间才能达到完全控制。≥6岁儿童哮喘规范化治疗最低剂量能维持控制,并且6~12个月内无症状反复,可考虑停药。<6岁哮喘患儿的症状自然缓解比例高,因此该年龄段儿童每年至少要进行两次评估,经过3~6个月的控制治疗后病情稳定,可以考虑停药观察。

【管理与教育】

1. 治疗原则为长期、持续、规范和个体化治疗。急性发作期治疗重点为抗炎、平喘,以便快速缓解症状;慢性持续期应坚持长期抗炎,降低气道反应性,防止气道重塑,避免危险因素和自我保健。

2. **避免危险因素**　应避免接触变应原,积极治疗和清除感染灶,去除各种诱发因素(吸烟、呼吸道感染和气候变化等)。

3. **哮喘的教育与管理**　哮喘患儿的教育与管理是提高疗效、减少复发、提高患儿生活质量的重要措施。通过对患儿及家长进行哮喘基本防治知识的教育,调动其对哮喘防治的主观能动性,提高依从性,避免各种危险因素,巩固治疗效果,提高生活质量。教会患儿及其家属正确使用儿童哮喘控制测试等儿童哮喘控制问卷,以判断哮喘控制水平。

4. **多形式教育** 通过门诊教育、集中教育(交流会和哮喘之家等活动)、媒体宣传(广播、电视、报纸、科普杂志和书籍等)和定点教育(与学校、社区卫生机构合作)等多种形式,向哮喘患儿及其家属宣传哮喘基本知识。

【转诊指征】

1. 支气管哮喘急性发作经合理治疗症状无缓解者。

2. 哮喘经抗哮喘治疗4周症状控制不佳者。

【常见临床问题及沟通要点】

1. 哮喘是慢性气道炎症性疾病,哮喘控制治疗应尽早开始。

2. 对持续性喘息、抗哮喘治疗效果差的患儿应做好哮喘鉴别诊断,不宜长期使用全身糖皮质激素或盲目升级治疗。

3. 合理诊治哮喘并存症、合并症。

4. 儿童哮喘预后较成人好,病死率约为2/10万~4/10万,约70%~80%年长后症状不再反复,但仍可能存在不同程度气道炎症和气道高反应性,30%~60%的患儿可完全控制或自愈。

(罗征秀)

第九章

心血管系统疾病

知识要点

√ 先天性心脏病在儿科心血管系统疾病占第一位,是引起儿童死亡的主要疾病,绝大部分先天性心脏病早发现、早治疗,完全可以治愈。

√ 儿童暴发性心肌炎起病急、进展快、死亡率高,尤其以心外症状发病者容易漏诊。

√ 室上性心动过速反复发作或发作时间长可引起心力衰竭,甚至心动过速性心肌病,唯一根治方法为射频消融。

√ 早期针对原发疾病治疗可以有效控制儿童心力衰竭的发生。

第一节 概 述

学习目标

1. 掌握 心血管胚胎发育的关键时期和出生后血液循环的改变。
2. 熟悉 心房、心室的形成和动脉导管关闭的时间。
3. 了解 卵圆孔解剖意义和胎儿血液循环的过程。

一、心脏的胚胎发育

心脏的发生在胚胎第2~8周,先天性心脏病的形成也主要在此期,因此,先天性心血管的畸形与胚胎发育异常有关。心血管的胚胎演化,从一个纵直的原始心管到具有四个心腔、四组瓣膜,且有左右两套来回循环的线路,仅在8周内发育完成。

【原始心管的形成】

胎儿心脏于受精后第18天或19天在生心区开始发育,细胞密集,成为左右各一条的心索,称为生心索。生心索随着发育出现腔隙,并逐渐形成一对纵行的管道,称为原始心管。

随着胚胎发育,心管出现几个膨大部,即心球、心房和心室。以后心管进行环转,使心球一段转向原始心室的右前部,同时静脉窦向前移动,使原分别位于心管前后两端的动脉总干和静脉窦,渐渐地都汇聚到心脏的前端。

【心房和心室的形成】

心房和心室在第 4 周时表面上已能分辨,但这时房室是相通的,房和室的最早划分是在房室交界的背面和腹面长出心内膜前垫和后垫,最后两垫生长并靠拢愈合使房室管分为左、右两部分。约在胚胎期第 1 个月末,从原始心房壁的背部上方,从中线生长出第一隔。心内膜垫的上方与心房间隔相连接,下方生长成为心室间隔的膜部,与心室间隔肌部相连接。在房室间隔两侧的心内膜垫组织则生长形成房室瓣组织,右侧为三尖瓣的隔瓣叶,左侧为二尖瓣大瓣叶。

第一隔呈马蹄形,向心内膜垫方向生长,它的前、后部分分别与相应的心内膜垫互相连接,第一孔即将闭合时,第一隔上部组织又自行吸收形成另一个心房间孔,称为第二孔,以保持两侧心房间的血流相通。继而在第一隔的右侧又从心房壁上生长出另一个隔组织,称为第二隔。第二隔也呈马蹄形,它的前下端与腹侧心内膜垫融合后分为两个部分,一部分向后沿第一隔组织的底部生长而与第二隔的后下端相连接,形成卵圆孔的下缘,另一部分则在冠状静脉窦与下腔静脉之间生长,并参与形成下腔静脉瓣。

第二隔中部的卵圆形缺口称为卵圆孔。卵圆孔的左侧被第一隔组织所覆盖,由此而形成浅窝称为卵圆窝。在胚胎期第 8 周,心房间隔的发育过程已完成。根据病理解剖资料统计,出生时卵圆孔仍持续存在者约占 20%~30%。由于胎儿出生后即需靠自己的肺进行呼吸,肺组织扩张,肺血管阻力下降,肺循环血流量显著增多,左心房压力升高并大于右心房,从而使卵圆瓣紧盖卵圆窝。因此,即使卵圆孔在解剖上仍未闭合,然而在正常生理情况下并不产生心房之间的血液分流。但如存在肺动脉狭窄或右心室流出道梗阻等病理情况时,右心房压力升高,即可产生右向左分流,右心房血液经未闭的卵圆孔进入左心房。

【主动脉和肺动脉的形成】

原始的心脏出口是一根动脉总干,在总干的内层对侧各长出一纵嵴,两者在中央轴相连,将总干分为主动脉和肺动脉。由于该纵隔自总干分支处呈螺旋形向心室生长,使肺动脉向前、向右旋转与右心室连接,主动脉向左、向后旋转与左心室连接。如该纵隔发育遇障碍,分隔发生偏差或扭转不全,则可造成主动脉骑跨或大动脉错位等畸形。

在胚胎时期,原始心脏于第 2 周开始形成后,约于第 4 周有循环作用,至第 8 周房室间隔已完全长成,即成为完善的四腔心脏。

二、胎儿新生儿循环转换

【胎儿血液循环的过程及特点】

胎儿血液循环始于胎盘,胎儿所需的一切能量物质、代谢产物和气体交换均是通过脐血管和胎盘与母体之间以弥散方式进行交换的。胎儿循环可概括为两条主流:一为自胎盘到躯体上部氧合程度较高的所谓"主路",即由胎盘→脐静脉→静脉导管→下腔静脉→经右心房经卵圆孔→左心房→左心室→升主动脉→冠状动脉及头臂的血管;二为自上腔静脉至胎盘氧合程度较低的所谓"右路",即由上腔静脉→右心房→右心室→肺动脉→动脉导管→降主动脉→脐动脉→胎盘。

胎儿循环途径既能照顾到胎内由胎盘取氧的特点,又能保证在出生后能立即转化为以肺取氧的循环改道,是一种非常有效且启闭灵活的循环途径。胎儿血液循环特点:①胎儿气体交换和营养交换的部位在胎盘;②胎儿期间左、右循环系统都向全身供血,肺无呼吸,故只有体循环而无有效的肺循环;③胎儿的血氧分压很低,但因胎儿血红蛋白的氧离解曲线左移,所以氧饱和度不低,能携带较多的氧;④胎儿各组织器官含氧程度不同:肝含氧量最丰富,心、脑和上肢次之,而腹腔脏器和下肢含氧量最低。

【出生后血液循环的改变】

1. **肺泡充气导致肺循环的建立**　胎儿肺泡内本为液体所填塞,在临产时因产道的挤压将其 1/3 左右挤出肺泡,其余迅速由血管和淋巴管吸收,顺产者于 5~15 分钟内因啼哭使肺泡充气,肺循环的血管张开,肺血管阻力迅速下降,肺动脉的血流可流入肺,不必进入动脉导管的短路通道。

2. **卵圆孔关闭**　肺循环建立,肺静脉回心血流增加,左心房血流增多,左心房压力由胎内的 2~4mmHg 上升至 5~10mmHg;脐带结扎致静脉导管关闭,经下腔静脉回右心房的血流大减,右心房压力下降,这样出生后两房的压力变化,使卵圆孔出现功能性关闭。

3. **动脉导管关闭**　自胎儿出生至生后 10~15 小时,体循环血氧含量和饱和度增加,动脉导管中层平滑肌收缩引起动脉导管功能性关闭。通过血管内膜和内膜下层的增生,约 80% 的婴儿于生后 3 个月、95% 的婴儿于生后 1 年内形成解剖性关闭。

4. **脐 - 胎循环终止,静脉导管关闭**　脐带结扎后,脐血管于生后 6~8 周闭锁形成韧带,其中脐静脉闭锁成为由脐至肝的肝圆韧带,脐动脉大部分闭锁成为脐外侧韧带。

【常见临床问题及沟通要点】

1. 心脏发育的关键时期在胚胎第 2~8 周,其发育受遗传和环境因素影响,因此在怀孕前两个月应注意环境因素的影响,如感染、射线、药物、酒精等。

2. 心脏的发育畸形即先天性心脏病,是占第一位的人类先天畸形疾病,目前的医学发展已可以使绝大部分先天性心脏病得到根治,治疗方式有传统外科手术和内科介入治疗,具体治疗方式选择建议咨询儿科心血管专科医生。

3. 动脉导管或卵圆孔是胎儿血液循环所需的正常结构,出生后由于胎儿循环的转换,肺部氧浓度增高,一般动脉导管出生后数小时功能关闭,多数生后 3 个月才解剖关闭,卵圆孔由于第二房隔的幕帘作用而将其关闭。因此,胎儿超声提示动脉导管或卵圆孔未闭不属于先天性心脏病,不需要因此终止妊娠。

(刘芮汐　易岂建)

第二节　检　查　方　法

学习目标

1. **掌握**　儿童心血管疾病的病史询问要点及体格检查。

2. **熟悉**　儿童心血管疾病的特殊检查方法。

一、病史和体格检查

在小儿心血管疾病的诊治过程中,病史、体格检查及各项辅助检查皆有重要作用。详尽的病史有助于心血管医生了解疾病的发生、发展及诊治经过,对随后的体格检查和各项诊断性检查的安排提供重要的线索,对心血管疾病作出准确判断及鉴别诊断非常重要。

1. **病史询问** 小儿时期的心血管疾病以先天性心脏病最常见。心脏杂音、发绀、呼吸困难、心功能不全及反复呼吸道感染等均为先天性心脏病患儿最常见的就诊原因,其出现时间及演变对疾病的诊疗决策、预后判断有重要意义。婴儿自2~3个月后出现喂养困难、体重不增、呼吸急促、苍白、多汗、反复患呼吸道感染,常为左向右分流量较大的先天性心脏病;左心房或肺动脉扩张压迫喉返神经可引起声音嘶哑。有发绀者应注意排除呼吸系统疾病,还应询问有无蹲踞、缺氧发作。后天性心脏病中婴幼儿期主要是川崎病,学龄期为风湿性心脏病及病毒性心肌炎等,故在病史询问中应注意有无皮肤、黏膜、淋巴结的独特表现,有无高热、咽痛、游走性关节痛、舞蹈症等病史。对胸闷、心悸、心前区疼痛者应注意心律失常、心肌疾病。病史询问中还应注意母孕早期有无感染、服用药物、放射线接触、有害药物应用史及有无家族遗传性疾病史。许多先天性心脏病与遗传性疾病有关,肥厚型心肌病常有阳性家族史。

2. **体格检查** 体格检查最好在患儿安静或配合条件下进行。因此,需要根据患儿不同年龄及当时的状况确定检查的程序,例如婴儿正处于睡眠状态应进行心脏听诊。为了取得患儿的配合,需要注意消除他们的恐惧感适应现场环境,也可采取喜欢的体位或在家长怀抱的姿势下检查。有时可予以喂奶保持安静状态。

(1)全身检查:观察患儿的精神状态及对周围事物的反应,有助于估计病情的严重程度。心功能不全患儿往往精神萎靡或易激惹,对周围事物反应冷漠。测量身高、体重及头围并与正常标准比较以评估体格生长发育情况,注意特殊面容及全身合并畸形、体位和呼吸频率。检查口唇、鼻尖、指/趾端等毛细血管丰富部位有无发绀,发绀6个月~1年后可出现杵状指/趾。皮肤黏膜瘀点是感染性心内膜炎血管栓塞的表现;皮下小节、环形红斑是风湿热的主要表现。注意颈动脉搏动,肝-颈静脉回流征,肝脾大小、质地及有无触痛,下肢有无水肿。

(2)心脏检查

1)视诊:心前区有无隆起,心尖冲动的位置、强弱及范围。正常心尖冲动的位置随年龄和体型而异,正常<2岁的小儿,心尖冲动见于左第4肋间,其左侧最远点可达锁骨中线外1cm;5~6岁时在左第5肋间,锁骨中线上。心尖冲动范围的直径一般不超过2~3cm,肥胖婴儿搏动不清楚,而胸壁薄的儿童心尖冲动更明显且范围较广。心尖冲动还可因肺不张、气胸、胸腔积液及一侧肺气肿等情况而偏移。右心室的搏动一般不易瞥见。右位心时心尖冲动则位于右侧第4、5肋间。心尖冲动强烈而部位正常可见于心排出量增加(如发热、贫血、运动后等);左心室肥大时,心尖冲动强烈,范围扩展向左下方移位;右心室肥大时,心尖冲动弥散,有时扩散至剑突下。心尖冲动减弱见于心包积液和心肌收缩力减弱。

2)触诊:进一步确定心尖冲动的位置、强弱及范围,心前区有无抬举感及震颤。对大范围的搏动,需用手掌面触诊,对范围较小或婴儿则以指端,甚至可用指尖在肋间触诊检查。在第5~6肋间锁骨中线外的抬举感为左心室肥大的佐证,胸骨左缘第3~4肋间和剑突下的抬举感提示右心室肥大。震颤的位置有助于判断杂音的来源。

3)叩诊:可粗略估计心脏的位置及大小。叩诊心浊音界超过心音范围提示心包积液,如胸骨右侧有心浊音,提示心脏扩大、心包积液或右位心等。

4)听诊:注意心率的快慢、节律是否整齐,第一、第二心音的强弱,是亢进、减弱还是消失,有无分裂,特别是肺动脉瓣区第二心音意义更大。第二心音亢进提示肺动脉高压,而减弱则支持肺动脉狭窄的诊断;正常儿童在吸气时可有生理性第二心音分裂,第二心音固定性分裂是房间隔缺损的独特体征。杂音对鉴别先天性心脏病的类型有重要意义,需注意其位置、性质、响度、时相及传导方向。

(3)周围血管征:比较四肢脉搏及血压,如股动脉搏动减弱或消失,下肢血压低于上肢血压,提示主动脉缩窄。脉压增宽,伴有毛细血管搏动征和股动脉枪击音,提示动脉导管未闭或主动脉瓣关闭不全等。

二、特殊检查

1. **X线检查** 具有价格低廉、方法简便、辐射量小和易于复查的优点,包括胸部透视和摄片。透视可动态观察心脏和大血管的搏动、位置、形态,以及肺血管的粗细、分布,但不能观察细微病变。摄片可弥补这一缺点,并留下永久记录,常规拍摄胸部正位片。测量心胸比值时,年长儿应小于50%,婴幼儿小于55%,呼气相及卧位时心胸比值增大。

2. **心电图检查** 心电图检查对心脏病的诊断有一定的帮助,对各种心律失常具有特异性,对房室肥大、传导阻滞、电解质紊乱及药物中毒等有提示意义,对心脏位置及心肌病变也有重要的参考价值,24小时动态心电图及各种负荷心电图可提供更多的信息。

3. **超声心动图检查** 是一种无创检查技术,不仅可以提供详细的心脏解剖结构信息,还能提供心脏功能及部分血流动力学信息,有以下几种:

(1)M型超声心动图:能显示心脏各层结构,特别是瓣膜的活动,常用于测量心腔、血管内径,结合同步记录的心电图和心音图可计算多种心功能指标。

(2)二维超声心动图:是目前各种超声心动图的基础,可实时地显示心脏和大血管各解剖结构的活动情况,以及它们的空间毗邻关系。

(3)多普勒超声心动图:有脉冲波多普勒、连续波多普勒及彩色多普勒血流显像三种,可以检测血流的方向及速度,可用于评估瓣膜、血管的狭窄程度,估算分流量及肺动脉压力,评价心功能等。

(4)三维超声心动图:成像直观、立体感强、易于识别,还可对图像进行任意切割,为外科医师模拟手术进程与切口途径选择提供了丰富的信息。

4. **放射性核素心血管显影** 主要用于心功能的测定、左向右分流定量分析和了解心肌缺血情况。常用的放射性核素为^{99m}Tc,静脉注射后,应用γ闪烁照相机将放射性核素释放的γ射线最终转换为点脉冲,所有的数据均由计算机记录、存储,并进行图像重组及分析。

5. **MRI检查** 包括磁共振血管造影、磁共振三维成像技术等,常用于主动脉弓等流出道畸形的诊断,并已经成为复杂畸形诊断的重要补充手段。

6. **CT检查** 对下列心脏疾病有较高的诊断价值:心外大血管异常及其分支的病变;心脏瓣膜、心包和血管壁钙化,心腔肿块、心包缩窄、心肌病等。

7. **心导管检查** 是先天性心脏病进一步明确诊断和决定手术前的重要检查方法,根据检查部位不同分为右心导管检查、左心导管检查两种。

8. 心血管造影　是明确心血管的解剖畸形的重要检查手段。数字减影造影技术的发展及新一代造影剂的出现,降低了心血管造影对人体的伤害,使诊断更精确。

【常见临床问题及沟通要点】

1. 心脏疾病的检查方法有无创和有创检查,原则上先进行无创检查,在无创检查不能明确时才考虑有创检查。

2. 一般来说,心脏超声心动图对绝大部分先天性心脏病具有诊断价值,而复杂先天性心脏病需进行 CT 血管造影,甚至数字减影造影检查。

(周　雪　易岂建)

第三节　先天性心脏病

学习目标

1. 掌握　先天性心脏病的概念、分类和常见先天性心脏病的临床表现。

2. 熟悉　常见先天性心脏病的诊断、治疗原则和转诊指征。

先天性心脏病(congenital heart disease,CHD)是胚胎期心脏、血管发育障碍所致的形态、结构和功能异常。其发病率约占出生婴儿的 4.05‰~12.3‰,并有逐年增高的趋势。室间隔缺损是最常见的先天性心脏病,其次为房间隔缺损、动脉导管未闭和肺动脉瓣狭窄。法洛四联症是 1 岁以后存活的儿童最常见的发绀型先天性心脏病。

根据血流动力学变化特点,可将先天性心脏病分为三大类。

1. 无分流型(无发绀型)　即心脏左右两侧或动静脉之间无异常通路和分流,不产生发绀。包括主动脉缩窄、肺动脉瓣狭窄、主动脉瓣狭窄等。

2. 左向右分流型(潜在发绀型)　心脏左右两侧血流循环途径之间存在异常的通道。早期由于心脏左侧体循环的压力大于右侧肺循环压力,所以平时血流从左向右分流而不出现发绀。当啼哭、屏气或某些病理情况下,致肺动脉或右心压力增高,超过左心系统压力时,可使血液自右向左分流而出现暂时性发绀。如房间隔缺损、室间隔缺损、动脉导管未闭等。

3. 右向左分流型(发绀型)　左右两侧心血管腔内存在异常交通。某些原因(如右心室流出道狭窄)致使右心压力增高并超过左心压力时,右侧心血管腔内的静脉血通过异常交通分流入左侧心血管腔,或因大动脉起源异常,使大量静脉血流入体循环,故可出现持续性发绀。如法洛四联症、右心室双出口、完全型大动脉转位、永存动脉干等。

一、房间隔缺损

房间隔缺损(atrial septal defect,ASD)是由于原始心房间隔发育异常所致,占先天性心脏病发病总数的 5%~10%,是成人最常见的先天性心脏病,男女性别比为 1:2。

【病理解剖】

1. 原发孔型。

2. 继发孔型。

3. 静脉窦型。

4. 冠状静脉窦型。

【病理生理】

1. 心房水平左向右分流。

2. 右心血流量明显增加,引起右心房、右心室增大。

3. 肺循环血流量增加,引起肺动脉高压。

4. 晚期肺小动脉肌层和内膜增厚,管腔狭窄,使左向右分流减少,甚至出现右向左分流。

【临床表现】

症状出现的早晚和轻重取决于缺损的大小。缺损小的可无症状,仅在体格检查时发现胸骨左缘第 2~3 肋间有收缩期杂音。缺损较大时分流量也大,导致肺充血,由于肺循环血流增多而易反复发生呼吸道感染,严重者早期发生心力衰竭;体循环血流量不足,表现为体形瘦长、面色苍白、乏力、多汗、活动后气促和生长发育迟滞。

【体检要点】

多数患儿在婴幼儿期无明显体征,以后心脏增大,前胸饱满,搏动活跃,少数缺损分流量大者可触及震颤。

听诊有以下 4 个特点:

1. 肺动脉瓣区第二心音增强。

2. 由于右心室容量增加,收缩时喷射血流延长,肺动脉瓣关闭落后于主动脉瓣,且不受呼吸影响,因而第二心音呈固定分裂。

3. 胸骨左缘第 2 肋间近胸骨旁可闻及 2~3 级喷射性收缩期杂音。

4. 当肺循环血流量超过体循环达 1 倍以上时,则在三尖瓣听诊区可出现三尖瓣相对狭窄的短促与低频的舒张早中期杂音。随着肺动脉高压的进展,左向右分流可逐渐减少,固定性分裂消失,收缩期杂音缩短,舒张期杂音消失,但可出现肺动脉瓣及三尖瓣关闭不全的杂音。

【辅助检查】

1. **超声心动图检查**　为房间隔缺损首选检查方法,具有经济、便捷、直观等优点。

2. **X 线检查**　对分流量较大的房间隔缺损有参考价值。心脏外形轻至中度增大,以右心房、右心室为主,心胸比大于 0.5。肺动脉段突出,透视下见肺动脉总干及分支随心脏搏动而一明一暗的“肺门舞蹈”征,心影略呈梨形。

3. **心电图检查**　常伴有不完全性右束支传导阻滞、电轴左偏。

4. **心导管检查**　不作为常规检查,仅用于非创伤性检查不能确诊者。

【治疗】

1. **自然闭合**　对于小型缺损(缺损直径≤5mm)者,在 2 岁内有 15% 的自然闭合率,可随访至 2 岁。

2. **内科治疗**　出现并发症,如呼吸道感染、充血性心力衰竭及感染性心内膜炎等,应及时至心血管内科诊治。

3. **介入治疗**　年龄大于 2 岁,缺损边缘至上下腔静脉、冠状静脉窦、右上肺静脉之间距离≥5mm,至房室瓣距离≥7mm,可以选择介入治疗。

4. 外科治疗 不适合介入治疗指征的反复呼吸道感染、喂养困难、体重增长缓慢的婴幼儿,宜选择外科手术治疗。

【转诊指征】

1. 房间隔缺损合并重症肺炎。

2. 房间隔缺损合并急性心力衰竭。

3. 需内科介入和外科干预的房间隔缺损。

【常见临床问题及沟通要点】

1. 部分小型房间隔缺损有自行闭合可能,因此,出生后超声心动图提示小型缺损可随访,每 3~6 个月复查超声,在随访中出现血流动力学改变,如心腔增大、肺动脉高压等则需干预治疗。治疗方式有传统外科手术和内科介入治疗,具体选择建议咨询儿科心血管专科医师。

2. 单纯房间隔缺损往往不易闻及杂音,这类患儿多数在肺炎或儿保体检时检查发现,因此,对于经常感冒、生长发育落后、平时汗多、哭吵或吃奶时出现唇周发绀等情况建议咨询儿科心血管专科医师。

3. 14 岁以下儿童房间隔缺损属于大病医保,凡是参加医保患儿治疗费用按大病医保报销。

二、室间隔缺损

室间隔缺损(ventricular septal defect,VSD)是由胚胎期室间隔发育不全所致,是最常见的先天性心脏病,约占我国先天性心脏病的 25%~50%。可单独存在,也可以合并其他畸形。

【病理解剖】

室间隔缺损种类很多,根据缺损在室间隔的部位及其与房室瓣、主动脉瓣的关系分类:

1. 膜周型。

2. 肌部型。

3. 双动脉下型(干下型)。

【病理生理】

1. 心室水平左向右分流。

2. 左心循环血流量增加,引起左心房、左心室增大。

3. 肺循环血流量增加,引起肺动脉高压,继而右心室肥大。

4. 由于长期肺多血,肺小动脉肌层和内膜增厚,肺动脉高压由早期动力性高压逐渐进展为梗阻性肺高压,即艾森门格综合征。

【临床表现】

1. **小型缺损** 即缺损小于 5mm 的患者,也称为 Roger 病,可无明显症状。临床上多为体检时发现心脏杂音。

2. **中大型缺损** 缺损较大时,患儿多生长迟缓,体重不增,有消瘦、喂养困难、活动后乏力、气短、多汗,易反复呼吸道感染,容易导致充血性心力衰竭。部分因扩张的肺动脉压迫喉返神经,引起声音嘶哑。晚期出现持续性口唇、甲床、舌面发绀,以及杵状指 / 趾。

【体检要点】

1. 胸骨左缘第3、4肋间可闻及Ⅲ~Ⅳ级粗糙的全收缩期杂音,向四周广泛传导,可触及收缩期震颤。

2. 分流量大时,在心尖区可闻及二尖瓣相对狭窄的较柔和的舒张中期杂音。

3. 大型缺损伴有明显肺动脉高压时(多见于儿童或青少年期),右心室压力显著升高,逆转为右向左分流,此时心脏杂音较轻而肺动脉第二心音显著亢进。

【辅助检查】

1. **超声心动图检查** 为室间隔缺损首选检查方法,具有经济、便捷、直观等优点。

2. **X线检查** 小型室间隔缺损心肺检查无明显改变。中型缺损心影轻度到中度增大,左、右心室增大,以左心室增大为主,主动脉弓影较小,肺动脉段凸出,肺野充血。大型缺损心影中度以上增大,多以右心室增大为主,肺动脉段明显突出,肺野明显充血。出现艾森门格综合征时,肺动脉主支增粗,而肺外周血管影很少,宛如枯萎的秃枝。

3. **心电图检查** 小型缺损心电图可正常或表现为轻度左心室肥大;中大型缺损可出现左心室肥厚和/或右心室增大改变,伴或不伴有心肌劳损。

4. **心导管检查** 不作为常规检查,仅用于非创伤性检查不能确诊者,或重度肺动脉高压需测肺血管阻力者。

【治疗】

1. **自然闭合** 对于小型缺损(缺损直径≤5mm)无症状者,50%有自行闭合可能,可定期3~6个月随访至2岁。

2. **内科治疗** 当出现并发症,如室间隔缺损合并呼吸道感染、充血性心力衰竭及感染性心内膜炎等,应及时到心血管内科诊治。

3. **介入治疗** 适合2岁及以上的膜周、肌部室间隔缺损患儿有介入治疗指征者。

4. **外科治疗** 不适合介入治疗者。

【转诊指征】

1. 室间隔缺损合并重症肺炎。

2. 室间隔缺损合并急性心力衰竭。

3. 室间隔缺损合并感染性心内膜炎。

4. 需内科介入和外科手术的室间隔缺损。

【常见临床问题及沟通要点】

1. 室间隔缺损由于左向右分流,导致体循环少血,肺循环多血,患儿生长发育落后,容易发生呼吸道感染、感染性心内膜炎、心力衰竭、肺动脉高压等并发症,应定期随访(3~6个月)心脏超声,部分小型缺损在2岁内逐渐自行关闭,如果患儿缺损大,生长发育严重落后,容易患肺炎,甚至出现肺动脉压力增高则需及时治疗。室间隔缺损的根治方式有经皮介入室间隔缺损封堵术和外科开胸手术,具体选择建议咨询儿科心血管专科医师。

2. 由于左右心室间压差较大,室间隔缺损患儿容易闻及杂音,在哭吵、吃奶时容易出现嘴唇发绀、多汗等,有这类病史患儿建议咨询儿科心血管专科医师。

3. 已经出现重度肺动脉高压的患儿是否需要介入或外科手术治疗,建议咨询儿科心血管专科医师。

4. 14岁以下儿童室间隔缺损属于大病医保,凡是参加医保患儿治疗费用按大病医保报销。

三、动脉导管未闭

动脉导管未闭（patent ductus arteriosus，PDA）为小儿先天性心脏病常见类型之一，占先天性心脏病总数的 10%。出生后大约 15 小时即发生功能性关闭，80% 在生后 3 个月解剖性关闭，若出生 3 月后仍持续开放即称动脉导管未闭。生后 1 年后的 PDA 罕见自行关闭。

【病理解剖及分型】

1. 管型。

2. 漏斗型。

3. 窗型。

【病理生理】

1. 动脉导管水平左向右分流。

2. 左心血流量明显增加，引起左心房、左心室增大。

3. 肺循环血流量增加，引起动力性肺动脉高压，继而右心室肥大。

4. 晚期肺小动脉肌层和内膜增厚，管腔狭窄，形成器质性肺动脉高压，导管水平左向右分流减少，甚至出现右向左分流，即艾森门格综合征。

【临床表现】

动脉导管细小者临床上可无症状。导管粗大者，在婴幼儿期容易患呼吸道感染、平时汗多、喂养困难、体重不增、生长发育落后等。

【体检要点】

1. 胸骨左缘第 2~3 肋间可闻及连续性"机器"样杂音，占整个收缩期与舒张期，常伴有震颤，杂音向左锁骨下、颈部和背部传导。

2. 当肺血管阻力增高时，杂音的舒张期成分可能减弱或消失。

3. 分流量大者因相对性二尖瓣狭窄而在心尖部可闻及较短的舒张期杂音。

4. 肺动脉瓣区第二心音增强，新生儿期合并肺动脉高压或心力衰竭时，因肺动脉压力较高，主、肺动脉压力差在舒张期不显著，往往仅听到收缩期杂音。

5. 由于舒张压降低，脉压增宽，可出现周围血管征，如水冲脉、枪击音、指甲床毛细血管搏动征等。

【辅助检查】

1. **超声心动图检查**　可以直接显示连接主、肺动脉的未闭动脉导管，导管形态，分流口大小及血流方向。

2. **X 线检查**　导管细小者心影在正常范围。分流量大者，胸片显示心影轻至中度扩大，左心缘向下、向左外侧延长，左心室增大，左房可轻度增大。主动脉结可正常或突出，肺动脉段突出，肺血管影增粗。

3. **心电图检查**　分流量不大者电轴可以正常或左偏，分流量大者左心室高电压或左心室肥厚，明显肺动脉高压者则左、右心室肥大。

4. **心导管检查**　不作为常规检查，仅用于非创伤性检查不能确诊者。或重度肺动脉高压需测肺血管阻力时。

【治疗】

1. **内科治疗**　当出现并发症,如动脉导管未闭合并呼吸道感染、充血性心力衰竭及感染性心内膜炎等,应及时到心血管内科诊治。

2. **介入治疗**　出生 3 个月后有血流动力学影响者。

3. **外科治疗**　不适合介入治疗者。

【转诊指征】

1. 动脉导管未闭合并重症肺炎。

2. 动脉导管未闭合并急性心力衰竭。

3. 动脉导管未闭合并肺动脉高压。

4. 需介入治疗的动脉导管未闭。

【常见临床问题及沟通要点】

1. 80% 动脉导管在出生后 3 个月解剖关闭,少数可延迟到 1 岁,1 岁以后自行关闭罕见,因此,3~12 个月为动脉导管未闭最佳治疗时间,建议到儿科心血管专科医师咨询,选择具体治疗时机。

2. 动脉导管未闭的传统根治方法采取外科结扎手术,但目前绝大多数采用经皮介入封堵治疗,其安全性和有效性已得到证实,具体方式选择建议咨询儿科心血管专科医师。

3. 14 岁以下儿童动脉导管未闭属于大病医保,凡是参加医保患儿治疗费用按大病医保报销。

4. 左向右分流先天性心脏病患儿如果出现长期发热,要除外感染性心内膜炎,其血液培养、抗菌药物选择对预后至关重要,应尽早转儿科心血管内科规范诊治。

四、法洛四联症

法洛四联症(tetralogy of fallot,TOF)是最常见的发绀型先天性心脏病,约占所有先天性心脏病的 12%。

【病理解剖】

1. 右心室流出道狭窄。

2. 室间隔缺损。

3. 主动脉骑跨。

4. 右心室肥厚。

【病理生理】

1. 心室水平右向左分流。

2. **主动脉骑跨**　主动脉除接受左心室的血液外,还接受一部分来自右心室的静脉血,输送到全身各部,因而出现发绀。

3. 右心室流出道狭窄致肺血减少,长期缺氧可出现杵状指 / 趾。

4. 缺氧致骨髓代偿性产生过多的红细胞,血液黏稠度高,血流缓慢,容易引起脑血栓、脑脓肿。

【临床表现】

1. **发绀**　为主要表现,其程度和出现的早晚与肺动脉狭窄程度及动脉导管是否关闭有关。多见于毛细血管丰富的浅表部位,如唇、指 / 趾甲床、球结膜等。因血氧含量下降,活动耐力差,某些诱因如啼哭、情绪激动、体力劳动、寒冷等,即可出现气急及发绀加重。

2. **蹲踞症状**　行走、游戏时,常主动下蹲片刻。

3. **杵状指/趾**　发绀持续6个月以上,出现杵状指/趾,是因长期缺氧使指/趾毛细血管扩张增生,局部软组织和骨组织也增生肥大,表现为指/趾端膨大如鼓槌状。

4. **缺氧发作**　多见于婴儿,发生的诱因为吃奶、哭闹、情绪激动、贫血、感染等。表现为发绀加重,呼吸困难,严重者可引起突然晕厥、抽搐,甚至死亡。

【体检要点】

1. **发绀**　全身皮肤、结膜、口腔黏膜、甲床易出现发绀。

2. 如发绀持续6个月以上,指/趾端毛细血管扩张与增生,局部软组织及骨组织出现杵状指/趾。

3. 胸骨左缘第2~3肋间可闻及Ⅱ~Ⅲ级粗糙喷射性杂音,肺动脉瓣第二心音减弱。

【并发症】

1. 脑血栓。

2. 脑脓肿。

3. 感染性心内膜炎。

【辅助检查】

1. **血液检查**　红细胞计数和血红蛋白浓度明显增高。

2. **X线检查**　心脏大小一般正常或稍增大,典型者前后位心影呈“靴状”。

3. **心电图检查**　电轴右偏或右室肥大,约有20%出现不完全性右束支传导阻滞。

4. **超声心动图检查**　是确定法洛四联症的首选检查方法,可观察室间隔缺损的类型和大小,主动脉骑跨程度,右心室流出道狭窄部位和程度,还可显示有无合并其他畸形。

5. **心导管检查**　可显示右心室流出道狭窄的类型和程度、缺损部位和大小,冠状动脉有无畸形,是否存在主肺侧支血管,以及外周肺血管发育情况。

【治疗】

1. **缺氧发作治疗**　轻者使其取胸膝位即可缓解,重者需吸氧,药物可用β-受体拮抗剂和吗啡静脉注射。

2. 外科治疗。

【转诊指征】

1. 法洛四联症合并脑脓肿、感染性心内膜炎。

2. 法洛四联症合并顽固缺氧发作。

3. 法洛四联症需外科手术治疗。

【常见临床问题及沟通要点】

1. 随着体外循环技术发展及新生儿和婴幼儿麻醉技术改进、术后监护和心脏外科手术技术的不断提高,使法洛四联症早期一期纠治术成功率大大提高,同时与外科镶嵌治疗的心导管介入治疗迅速发展,缩短体外循环时间,提高手术成功率,减少术后并发症。6个月以上的法洛四联症患儿就可以进行根治手术。

2. 某些因素可诱发法洛四联症出现缺氧发作,应尽量避免诱发因素,如感染、贫血、脱水、剧烈哭吵、酸中毒等。

3. 如果法洛四联症患儿出现缺氧发作,最简单的办法是将患儿膝胸卧位,大部分可缓解,无缓解者可给予 β- 受体拮抗剂缓解右心室流出道痉挛。

(程真莉　易岂建)

第四节　病毒性心肌炎

学习目标

1. 掌握　病毒性心肌炎的诊断、治疗。
2. 熟悉　病毒性心肌炎的转诊指征。
3. 了解　病毒性心肌炎的分型。

病毒性心肌炎(viral myocarditis,VMC)是由病毒感染引起的心肌间质炎症细胞浸润和邻近的心肌细胞变性、坏死,有时病变也可累及心包或心内膜。引起儿童心肌炎的常见病毒有柯萨奇病毒(B 组和 A 组)、埃可病毒、脊髓灰质炎病毒、腺病毒、传染性肝炎病毒、流感和副流感病毒、麻疹病毒、单纯疱疹病毒及流行性腮腺炎病毒等。儿童期的发病率尚不确切。

【临床表现】

1. **症状**　表现轻重不一,轻者可无明显临床症状,部分起病隐匿,有乏力、活动受限、心悸、胸痛等症状,少数重症患者可发生心力衰竭、严重心律失常、心源性休克,死亡率高。

2. **体征**　心脏有轻度扩大,伴心动过速、心音低钝及奔马律,肺部出现湿啰音及肝脾大,呼吸急促和发绀,重症患者发生心源性休克,脉搏细弱,血压下降。

【诊断】

1. **临床诊断依据**

(1)心功能不全、心源性休克或心脑综合征。

(2)心脏扩大:X 线或超声心动图检查具有表现。

(3)心电图改变:以 R 波为主的 2 个或 2 个以上主要导联(Ⅰ、Ⅱ、aVF、V_5)的 ST-T 改变持续 4 天以上伴动态变化,窦房传导阻滞、房室传导阻滞,完全性右或左束支阻滞,成联律、多形、多源、成对或并行性早搏,非房室结及房室折返引起的异位性心动过速,低电压(新生儿除外)及异常 Q 波。

(4)CK-MB 升高或心肌肌钙蛋白阳性。

(5)心脏磁共振检查呈典型心肌炎症表现。

2. **病原学诊断依据**

(1)确诊指标:在患儿心内膜、心肌、心包(活检、病理)或心包穿刺液中,发现以下之一者可确诊心肌炎由病毒引起。

1)分离到病毒。

2)用病毒核酸探针查到病毒核酸。

3)特异性病毒抗体阳性。

(2)参考依据:有以下之一者,结合临床表现可考虑心肌炎系病毒引起。

1)自患儿粪便、咽拭子或血液中分离到病毒,且恢复期血清同型抗体滴度较第一份血清升高或降低 4 倍以上。

2)病程早期患儿血中特异性 IgM 抗体阳性。

3)用病毒核酸探针自患儿血中查到病毒核酸。

3. **确诊依据**

(1)具备临床诊断依据 2 项,可临床诊断为心肌炎。发病同时或发病前 1~3 周有病毒感染的证据支持诊断的患者。

(2)同时具备病原学确诊依据之一,可确诊为病毒性心肌炎,具备病原学参考依据之一可临床诊断为病毒性心肌炎。

(3)凡不具备确诊依据,应当给予必要的治疗或随诊,根据病情变化确诊或除外心肌炎。

(4)应当除外风湿性心肌炎、中毒性心肌炎、先天性心脏病、结缔组织病、代谢性疾病的心肌损害、甲状腺功能亢进症、原发性心肌病、原发性心内膜弹力纤维增生症、先天性房室传导阻滞、心脏自主神经功能异常、β- 受体功能亢进及药物引起的心电图改变。

4. **必需的检查项目**

(1)血常规、尿常规、大便常规检查。

(2)C- 反应蛋白,ASO、红细胞沉降率(年龄大于 3 岁)。

(3)肝肾功能、血电解质。

(4)心肌酶谱及肌钙蛋白检测。

(5)病毒抗体检测,如柯萨奇病毒及其他肠道病毒。

(6)十二导联心电图、X 线、超声心动图检查(包括心功能)及动态心电图检查。

【治疗】

1. **休息** 急性期至少应卧床休息至热退 3~4 周,有心功能不全或心脏扩大者,更应强调绝对卧床休息,以减轻心脏负荷,减少心肌耗氧量。

2. 镇静及镇痛处理。

3. 促进心肌能量代谢的药物治疗,促进心肌病变的恢复和改善心脏功能供给,如磷酸肌酸、果糖、环磷酸腺苷。

4. **对症治疗**

(1)抗感染治疗。

(2)抗氧化剂:大剂量维生素 C 静脉注射。

(3)必要时抗心律失常药物。

(4)改善心功能药物:多巴胺、多巴酚丁胺、磷酸二酯酶抑制剂、洋地黄等强心剂(特别注意使用洋地黄时饱和量应常规剂量减少,避免洋地黄中毒)、利尿剂、血管扩张剂。

5. **大剂量免疫球蛋白** 通过免疫调节作用减轻心肌细胞损害。

6. 若病程中出现Ⅲ度房室传导阻滞,或室性心动过速、心源性休克,需大剂量激素冲击治疗。

【转诊指征】

1. 出现高度或Ⅲ度房室传导阻滞、室性心动过速等恶性心律失常生命体征尚可维持者。

2. 出现心源性休克或者顽固性心力衰竭经初步治疗生命体征尚可维持者。

【常见临床问题及沟通要点】

1. 引起儿童心肌炎的常见病毒有柯萨奇病毒、埃可病毒、脊髓灰质炎病毒、腺病毒、传染性肝炎病毒、流感和副流感病毒、麻疹病毒、单纯疱疹病毒及流行性腮腺炎病毒等。发病机制目前不清楚,多考虑与早期病毒感染直接损伤心肌细胞和后期免疫损伤有关。因此,病毒性心肌炎患儿发病前 1~2 周都有病毒感冒病史。

2. 病毒性心肌炎临床症状从轻症到重症病情严重程度不一,轻症的可无明显临床症状,少数出现轻微胸闷、心悸、乏力等;重症者(暴发性心肌炎)往往进展很快,在起病 24~72 小时很快出现心衰或心源性休克、室性心动过速、Ⅲ度房室传导阻滞,甚至心搏骤停等,如抢救不及时死亡率较高。因此,对于起病 1~2 天,有上呼吸道感染病史,脸色欠佳,乏力明显,心音低钝者,或者伴腹痛者应想到该病,如血流动力学稳定可及时转儿科专科医院进行抢救。

(程真莉　易岂建)

第五节　阵发性室上性心动过速

学习目标

1. 掌握　阵发性室上性心动过速的诊断。
2. 熟悉　阵发性室上性心动过速的治疗。
3. 了解　阵发性室上性心动过速的病因。

阵发性室上性心动过速(paroxysmal supraventricular tachycardia,PST)是小儿最常见的异位快速心律失常,是指异位激动在希氏束以上的心动过速。主要由折返机制造成,少数为自律性增高引起。

【诊断】

1. **病史**　阵发性室上性心动过速多发生于无器质性心脏病患儿,也可见于有心肌炎、心肌病及先天性心脏病等基础疾病的患儿。感染为常见诱因,多数发作时有心悸、胸闷、气短、乏力等表现。小婴儿表现可不典型,无特殊症状或仅有食欲缺乏等,持续发作较久者可并发心力衰竭、休克等。

2. **体征**　突然发作与突然终止,心率常在 160~250 次/min,心律绝对规则,第一心音强弱一致,兴奋迷走神经和药物干预可终止发作或使心率减慢。

3. **心电图特点**

(1)快而规则的 QRS 波群。

(2)心律规则,频率在 160~250 次/min。

(3)可见直立或倒置的异位 P 波,或难以辨认。

(4)部分病例 S-T 段下移,T 波低平或倒置。当伴有预激发生逆传型室上性心动过速、心室内差异传导或束支阻滞时,则 QRS 波宽大畸形。

4. 建议的检查项目

(1)标准 12 导联心电图。

(2)24 小时动态心电图。

(3)胸部 X 线正侧位片。

(4)心脏彩超。

(5)血电解质、心肌酶和肌钙蛋白。

【治疗】

1. 查找引起室上性心动过速的病因,确定治疗方案。

2. 治疗诱因,包括感染、缺血、电解质紊乱、药物中毒(如洋地黄类)等。

3. 刺激迷走神经,如冷盐水敷面、压迫颈静脉窦等。

4. 药物治疗

(1)三磷酸腺苷:快速"弹丸式"推注。有心肌炎或心功能不全等基础疾病者慎用。用药时需心电监护并备有阿托品。

(2)普罗帕酮:缓慢静脉推注,无效者可于 20 分钟后重复 1~2 次。累计剂量不超过 5mg/kg。对有心肌炎等基础心脏病和心功能不全及传导阻滞者慎用,对新生儿及小婴儿慎用。

(3)洋地黄类:主要用于新生儿、小婴儿和有心功能不全者。

(4)胺碘酮:为长效抗心律失常药物。

(5)维拉帕米:为钙通道阻滞剂,对房室结折返和顺传型房室折返阵发性室上性心动过速效果显著。

5. 直流电复律。

6. 射频消融术
年龄大于 6 岁且反复发作的阵发性室上性心动过速者或者药物控制困难者可进行射频消融治疗。

【转诊指征】

1. 初步治疗后阵发性室上性心动过速难以终止。

2. 阵发性室上性心动过速合并心力衰竭。

3. 需射频消融术进一步治疗的阵发性室上性心动过速。

【常见临床问题及沟通要点】

1. 儿科临床上阵发性室上性心动过速并不少见,除少数与心脏传导系统发育有关,多数是在某些诱因时发作,因此,对于血流动力学稳定的阵发性室上性心动过速,首先是去除诱因;长时间发作的阵发性室上性心动过速可以引起心力衰竭、心动过速性心肌病,如果去除诱因仍然发作患儿则需终止发作,可采用药物或直流电复律。

2. 如果 6 岁后仍然反复发作的阵发性室上性心动过速,或者已经出现心脏增大、心功能不全等,则需考虑射频消融术,建议咨询儿童心血管专科医师进一步诊治。

(程真莉　易岂建)

第六节　心力衰竭

学习目标

1. 掌握　心力衰竭的诊断和急性心衰的治疗。
2. 熟悉　慢性心力衰竭的治疗。

【临床表现】

心力衰竭(heart failure,HF)的诊断是综合病因、病史、临床表现及辅助检查做出的。心力衰竭的临床表现是诊断的重要依据。

1. 心肌功能障碍

(1)心脏扩大。

(2)心动过速。

(3)第一心音低钝,重者可出现舒张期奔马律,但新生儿时期很少听到。

(4)外周灌注不良,脉压窄,少部分患儿出现交替脉,四肢末端发凉。

2. 肺淤血

(1)呼吸急促:重者有呼吸困难与发绀。新生儿与小婴儿吸乳时,多表现为气急加重、吸奶中断。

(2)肺部啰音:肺水肿可出现湿啰音。肺动脉和左心房扩大压迫支气管,可出现哮鸣音。

(3)咯泡沫血痰:为肺泡和支气管黏膜淤血所致,但婴幼儿少见。

3. 体循环淤血

(1)肝脏:肝大伴触痛,短时间内增大,更有意义。

(2)颈静脉怒张:可见颈外静脉膨胀(半坐位),肝 - 颈静脉回流征阳性。婴儿此体征不明显,但可见头皮静脉怒张等表现。

(3)水肿:小婴儿水肿常为全身性,眼睑与骶尾部较明显,体重较快增长,但极少表现为周围凹陷性水肿。

【诊断】

临床诊断依据:

1. 安静时心率增快,婴儿 >180 次 /min,幼儿 >160 次 /min,不能用发热或缺氧解释。

2. 呼吸困难,发绀突然加重,安静时呼吸达 60 次 /min 以上。

3. 肝大,达肋下 3cm 以上,或在密切观察下短时间内较前增大,而不能以膈肌下移等原因解释。

4. 心音明显低钝,或出现奔马律。

5. 突然烦躁不安,面色苍白或发灰,不能用原有疾病解释。

6. 尿少、下肢水肿,已除外营养不良、肾炎、维生素 B_1 缺乏等原因。

7. 胸部 X 线检查见心影增大。

8. 心电图检查以 R 波为主的 2 个或 2 个以上主要导联(Ⅰ、Ⅱ、aVF、V_5 导联)的 ST-T 改变持续 4 天以上伴动态变化,窦房、房室传导阻滞,完全性右或左束支传导阻滞,成联律、多型、多源、成对或并行期前收缩,非房室结及房室折返引起的异位心动过速,低电压(新生儿除外)及异常 Q 波。

9. 超声心动图检查可见心房和心室腔扩大,M 型超声心动图显示心室收缩时间延长,射血分数降低。心脏舒张功能不全时,彩色多普勒超声心动图对诊断和引起心力衰竭的病因判断有帮助。

上述前 4 项为临床诊断的主要依据。

【治疗】

1. 一般治疗

(1)休息和饮食:卧床休息,烦躁不安者应使用镇静剂,如苯巴比妥、地西泮等。应吃含丰富维生素、易消化的食物,给予低盐饮食。严重心衰时应限制水入量,保持大便通畅。

(2)供氧:应供给氧气,尤其是严重心衰有肺水肿者,对依靠开放的动脉导管而生存的先天性心脏病新生儿,如主动脉弓离断、大动脉转位、肺动脉闭锁等,供给氧气可使血氧增高而促使动脉导管关闭,危及生命。

(3)体位:年长儿宜取半卧位,小婴儿可抱起,使下肢下垂,减少静脉回流。

(4)维持水电解质平衡:心衰时易并发肾功能不全。进食差易发生水电解质紊乱及酸碱失衡。长期低盐饮食和使用利尿剂更易发生低钾血症、低钠血症,必须及时纠正。

2. 病因及合并症的治疗 病因治疗对心衰治疗很重要,如有大量左向右分流的先天性心脏病,易合并肺炎、心衰,药物治疗不易奏效。上述患儿宜控制感染后,尽快治疗先天性心脏病。高血压和肺动脉高压所导致的心衰,亦须及时治疗病因。此外,心衰患儿可合并心律失常、心源性休克、水电解质紊乱等,均须及时纠正。

3. 药物治疗

(1)急性心衰的药物治疗

1)正性肌力药:①洋地黄制剂:常用药物有地高辛和西地兰;②β- 肾上腺素受体激动剂:常用制剂有多巴胺、多巴酚丁胺,应尽量采用最小有效剂量;③磷酸二酯酶抑制剂:常用制剂有氨力农和米力农,目前均建议静脉用药,米力农药效是氨力农的 10 倍。

2)利尿剂:常用的利尿剂有呋塞米、噻嗪类、螺内酯。利尿剂通常从小剂量开始,逐渐增加到尿量增多。

3)血管扩张剂:主要用于心室充盈压增高者,可使心排血量增加,而对左室充盈压降低或正常者不宜使用。选用血管扩张剂,应根据患儿血流动力学变化而定:①肺淤血严重,肺毛细血管楔压明显增高(>32mmHg,1mmHg=0.133kPa),心排血量轻至中度下降者,宜选用静脉扩张药;②心排血量明显降低,全身血管阻力增加,而肺毛细血管楔压在正常或略升高时,宜选用小动脉扩张药;③心排血量明显降低,全身血管阻力增加,肺毛细血管楔压升高时,宜选用均衡扩张小动脉和静脉药物。应用血管扩张剂时,需密切观察动脉血压、心排血量,有条件应监测肺毛细血管楔压。剂量一般从小剂量开始,疗效不明显时再逐渐增加剂量。

4)心肌能量代谢赋活药:心衰时均伴有明显的心肌能量代谢异常,因此应用药物改善心肌能量代谢,对心衰治疗有一定辅助作用。目前常用的有:①磷酸肌酸:静脉滴注;②果糖二磷酸钠:静脉滴注时对血管刺激性较大,小婴儿静脉细,常可因疼痛而引起哭闹,加重心脏负担,因此宜使用口服制剂;③辅酶 Q_{10} 口服。

(2)慢性心衰的药物治疗:儿童慢性心衰多见于心肌病(如心内膜弹力纤维增生症、扩张型心肌病、心肌致密化不全等)、左向右分流型先天性心脏病及心脏手术后心室功能不全等。

1)利尿药:心衰患儿伴有液体潴留应给予利尿药治疗。常用药物有呋塞米、氢氯噻嗪及螺内酯,应从小剂量开始。呋塞米适用于有明显水钠潴留或伴有轻、中度慢性心衰且肾功能正常的患儿。螺内酯为保钾利尿药,利尿作用较弱,一般不单独使用,常与排钾利尿药呋塞米或氢氯噻嗪联合使用,预防低钾血症。

2)洋地黄制剂:是儿科临床广泛使用的强心药物。儿童慢性收缩性心衰是应用洋地黄的主要适应证,如心内膜弹力纤维增生症、扩张型心肌病等,常与血管紧张素转化酶抑制剂、β-受体拮抗剂及利尿药联合使用。洋地黄不推荐应用于 NYHA 心功能 I 级患儿。治疗儿童慢性心衰通常采用地高辛维持量法,可长期应用,并随患儿年龄及体重增长相应增加维持量。

3)血管紧张素转化酶抑制剂:有阻断 RAAS 及抑制缓激肽分解的作用,从而逆转心肌重构及减低心脏前后负荷,改善心肌功能。常用药物:①卡托普利:为短效制剂,用药持续时间 6 个月以上起效,至心脏缩小到接近正常为止;②贝那普利:为长效制剂,一天一次;③依那普利:为长效制剂,一次用药可维持 24 小时。

儿童慢性收缩性心衰,只要没有禁忌证或不耐受,均应使用血管紧张素转化酶抑制剂治疗。心肌疾患所致的 NYHA 心功能 Ⅱ～Ⅲ 级慢性心衰时,血管紧张素转化酶抑制剂为首选药物,原发病为心内膜弹力纤维增生症和扩张型心肌病等疗效较好;必须在心衰症状稳定时使用,与地高辛维持量联合应用效果较好,伴有液体潴留者应与利尿药合用。小剂量开始,逐步递增,避免突然撤药。

4)β-受体拮抗剂:可以阻断心衰时交感神经的过度激活,抑制心肌肥厚、细胞凋亡及氧化应激反应,改善心肌细胞生物学特性,目前已列为抗慢性心衰的一线药物。常用药物:①美托洛尔:为选择性 β-受体拮抗剂,用药持续时间 6 个月以上起效,至心脏缩小到接近正常为止;②卡维地洛:为非选择性 β-受体拮抗剂,并有 α-受体阻滞作用,故兼有扩血管作用,可降低肺楔压。

β-受体拮抗剂宜在 NYHA 心功能 Ⅱ～Ⅲ 级慢性收缩性心衰患儿症状稳定时使用。起始治疗前患儿需无明显液体潴留,常与其他抗心衰药物联合使用,小剂量开始,逐渐增加至最大耐受量,应长期使用。

5)醛固酮拮抗剂:可以抑制醛固酮的有害作用,阻断心肌及间质重构,适用于心功能Ⅲ～Ⅳ级患儿。常用药物为螺内酯,推荐小剂量,常与血管紧张素转化酶抑制剂合用。

6)心肌能量代谢赋活药。

4. 非药物治疗　对药物治疗无效的心衰,机械循环支持为重要的辅助治疗。主要包括体外膜氧合、心室辅助装置和心脏再同步化治疗。严重难治性心衰患儿药物治疗无效,又无其他可选择的治疗方法时,心脏移植是最有效的措施。

【转诊指征】

1. 中重度心力衰竭。

2. 病因不清的心力衰竭。

3. 需体外膜氧合等辅助治疗。

【常见临床问题及沟通要点】

1. 儿童心力衰竭的病因与成人有很大不同,有基础疾病患儿应进行早期规范治疗,一旦出现心力衰竭处理起来就更棘手,建议早期到儿科心血管专科进行评估。

2. 感染、体力活动过度、血容量过多、心律失常、缺氧、电解质紊乱、贫血、营养不良等,均可诱发,甚至使慢性心力衰竭急性加重,因此,对于慢性心力衰竭患儿应告诉家长平时尽量控制这些诱因。

3. 儿童心力衰竭的预后与基础疾病密切相关,如左向右分流型先天性心脏病多数经内科介入或外科手术治疗后心力衰竭即可缓解,预后较好。复杂先天性心脏病及心肌病所致心力衰竭预后较差,但早期规范治疗可提高患儿生存率,改善生活质量,对于这类患儿建议及早咨询儿科心血管专科医师。

（程真莉　易岂建）

第十章

泌尿系统疾病

知识要点

√ 急性链球菌感染后肾炎轻重不一,重症可出现严重循环充血、高血压脑病及急性肾功能不全。

√ 肾病综合征临床分为肾炎型和单纯型。

√ 糖皮质激素是一线治疗药物。

√ 急性尿路感染的临床表现有年龄差异,新生儿和婴幼儿常不典型,以全身症状为主,局部排尿刺激症状多不明显。

第一节 概 述

学习目标

了解 小儿泌尿系统解剖生理特点,肾脏疾病的常见症状、主要实验室检测方法、正常值、临床意义,以及原发性肾小球疾病的临床分类。

【小儿泌尿系统解剖生理特点】

1. 解剖特点

(1)肾脏:小儿年龄越小,肾脏相对越重,新生儿两肾重量约为体重的1/125,而成人两肾重量约为体重的1/200。婴儿肾脏位置较低,其下极可低至髂嵴以下第4腰椎水平,2岁以后始达髂嵴以上。右肾位置稍低于左肾。2岁以内健康小儿腹部触诊时可扪及肾脏。

(2)输尿管:婴幼儿输尿管长而弯曲,管壁肌肉和弹力纤维发育不良,受压及扭曲时容易导致梗阻,发生尿潴留,而诱发感染。

(3)膀胱:婴儿膀胱位置比年长儿高,尿液充盈时膀胱顶部常在耻骨联合之上,随年龄增长逐渐下降至盆腔内。

(4)尿道：新生女婴尿道长仅 1cm（性成熟期 3~5cm），外口暴露且又接近肛门，易受细菌污染。男婴尿道虽较长，但常有包茎，尿垢积聚时也易引起上行性细菌感染。

2. 生理特点　小儿肾脏虽具备大部分成人肾的功能，但其发育是由未成熟逐渐趋向成熟。在胎龄 36 周时肾单位数量已达成人水平（每肾 85 万 ~100 万），出生后肾脏的基本功能已具备，但调节能力较弱，贮备能力差，一般至 1~2 岁时接近成人水平。

(1) 肾小球滤过率（glomerular filtration rate，GFR）：新生儿出生时 GFR 约为 20ml/（min·1.73m²），为成人的 1/4，早产儿更低。3~6 个月为成人的 1/2，6~12 个月为成人的 3/4，2 岁达成人水平，故不能有效地排出过多的水分和溶质。因 GFR 较低，大量水负荷或输液过快时易出现水肿。

(2) 肾小管重吸收与排泄功能：足月新生儿氨基酸及葡萄糖的重吸收能力正常。出生后能维持钠的正平衡。然而由于肾小球滤过率较低，如输入过多钠，容易发生钠潴留和水肿。低体重儿排钠较多，如摄入不足，可出现钠负平衡而致低钠血症。生后头 10 天的新生儿，钾排泄能力较差，故血钾偏高。

(3) 尿的浓缩与稀释：新生儿及幼婴的尿液浓缩功能不及年长儿，尿渗透压最高不超过 700mmol/L（成人可达 1 400mmol/L），在应激状态下保留水分的能力低于年长儿和成人。婴儿每由尿中排出 1mmol 溶质时需水分 1.4~2.4ml，成人仅需 0.7ml。故幼婴儿易因脱水诱发急性肾功能不全。

(4) 酸碱平衡：新生儿及婴幼儿易发生酸中毒，与新生儿 HCO₃⁻ 的肾阈低有关（仅为 19~22mmol/L），超过阈值，HCO₃⁻ 即由尿中排出。早产儿排酸能力不足，更容易出现酸中毒，血浆 HCO₃⁻ 及 pH 较低，尿 pH 仅能达到 6。

(5) 肾脏的内分泌功能：新生儿的肾脏已具有内分泌功能，其血浆肾素、血管紧张素和醛固酮均等于或高于成人，生后数周内逐渐降低。由于胎儿血氧分压较低，故胚肾合成促红细胞生成素较多，生后随着血氧分压的增高，促红细胞生成素合成逐渐减少。

(6) 小儿排尿及尿液特点

1)排尿次数：93% 新生儿在生后 24 小时内排尿，99% 在 48 小时内排尿。生后头几天内，因摄入量少，每天排尿仅 4~5 次；1 周后，进水量较多而膀胱容量小，排尿逐渐增至每天 20~25 次；1 岁时每天排尿 15~16 次，至学龄前和学龄期每天 6~7 次。

2)排尿控制：1.5~3 岁小儿主要通过控制尿道外括约肌和会阴肌控制排尿。若 3 岁后仍保持这种排尿机制，不能控制膀胱逼尿肌收缩，则出现不稳定膀胱，表现为白天尿频、尿急，偶有尿失禁和夜间遗尿。

3)尿量：儿童每天尿量有很大个体差异，与液体摄入量、食物种类等因素有关。新生儿生后 48 小时正常尿量一般每小时为 1~3ml/kg，2 天内平均尿量为 30~60ml/d，3~10 天为 100~300ml/d，2 周后为 200~400ml/d，婴儿为 400~500ml/d，幼儿为 500~600ml/d，学龄前儿童为 600~800ml/d，学龄儿童为 800~1 400ml/d。若新生儿每小时 <1.0ml/kg 为少尿，每小时 <0.5ml/kg 为无尿。每天尿量少于 250ml/m²，即为少尿，<50ml 为无尿。

4)尿色：生后头 2~3 天尿色深，稍混浊，放置后有红褐色沉淀，此为尿酸盐结晶。数日后尿色变淡。正常婴幼儿尿液淡黄透明，但在寒冷季节放置后可有盐类结晶析出而变混，尿酸盐加热后、磷酸盐加酸后可溶解，可与脓尿或乳糜尿鉴别。

5)酸碱度：生后头几天因尿内含尿酸盐多而呈强酸性，以后接近中性或弱酸性，pH 多为

5~7。

6）尿渗透压和尿比重：新生儿尿渗透压平均为 240mmol/L，婴儿为 50~600mmol/L，儿童通常为 500~800mmol/L，以后逐渐接近成人水平。新生儿尿比重为 1.006~1.008，随年龄增长逐渐增高，1 岁后接近成人水平。

7）尿蛋白：正常小儿尿中仅含微量蛋白，通常 ≤100mg/$(m^2 \cdot 24h)$，若尿蛋白含量 >150mg/d 或随机尿蛋白（mg/dl）/ 尿肌酐（mg/dl）>0.2，定性实验阳性，为异常。

8）尿细胞和管型：正常新鲜尿液离心后沉渣镜检，红细胞 <3/HP，白细胞 <5/HP，偶见透明管型。12 小时尿细胞计数：红细胞 <50 × 10^4/L，白细胞 <100 × 10^4/L，管型 <5 000 为正常。

【儿童肾脏疾病的常见症状】

1. 排尿异常　如尿频、尿急、尿痛、排尿困难、尿潴留、尿失禁等。多由膀胱、尿道或其支配神经病变引起。

2. 尿量异常　少尿指每天尿量 <250ml/m^2，或尿量 <1ml/$(kg \cdot h)$。多尿指每天尿量 >2 000ml，或 >3ml/$(kg \cdot h)$，14 岁以上 >2 500ml。

3. 尿色异常

（1）红色尿：包括血尿、血红蛋白尿、肌红蛋白尿和卟啉尿。

1）血尿：新鲜未离心尿中每高倍镜视野红细胞 >3 个，离心尿 >5 个即血尿。尿中红细胞 >50/ 高倍镜视野时肉眼已能辨别，即称肉眼血尿。血尿可见于多种原发或继发性肾脏疾病或全身性疾病。

2）血红蛋白尿或肌红蛋白尿：急性溶血时，大量血红蛋白由红细胞中释出超过肾域时可进入尿中，严重肌肉病变或挤压伤引起肌红蛋白尿，均使尿呈暗红色或红褐色，此时尿中无红细胞但隐血试验阳性。红色尿与血尿的鉴别为后者在显微镜下见到大量红细胞，前者则无；离心后，后者可出现尿红细胞沉渣。

（2）白色浑浊尿

1）结晶尿：正常人尿中含有多种盐类，在尿呈酸性或碱性时可析出使尿呈现浑浊，婴幼儿在寒冷季节尿排出后遇冷可有磷酸盐或碳酸盐析出，尿呈白色浑浊，一般无临床意义。磷酸盐、碳酸盐、尿酸盐、草酸钙、硫酸钙等形成的结晶，需要在显微镜下特别观察。

2）脓尿：白细胞高倍视野未离心 >5 个，离心尿 >10 个，为脓尿或白细胞尿，多由于尿路感染引起，但肾小球肾炎、尿路肿瘤、高热、化学药物刺激时尿中也可出现白细胞，女孩尿中白细胞也可因阴道分泌物混杂。

3）乳糜尿：淋巴管中乳糜进入尿中，使尿呈乳白色，可由丝虫病、腹腔结核、肿瘤、创伤或先天淋巴管畸形引起。

4. 水肿　肾性水肿往往由面部开始渐波及全身，水肿部位与程度有关，且常伴尿量减少，及尿常规异常，有时合并氮质血症、高血压。

5. 其他　肾脏为内分泌器官，凡遇原因不明的水电解质及酸碱失衡、体格矮小、抗维生素 D 佝偻病、慢性贫血、高血压等均应考虑肾脏因素。

【辅助检查】

1. 实验室检查

（1）尿检查：包括尿外观、pH、渗透压或比重、尿蛋白、细胞、尿管型、尿糖、尿酶、尿氨基酸、尿细菌学等检查。

(2)肾功能检查

1)肾小球功能：血尿素氮、肌酐测定、内生肌酐清除率等均用于检查肾小球功能。放射性核素肾图及肾动脉血管造影等可以显示分肾功能。

2)肾小管功能：酚红排泄试验、对氨马尿酸最大排泄量试验可用于检查近端肾小管排泄功能。尿比重、渗透压、浓缩稀释试验、自由水清除率试验可反映肾小管对水电解质的调节功能。血及尿 pH、HCO_3^- 测定、二氧化碳结合力、氯化胺负荷试验、尿可滴定酸及氨滴定试验可检查肾小管酸碱平衡功能。

(3)免疫学检查：自身抗体、血清免疫球蛋白、补体、循环免疫复合物测定、细胞免疫学检查有助于鉴别不同类型的肾炎及继发性的肾脏损伤。

2. 影像学检查

(1)超声检查：可测定肾脏位置、大小、膀胱容量及残余尿,探查肾盂积水、肿瘤、囊肿、结石等。

(2)X 线检查：腹部平片可一般性了解肾大小、形状、位置,有无泌尿系结石或钙化。静脉肾盂造影使肾盏、肾盂、输尿管、膀胱显影,可分别显示双侧肾排泄功能、尿路畸形或解剖结构异常。逆行肾盂造影用于静脉肾盂造影显影不良或不宜进行静脉肾盂造影而需了解肾盏肾盂、输尿管解剖形态者。排泄性尿路造影主要用于检查膀胱输尿管反流及膀胱、尿道异常。MRI、CT 能辅助诊断肾脏及其附近肿瘤、肾囊肿、肾结石、积水等。

(3)放射性核素检查：可评估肾脏的血液供应,显示肾实质功能和形态,对上尿路梗阻性疾病、肾内占位性病变的诊断和鉴别诊断有较大的临床价值,并可提供功能方面的定量数据,如肾有效血浆流量、GFR 等,便于判断疾病的转归和疗效,是急性肾小管坏死、肾梗死诊断的首选方法。^{99m}TcDTPA 肾动态显像目前已成为单侧肾血管性高血压的常规筛选试验。

3. 肾穿刺活组织检查　经皮肤作肾穿刺取肾组织进行病理检查,用于诊断不明的血尿和蛋白尿、难治性肾病、严重的紫癜肾炎、狼疮肾炎及遗传性肾脏疾病等,以利于明确病因、指导治疗和判断预后。

4. 遗传学检测　遗传性肾炎(Alport 综合征)、部分难治性肾病等由基因突变导致的肾小球疾病可通过二代测序等基因突变筛查来进一步明确其分子遗传的发病机制。

【原发性肾小球疾病的临床分类】

1. 原发性肾小球疾病

(1)肾小球肾炎

1)急性肾小球肾炎：起病急,以血尿为主,伴不同程度蛋白尿,可有水肿、高血压或肾功能不全,病程多在 1 年以内。可分为链球菌感染后肾小球肾炎和非链球菌感染后肾小球肾炎两类。

2)急进性肾小球肾炎：起病急,有尿改变(血尿、蛋白尿、管型尿)、高血压、水肿,并常有持续性少尿或无尿,进行性肾功能减退。若缺乏积极有效的治疗,预后差。

3)迁延性肾小球肾炎：有明确急性肾炎史,血尿和 / 或蛋白尿迁延 1 年以上；或无明确急性肾炎史,持续血尿和蛋白尿超过半年以上,不伴肾功能不全或高血压。

4)慢性肾小球肾炎：病程超过 1 年,或隐匿起病,有不同程度肾功能不全和 / 或持续肾性高血压的肾小球肾炎。

(2)肾病综合征

1)依据临床表现,分为单纯型肾病、肾炎型肾病。

2）按糖皮质激素反应,分为激素敏感型肾病、激素耐药型肾病、激素依赖型肾病。

（3）孤立性血尿或蛋白尿：仅有血尿或蛋白尿而无其他临床症状、实验室检查改变及肾功能异常。①孤立性血尿：指肾小球源性血尿,分为持续性和再发性；②孤立性蛋白尿：分为体位性、非体位性。

2. 继发性肾小球疾病

（1）紫癜性肾炎。

（2）狼疮性肾炎。

（3）乙肝病毒相关性肾炎。

（4）其他：毒物、药物中毒或其他全身性疾病所致的肾炎及相关性肾炎。

3. 遗传性肾小球疾病

（1）先天性肾病综合征：指生后 3 个月以内发病,临床符合肾病综合征,并除外继发性所致者。

（2）遗传性进行性肾炎。

（3）家族性再发性血尿。

（4）其他,如甲 - 髌综合征。

（王 墨）

第二节 急性肾小球肾炎

学习目标

1. 掌握 急性肾小球肾炎的临床表现。
2. 熟悉 急性肾小球肾炎的诊断、鉴别诊断及治疗原则。

急性肾小球肾炎（acute glomerulonephritis, AGN）,简称急性肾炎,是指一组病因不一,多有前驱感染,临床表现为急性起病,以血尿为主,伴不同程度蛋白尿,可有水肿、高血压或肾功能不全等的肾小球疾病。

本病可分为急性链球菌感染后肾小球肾炎（acute post-streptococcal glomerulonephritis, APSGN）和非链球菌感染后肾小球肾炎,前者见于 A 组 β 溶血性链球菌急性感染后,后者见于其他细菌、病毒、原虫感染、肺炎支原体、白念珠菌、丝虫、钩虫、弓形虫、梅毒螺旋体、钩端螺旋体等感染导致的急性肾炎。多见于 5~14 岁儿童及青少年发病。本节主要叙述急性链球菌感染后肾小球肾炎。

【病史要点】

1. **现病史** 询问有无晨起眼睑水肿、下肢水肿、乏力、食欲缺乏、肉眼血尿（洗肉水样或茶色）、尿量减少、排尿不适感,严重者询问有无头痛、头晕、恶心、呕吐、烦躁、一过性失明、抽搐、昏迷、气喘、心慌、胸闷、咳嗽、咳粉红色泡沫痰、尿少或无尿。

2. **既往史** 询问发病前 1~3 周内有无呼吸道及皮肤感染病史。呼吸道感染为诱因者病前 6~12 天（平均 10 天）多有发热、颈淋巴结肿大及咽部渗出。皮肤感染见于病前 14~28

天(平均 20 天)。询问以往有无肾脏病、高血压、尿路感染、病毒性肝炎史。询问近期是否服用过感冒通、磺胺类药物或静脉应用氨基糖苷类药物等。

3. **个人史**　询问疫苗接种史。

4. **家族史**　询问家族中有无肾脏病患者,如尿毒症。

【体检要点】

1. **一般情况**　有无发热、颈淋巴结肿大及咽部渗出,注意皮肤有无残留感染灶。

2. **水肿**　初期多表现为眼睑及颜面水肿,逐渐波及躯干、四肢。水肿呈均匀结实的非凹陷性水肿。

3. **高血压**　30%~80% 病例可出现高血压,多在病程 1~2 周后降至正常。

4. 严重患儿注意有无心率或呼吸增快、心脏扩大、肺底部湿啰音、肝大、肝 - 颈静脉反流征阳性,有无头痛、恶心、呕吐、视物模糊或一过性失明,观察眼底有无视乳头水肿。

【辅助检查】

1. **尿常规检查**　镜下多少不等的红细胞,可有透明、颗粒或红细胞管型;尿蛋白可在 +~+++;疾病早期可见较多的白细胞和上皮细胞,并非感染。

2. **血常规检查**　白细胞一般轻度升高或正常,可有轻、中度贫血。

3. **抗链球菌溶血素 O 试验**　往往增高,10~14 天开始升高,3~5 周时达高峰,3~6 个月后可恢复正常,但部分持续时间更长。皮肤感染后的 AGN 其抗链球菌溶血素 O 升高不多。

4. **补体检查**　80%~90% 的患儿血清 C3 下降,至第 6~8 周可恢复正常。

5. **肾功能检查**　明显少尿时血尿素氮和肌酐可升高。

6. **血沉检查**　ESR 加快。

7. **肾脏超声检查**　双肾大小正常或增大。

8. **肾活检**　某些类型的肾小球肾炎也可以急性肾炎起病,临床有时不易鉴别,以下情况应行肾活检,可有助于确定诊断、评估预后及指导治疗。

(1)肾小球滤过功能呈进行性损害,疑为急进性肾小球肾炎者。

(2)如急性肾炎症状不典型,病程迁延或血清补体持续降低 8 周者。

【诊断要点及鉴别诊断】

1. **诊断要点**

(1)起病急,1~3 周前有链球菌前驱感染史。

(2)高血压、血尿、水肿、尿量减少。

(3)实验室检查见镜下血尿,不同程度蛋白尿,ASO 升高,血清补体 C3 降低,可伴或不伴短暂的氮质血症。

在以上情况基础上,出现严重循环充血、高血压脑病或急性肾功能不全者,为急性链球菌感染后肾小球肾炎重症病例。

2. **鉴别诊断**

(1)IgA 肾病:以血尿为主要症状,表现为反复发作性肉眼血尿,多在上呼吸道感染后 24~48 小时出现血尿,多无水肿、高血压,血清 C3 正常。确诊靠肾活检。

(2)慢性肾炎急性发作:既往肾炎史不详,无明显前期感染,除有肾炎症状外,常有贫血、肾功能异常、低比重尿或固定低比重尿。

(3)肾炎型肾病综合征:虽然有急性肾炎的表现,如血尿、高血压、血补体降低、肾功能损害,但是尿蛋白显著 +++～++++,>50mg/(kg·24h),水肿为凹陷性,抗链球菌溶血素 O 试验正常,血甘油三酯与胆固醇升高,血浆白蛋白降低。

(4)其他:还应与急进性肾炎、其他系统性疾病引起的肾炎,如紫癜性肾炎、狼疮性肾炎等相鉴别,可完善自身抗体、抗中性粒细胞胞浆抗体检测。

【病情观察及随访要点】

1. 病情观察 治疗后观察尿量、血压、水肿的变化。复查血尿常规、血沉、ASO、补体、BUN、Cr、电解质等变化。严重患儿注意观察心率、呼吸、血压、血氧饱和度、肝脏大小、心脏大小及功能变化。

2. 随访要点 出院后每 2～4 周至门诊复查。尿检、血沉、补体、血生化检查未恢复正常者,需复查至正常。

【治疗原则】

1. 一般治疗

(1)休息:急性期卧床 2～3 周,直到肉眼血尿消失、水肿消退、血压正常,可下床轻微活动,但 3 个月内仍要避免重体力活动。血沉正常可上学。尿检完全正常后方可恢复体力活动。

(2)饮食:低盐饮食,食盐 <1g/d 或 <60mg/(kg·d),严重水肿或高血压者需无盐饮食及限水。有氮质血症者应限蛋白,可给优质动物蛋白 0.5g/(kg·d)。

(3)抗感染:有感染灶时用青霉素或其他敏感抗生素治疗 10～14 天。

2. 对症治疗

(1)利尿:经控制水、盐入量后仍水肿、少尿者,可口服氢氯噻嗪,1～2mg/(kg·d),分 2～3 次口服,无效时用呋塞米,口服剂量 1～3mg/(kg·d),注射剂量为每次 1～2mg/kg,静脉注射剂量过大时警惕一过性耳聋。

(2)降血压:硝苯地平,开始剂量 0.25mg/(kg·d),最大剂量 1mg/(kg·d),分 3 次口服;卡托普利,初始剂量 0.3～0.5mg/(kg·d),可增加至剂量 1～2mg/(kg·d),分 3 次口服,与硝苯地平交替使用降压效果更佳。

(3)高血压脑病的治疗:原则为选用降血压效力强而迅速的药物。首选硝普钠(需新鲜配制,避光输注),开始以 1μg/(kg·min)速度静滴,严密监测血压,随时调整药物滴入速度(每分钟不超过 8μg/kg),注意防止低血压。

(4)严重循环充血的治疗

1)静脉注射呋塞米。

2)硝普钠。

3)慎用洋地黄类强心。

上述处理无效应采用血液净化治疗。

【转诊指征】

急性肾小球肾炎重症患儿。

【常见临床问题及沟通要点】

1. 本病具有自限性,轻症患儿无须住院,需要卧床休息,低盐饮食,出现水肿需要限制水摄入,急性过程一般 2～3 周。

2. 密切观察血压,出现高血压脑病、肾功能不全、严重循环充血等重症病例,需要住院治疗。

3. 本病以对症治疗为主,严重病例可能会需要血液净化治疗。

4. 本病多数预后良好,尿常规的轻度异常可持续较长时间,若镜下血尿和/或蛋白尿持续 6 个月,必要时需进一步肾活检明确病因。

5. 出院后仍需避免剧烈活动,预防呼吸道感染,血沉正常可以上学。

6. 注意补体、肾功能、尿常规的监测,补体水平 8 周不恢复需要进一步基因筛查,除外其他补体相关性肾脏疾病。

(阳海平　王　墨)

第三节　肾病综合征

学习目标

1. 掌握　肾病综合征的临床表现。
2. 熟悉　肾病综合征的诊断、鉴别诊断及治疗原则。

肾病综合征(nephrotic syndrome,NS)是一组由多种原因引起的肾小球基底膜通透性增加,导致血浆内大量蛋白质从尿中丢失的临床综合征。临床有四大特点:①大量蛋白尿;②低白蛋白血症;③高脂血症;④水肿。以上①、②两项为必备条件。

肾病综合征按病因可分为原发性、继发性和先天性三种类型。本节主要叙述原发性肾病综合征(primary nephrotic syndrome,PNS)。

【病史要点】

1. **现病史**　询问有无水肿,如晨起眼睑水肿、下肢水肿、阴囊水肿,水肿多表现为凹陷性。注意有无合并呼吸道感染(发热、咳嗽、气促)、消化道感染(恶心、呕吐、腹痛、腹泻、腹胀)、尿路感染(尿频、尿急、尿痛、腰痛、肉眼血尿),有无皮疹、四肢关节疼痛、蝶形红斑、盘状红斑、乏力、食欲缺乏、精神差、尿少。

2. **过去史**　询问过去有无肾脏疾病、乙型肝炎、过敏性紫癜、系统性红斑狼疮病史。发病前有无呼吸道、消化道或尿路感染。近期有无应用青霉胺、丙磺舒等药物或接触汞、金、铋、银等化学品。

3. **个人史**　询问疫苗接种史。

4. **家族史**　询问家族中有无肾脏疾病患者,特别是 3 月内起病的小婴儿,注意胎盘有无水肿,母妊娠期病史,有无尿毒症家族史。

【体检要点】

1. **一般情况**　精神反应,有无生长发育落后、蛋白质营养不良、骨质疏松、特殊面容。

2. **血压**　有无高血压,有无低血容量休克表现,如精神萎靡、嗜睡、血压下降、四肢湿冷、皮肤大理石样花纹、心音低钝、脉搏细数。

3. **水肿**　水肿开始见于眼睑,以后逐渐遍及全身,呈凹陷性。肺部叩诊有无胸水体征,有无腹部移动性浊音。大量胸水、腹水可致呼吸困难。阴囊水肿使皮肤变薄,甚至有液体渗出。

4. **腹部**　有无腹部膨隆、移动性浊音,原发性腹膜炎时常表现为腹部深压痛。

5. **泌尿外生殖器**　有无畸形,尿道口有无异常分泌物。

6. **有无深部血栓形成**　检查有无肾区叩击痛、皮肤或阴囊紫色斑块、单侧下肢固定性水肿、顽固性腹水、下肢疼痛伴足背动脉搏动消失等。

【辅助检查】

1. 尿液分析

(1)尿常规:尿蛋白定性多在 +++ 以上,约 15% 有短暂的镜下血尿,大多数可见透明管型、颗粒管型和卵圆脂肪小体。

(2)尿蛋白定量:24 小时尿蛋白定量检查 ≥ 50mg/kg。随机尿的尿蛋白(mg/dl)/尿肌酐(mg/dl)≥ 2.0。

2. **生化检查**　血浆白蛋白 ≤ 25g/L,可诊断肾病综合征的低蛋白血症。胆固醇 >5.7mmol/L,甘油三酯、低密度脂蛋白、极低密度脂蛋白升高,高密度脂蛋白多正常。血尿素氮、肌酐在肾炎型肾病综合征可升高。

3. **系统性疾病的血清学检查**　微小病变型肾病综合征或单纯型肾病综合征患儿血清补体水平正常,肾炎型肾病综合征患儿补体水平持续降低。对新诊的肾病患者需检测 ANA、抗 dsDNA 抗体、Smith 抗体等。

4. **高凝状态和血栓形成的检查**　血小板增多、血小板凝聚率增加、血浆纤维蛋白原增加、尿纤维蛋白裂解产物增高。

5. **影像学检查**　对怀疑或血栓形成者可行彩超检查以明确,有条件者可行血管造影。

6. **肾活检病理检查**　多数患儿不需要,以下情况需要考虑肾脏病理检查:

(1)对糖皮质激素治疗耐药或频繁复发者。

(2)临床或实验室证据支持肾炎型肾病或慢性肾小球肾炎者。

(3)高度怀疑病理为非微小病变者。

(4)钙调磷酸酶抑制剂治疗过程中,出现肾功能下降者。

【诊断要点及鉴别诊断】

1. 诊断要点

(1)大量蛋白尿(1 周内 3 次查尿蛋白定性 +++~++++,24 小时尿蛋白定量 ≥ 50mg/kg),随机尿的尿蛋白(mg/dl)/尿肌酐(mg/dl)>2.0。

(2)低白蛋白血症(血清白蛋白 ≤ 25g/L)。

(3)血胆固醇 >5.7mmol/L。

(4)不同程度的水肿。

具有以上 4 条可诊断肾病综合征,其中以大量蛋白尿和低白蛋白血症为必要条件。肾病综合征需进一步根据其临床表现,区分单纯型和肾炎型肾病,凡具有上述四大特征,并具备以下四项之一或多项者属于肾炎型肾病:①2 周内分别 3 次以上离心尿检查 RBC ≥ 10/HPF,并证实为肾小球源性血尿;②反复或持续高血压,并除外使用糖皮质激素等原因所致;③肾功能不全,并排除由于血容量不足所致;④持续低补体血症。

原发性肾病综合征还需要与继发于全身性疾病的肾病综合征鉴别。临床上需排除继发性肾病综合征后,方可诊断原发性肾病综合征。

2. 鉴别诊断

(1)急性肾小球肾炎:表现为血尿(多为肉眼血尿)、高血压、血清补体降低、肾功能损害,但尿蛋白不显著(+~+++),<1g/24 小时,水肿为非凹陷性,ASO 升高,血甘油三酯、胆固醇、血浆蛋白正常。

(2)乙型肝炎病毒相关肾炎:可出现肾病综合征或肾病水平蛋白尿,多不伴高血压,补体正常或下降,病程迁延,症状多变,血 HBsAg、HBeAg、HBcAb 阳性,常有肝大,可伴肝功能异常。肾活检病理改变多为膜性肾病,免疫荧光检查有 HBV 抗原沉积。

(3)紫癜性肾炎:少数患儿可有肾病综合征表现,但有皮肤紫癜、消化道受累等其他表现。

(4)狼疮性肾炎:有皮肤、关节病变及多脏器损害,血清抗 DNA 抗体、抗 Sm 抗体阳性,易与原发性肾病综合征鉴别。

【病情观察及随访要点】

1. 病情观察

(1)观察尿蛋白、血压、水肿、尿量等。注意有无并发症表现。

(2)糖皮质激素近期疗效判断

1)激素敏感型:泼尼松足量治疗≤4 周,尿蛋白转阴。

2)激素耐药型:泼尼松足量治疗 >4 周,尿蛋白仍阳性。

3)激素依赖型:对激素敏感,但连续两次减量或停药 2 周内复发者。

4)复发、非频复发及频复发:连续 3 天,24 小时尿蛋白定量≥50mg/kg,或晨尿的尿蛋白/肌酐≥2.0,或晨尿蛋白由阴性转为(+++)~(++++)为复发。非频复发:首次完全缓解后 6 个月内复发 1 次,或 1 年内复发 1~3 次。频复发:指病程中半年内复发≥2 次,或 1 年内复发≥4 次。

(3)糖皮质激素远期疗效评估

1)未缓解:晨尿蛋白≥+++。

2)部分缓解:晨尿蛋白阳性≤++ 和/或水肿消失、血清白蛋白 >25g/L。

3)完全缓解:血生化及尿检查完全正常。

4)临床治愈:完全缓解,停止治疗 >3 年无复发。

(4)并发症的观察:感染(最常见)、电解质紊乱、低血容量休克、血栓形成、急性肾功能不全、肾上腺危象、DIC、肾小管功能障碍等。

2. 随访要点　每 2~4 周门诊复查血常规、尿常规,酌情每 1~2 个月复查肝、肾功能等,同时需密切监测骨质情况、眼压等激素副作用。停药后改为每 3~6 个月门诊随访 1 次,复查血常规、尿常规。根据随访结果调整用药。

【治疗原则】

1. 一般治疗

(1)休息:高度水肿或并发感染,或严重高血压,需卧床休息,病情缓解后逐渐增加活动量。一般病情不需要卧床,可适当活动。

(2)饮食:显著水肿和严重高血压时应短期限制水、钠(低盐每天 1~2g)摄入,病情缓解后不必继续限盐。蛋白质摄入 1.5~2g/(kg·d)。

2. 药物治疗

(1)防治感染,严重感染时须及时有效控制感染,避免感染加重。

(2)利尿:水肿较重或尿少者可配合使用利尿剂,但需密切观察出入量、体重变化及电解质紊乱,可酌情补充白蛋白。

1）氢氯噻嗪：每天 1~2mg/kg，或螺内酯每天 2mg/kg，均分 3 次口服。

2）呋塞米：每次 1~2mg/kg，每 6~8 小时一次口服；利尿剂避免使用持续超过 3 天。

（3）糖皮质激素：可分以下两个阶段。

1）诱导缓解阶段：足量泼尼松 2mg/（kg·d），最大剂量 60mg/d，先分 2~3 次口服，尿蛋白转阴后改为晨顿服，共 4~6 周。

2）巩固维持阶段：泼尼松 2mg/kg（按身高的标准体重计算），最大剂量 60mg/d，隔日晨顿服，维持 4~6 周，然后逐渐减量，总疗程 9~12 个月。

如在糖皮质激素治疗后或减量过程中复发，原则上再次恢复到初始疗效剂量或上一个疗效剂量，或改隔日疗法为每天疗法，或将激素减量的速度放慢，延长疗程。同时，注意寻找是否存在感染或其他可影响糖皮质激素疗效的因素。

（4）免疫抑制剂：主要用于肾病综合征频繁复发、糖皮质激素依赖、耐药或出现严重副作用者。环磷酰胺：每天 2~2.5mg/kg，分 3 次口服，疗程 8~12 周，总量不超过 200mg/kg，或用环磷酰胺冲击治疗，每天 8~12mg/kg，连续 2 天为 1 疗程。每 2 周重复 1 疗程，累计量 ≤168mg/kg；或每个月 1 次，剂量 750mg/m^2。副作用：白细胞减少、脱发、肝功能损害、出血性膀胱炎等，少数可发生肺纤维化。注意远期性腺损害。也可根据患者情况，有条件者可选择其他免疫抑制剂，他克莫司、环孢素 A、硫唑嘌呤、吗替麦考酚酯等。

（5）抗凝及纤溶药物疗法：双嘧达莫，每天 3~5mg/kg，分 3 次饭后口服，6 个月为 1 疗程。肝素：每天 1mg/kg，加入 10% 葡萄糖溶液 50~100ml 中静脉滴注，每天 1 次，2~4 周为 1 疗程。

（6）免疫调节剂：左旋咪唑，2.5mg/kg，隔日用药，疗程 12~24 个月。

（7）ACEI 类药物：降蛋白尿治疗。卡托普利，每天 0.5~1mg/kg，分 3 次口服。也可用依那普利，每次 0.05~0.1mg/kg，每天 1 次，疗程 6 个月以上。

【转诊指征】

糖皮质激素耐药、依赖、频复发或出现严重并发症者；需肾活检进一步明确肾脏病理类型者。

【常见临床问题及沟通要点】

1. 肾病综合征的诊断注意依靠临床及生化指标，诊断原发性肾病综合征需严格除外继发性肾病。有肾脏疾病家族史的患儿，尤其 3 月龄以内发病的，需警惕先天性肾病。

2. 糖皮质激素是儿童单纯型肾病的治疗首选，激素敏感的患儿 2~4 周尿蛋白转阴，4 周尿蛋白不转阴，水肿无好转，考虑激素耐药，需要肾活检明确病理类型，进一步选择免疫抑制剂治疗。临床表现为肾炎型肾病的患儿，宜早期行肾活检。

3. 长期使用糖皮质激素有明显副作用：库欣综合征貌、蛋白质营养不良、感染、消化性溃疡、高血压、骨质疏松、激素性高眼压或白内障等；长期应用细胞毒性药物更有骨髓抑制、性腺损害等副作用。激素及免疫抑制剂冲击疗法易暴发全身感染，甚至由于多脏器功能衰竭而死亡，应用前须家长充分理解并签字同意。

4. 患儿可按照标准免疫程序接种灭活疫苗，但要根据患儿自身免疫状态，适当加大疫苗的剂量，增加接种次数。与水痘感染者密切接触后，对未患过水痘而又使用免疫抑制剂的患儿，建议使用丙种球蛋白。

5. 感染是肾病综合征患儿病情反复的重要原因，呼吸道、消化道、尿路感染常可诱发本病复发，嘱平时注意防护，少去公共场所，预防感染，适当运动，增强体质。

6. 该病为慢性病,治疗时间长,易出现病情反复,家属需有心理预期。

7. 预后主要取决于肾脏病理类型和对糖皮质激素治疗反应。微小病变型预后最好,局灶节段性肾小球硬化预后最差。约 8% 的单纯型肾病与绝大多数肾炎型肾病对肾上腺皮质激素或免疫抑制剂仅有部分效应(水肿消失、蛋白尿减轻)或完全无效应,病程迁延反复,往往疗程长、用药杂,易出现药物副作用及各种并发症,最终可发展为慢性肾功能不全。

(阳海平　王　墨)

第四节　紫癜性肾炎

学习目标

1. 掌握　紫癜性肾炎的诊断及临床表现。
2. 熟悉　紫癜性肾炎相关辅助检查。
3. 了解　紫癜性肾炎的处理原则。

紫癜性肾炎是儿科常见的继发性肾小球疾病之一,过敏性紫癜患儿中肾损害的发生率差异较大,文献报道为 10%~100%。肾脏损伤多数在 6 个月内出现,临床症状轻重不一,与肾外症状的严重程度无一致性关系。

【病史要点】

1. **过敏性紫癜的病史**

(1)典型皮疹为紫红色斑丘疹,突出于皮表,压之不退色,单独或互相融合,对称性分布,以四肢伸侧及臀部多见,很少侵犯躯干,可伴有痒感或疼痛,成批出现,消退后可遗留短暂色素沉着。除紫癜外,还可并发荨麻疹、血管神经性水肿、多形性红斑或皮疹融坏死等。

(2)反复阵发性腹痛,位于脐周或下腹部,可伴呕吐、便血。

(3)大关节肿痛,活动受限,可单发或多发。

2. 病程中(多数在 6 个月内)出现肾脏受累的表现,出现不同程度的血尿和/或蛋白尿,可伴有高血压和水肿,或肾功能异常。

【体检要点】

1. **皮疹特点**　典型皮疹为棕红色斑丘疹,突出于皮表,压之不退色,单独或互相融合,对称性分布,以四肢伸侧及臀部多见。除紫癜外,还可并发荨麻疹。血管神经性水肿、多形性红斑或溃疡坏死等。

2. 有消化系统症状的患儿,注意腹部体征,警惕合并外科急腹症。

3. **水肿及特点**　水肿程度轻重不一,严重病例可出现腹水,全身凹陷性水肿。

【辅助检查】

1. **尿液检查**　尿常规、尿蛋白定量。

2. **免疫学检查**　自身抗体、抗中性粒细胞胞质抗体、补体等,便于与系统性红斑狼疮等其他结缔组织疾病进一步鉴别。

3. **其他血清学指标**　血清白蛋白水平、肾功能。

4. 肾脏病理检查 以蛋白尿为首发或主要表现的患儿,尤其临床表现为肾病综合征、急性肾炎、急进性肾炎者患儿,应尽可能早期行肾活检。

【诊断要点及鉴别诊断】

1. **诊断标准** 在过敏性紫癜病程 6 个月内,出现血尿和 / 或蛋白尿。其中血尿和蛋白尿的诊断标准分别为:

(1)血尿:肉眼血尿或 1 周内 3 次镜下尿红细胞 ≥ 3/ 高倍视野。

(2)蛋白尿:满足以下任一项者:

1)1 周内 3 次尿常规定性示尿蛋白阳性。

2)24 小时尿蛋白定量 >150mg 或尿蛋白 / 肌酐(mg/mg)>0.2。

3)1 周内 3 次尿微量白蛋白高于正常值。

极少部分患儿在过敏性紫癜急性病程 6 个月后,再次出现紫癜复发,同时首次出现血尿和 / 或蛋白尿者,应争取进行肾活检,如为 IgA 系膜区沉积为主的系膜增生性肾小球肾炎,仍可诊断为紫癜性肾炎。

2. **临床分型**

(1)孤立性血尿型。

(2)孤立性蛋白尿型。

(3)血尿和蛋白尿型。

(4)急性肾炎型。

(5)肾病综合征型。

(6)急进性肾炎型。

(7)慢性肾炎型。

3. **病理分级**

(1)肾小球病理分级

1)Ⅰ级:肾小球轻微异常。

2)Ⅱ级:单纯系膜增生,分为:①局灶节段;②弥漫性。

3)Ⅲ级:系膜增生,伴有 <50% 肾小球新月体形成和 / 或节段性病变(硬化、粘连、血栓、坏死),其系膜增生可分为:①局灶节段;②弥漫性。

4)Ⅳ级:病变同Ⅲ级,50%~75% 的肾小球伴有上述病变,分为:①局灶节段;②弥漫性。

5)Ⅴ级:病变同Ⅲ级,>75% 的肾小球伴有上述病变,分为:①局灶节段;②弥漫性。

6)Ⅵ级:膜增生性肾小球肾炎。

(2)肾小管间质病理分级

1)(−)级:间质基本正常。

2)(+)级:轻度小管变形扩张。

3)(++)级:间质纤维化、小管萎缩 <20%,散在炎性细胞浸润。

4)(+++)级:间质纤维化、小管萎缩占 20%~50%,散在和 / 或弥漫性炎性细胞浸润。

5)(++++)级:间质纤维化、小管萎缩 >50%,散在和 / 或弥漫性炎性细胞浸润。

4. **鉴别诊断** 注意与其他结缔组织疾病鉴别,如系统性红斑狼疮等继发的肾脏损伤。

【病情观察及随访要点】

1. 过敏性紫癜的常规病情观察,注意关节症状、腹部体征等。

2. 注意肾脏受累的表现,尿色、尿量、血压、肾功能、水肿。

【治疗原则】

1. **孤立性血尿或病理Ⅰ级**　仅对过敏性紫癜进行相应治疗,镜下血尿不予特殊处理。应密切监测患儿病情变化,建议延长随访时间。

2. **孤立性微量蛋白尿或合并镜下血尿或病理Ⅱa级**　持续蛋白尿 >0.5~1g/(d·1.73m²) 的紫癜性肾炎患儿,应使用血管紧张素转换酶抑制剂或血管紧张素受体拮抗剂治疗。不建议儿童使用雷公藤多甙治疗。

3. **非肾病水平蛋白尿或病理Ⅱb、Ⅲa级**　对于持续蛋白尿 >1g/(d·1.73m²)、已应用血管紧张素转换酶抑制剂或血管紧张素受体拮抗剂治疗、GFR>50ml/(min·1.73m²)的患儿,给予糖皮质激素治疗 6 个月。

4. **肾病水平蛋白尿、肾病综合征、急性肾炎综合征或病理Ⅲb、Ⅳ级**　对于表现为肾病综合征和/或肾功能持续恶化的新月体性紫癜性肾炎的患儿应用激素联合免疫抑制剂,其中疗效肯定的是环磷酰胺治疗。若临床症状较重、肾病理呈弥漫性病变或伴有 >50% 新月体形成者,除口服糖皮质激素外,可加用甲泼尼龙冲击治疗,15~30mg/(kg·d),每天最大量不超过 1.0g,每天或隔天冲击,3 次为一疗程。

5. **急进性肾炎或病理Ⅴ级、Ⅵ级**　这类患儿临床症状严重、病情进展较快,治疗方案和前一级类似,现多采用三至四联疗法。常用方案:甲泼尼龙冲击治疗 1~2 个疗程后口服泼尼松 + 环磷酰胺(或其他免疫抑制剂)+ 肝素 + 双嘧达莫。

【转诊指征】

1. 有肾活检指征的患儿,建议转诊。

2. 与其他继发性肾脏疾病鉴别困难的患儿。

【常见临床问题及沟通要点】

1. 糖皮质激素可改善过敏性紫癜的腹痛、关节症状及神经血管性水肿,但不能预防紫癜肾炎的发生。

2. 在过敏性紫癜疾病过程中,需要密切关注肾脏损伤的发生,尤其 6 个月以内。

3. 紫癜性肾炎虽有一定的自限性,但仍有部分患儿病程迁延,甚至进展为慢性肾功能不全。不同随访中心数据不一致,现有随访研究显示,在肾病水平蛋白尿的 HSPN 患儿中,约 20% 最终发展为慢性肾功能不全,因此现认为对于紫癜性肾炎患儿应延长随访时间,尤其是对于起病年龄晚、临床表现为肾病水平蛋白尿或肾组织病理损伤严重的患儿应随访至成年期。

(王　墨)

第五节　尿路感染

学习目标

1. 掌握　尿路感染的诊断标准及临床表现。

2. 熟悉　上尿路感染与下尿路感染的鉴别、治疗原则。

尿路感染(urinary tract infection,UTI)是指病原体直接侵入尿路,在尿液中生长繁殖,并侵犯尿路黏膜或组织而引起损伤。尿路感染是儿童最常见的泌尿系统疾病,见于各年龄、性别的儿童,以学龄前女孩更常见。但在新生儿或婴幼儿的早期,男性发病率却高于女性。按病原菌侵袭的部位不同,分为上尿路感染(肾盂肾炎)和下尿路感染(膀胱炎和尿道炎)。根据有无临床症状,又分为症状性尿路感染和无症状性菌尿。

【病史要点】

1. **急性尿路感染**　病程6个月以内,年龄不同,临床表现不同。

(1)新生儿期:以全身症状为主,如发热、面色苍白、吃奶差、呕吐、腹泻、腹胀等非特异性表现。甚至可以有嗜睡、生长发育停止、体重增长缓慢、黄疸、抽搐表现。

(2)婴幼儿期:仍以全身症状为主,如发热、反复腹泻、呕吐等,可以表现为小便时哭吵、尿液浑浊或顽固尿布皮炎等。

(3)儿童期:下尿路感染时多仅表现为尿频、尿急、尿痛等尿路刺激症状,有时可有血尿及遗尿,而全身症状多不明显。上尿路感染时全身症状多较明显,表现为发热、寒战、全身不适,可伴腰痛及肾区叩击痛。同时可伴有排尿刺激症状,部分患儿可有血尿。

2. **慢性尿路感染**　病程6个月以上,病情迁延者。症状轻重不等,可从无明显症状直至肾功能受损。反复发作者有间歇性发热、腰痛、贫血、乏力、生长发育迟缓,重者肾实质损害,出现肾功能不全及高血压。局部下尿路刺激症状可无或间歇出现。

【体检要点】

1. **一般情况**　婴幼儿急性尿路感染注意有无发热,有无感染中毒症状,慢性尿路感染注意有无面色苍白、生长发育落后、高血压等。

2. **尿道口局部情况**　注意女婴有无外阴红肿、分泌物等外阴炎表现,男婴有无包茎、尿道口分泌物及畸形等情况。

3. **肾区**　年长儿上尿路感染注意检查有无肾区叩击痛。

【辅助检查】

1. **尿常规检查**　清洁中段尿沉渣中白细胞计数≥5/HP应考虑尿路感染。如白细胞聚集成堆或见白细胞管型及蛋白尿者则诊断价值更大,后两者更可说明肾脏受累,但仅检出白细胞者尚不足以诊断上尿路感染。

2. **尿培养及菌落计数**　是诊断本病的重要依据。菌落计数≥10^5/ml以上可确诊为尿路感染,$1\times(10^4\sim10^5)$/ml为可疑,少于10^4/ml多系污染,由于粪链球菌一个链含有32个细菌,一般认为10^3/ml即可诊断。

3. **尿液直接涂片找菌**　用一滴清洁混匀的新鲜尿,在载玻片上烘干,用亚甲蓝或革兰氏染色,在油镜下找细菌。如每个视野下能找到一个细菌,表明尿内细菌数≥10^5/ml,提示尿路感染。

4. **菌尿辅助检查**　常用者有亚硝酸盐还原试验,可作为本病过筛检查,阳性率可达80%~90%。大肠埃希菌、副大肠埃希菌能将尿中硝酸盐还原成亚硝酸盐,呈阳性反应;产气杆菌、铜绿假单胞菌和变形杆菌呈弱阳性,革兰氏染色阳性球菌呈阴性。

5. **超声检查**　建议首次发热性尿路感染均行泌尿系超声检查,可测定肾脏位置、大小、膀胱容量及残余尿,探查有无肾脏解剖及大小异常,有无合并肾盂积水、肿瘤、囊肿、结石等异常。

6. **排泄性尿路造影** 对反复发作 UTI 可检测尿道和膀胱的解剖结构有无异常、有无膀胱输尿管反流及严重程度。

【诊断要点及鉴别诊断】

1. **诊断标准** 典型病例根据临床表现、查体和辅助检查可以诊断,凡符合下列条件者可确诊:

(1)清洁中段尿培养菌落计数 $\geqslant 10^5/ml$ 或球菌 $\geqslant 10^3/ml$。

(2)离心尿沉渣白细胞 $\geqslant 5/HP$ 或有尿路刺激症状者。

具有 1/2 两条可确诊,如无第 2 条,应再做菌落计数,仍 $\geqslant 10^5$ 菌落数 /ml,且两次细菌相同者可确诊。

2. **上尿路感染和下尿路感染的鉴别** 上尿路感染又称肾盂肾炎,主要指菌尿并有发热($\geqslant 38℃$),伴有腰酸、易激惹等不适。下尿路感染包括膀胱炎或尿道炎,尿频、尿急、尿痛等局部症状明显,通常患儿无全身症状和体征。儿童尿路感染定位有时较为困难,C- 反应蛋白在临床上并无鉴别作用,核素肾静态扫描是诊断急性肾盂肾炎的金标准。

3. 完整尿路感染的诊断除了评定泌尿系被细菌感染外,还应包括以下内容:

(1)本次感染为初染、复发或再感染。

(2)确定致病菌的类型并进行药物敏感试验。

(3)有无尿路畸形,如膀胱输尿管反流、尿路梗阻等。

(4)感染的定位诊断,即上尿路感染或下尿路感染。

【病情观察及随访要点】

1. **病情观察**

(1)发热、感染中毒等全身症状。

(2)尿频、尿急、尿痛等尿路局部刺激症状。

2. **随访要点** 有尿路畸形者,需长期随访尿常规、尿培养,警惕尿路感染复发。

3. 有反复尿路感染发作者需完善影像学检查,了解有无泌尿道基础疾病。

【治疗原则】

本病治疗关键在于积极控制感染,防止复发,去除诱因,纠正先天或后天尿路结构异常,防止肾功能损害。

1. **一般治疗** 急性感染时应卧床休息,多饮水,勤排尿,减少细菌在膀胱内停留时间。女孩应注意外阴部清洁。

2. **抗菌疗法** 应早期积极应用抗菌药物治疗。药物选择一般根据:

(1)感染部位为肾盂肾炎时应选择血浓度高的药物,而下尿路感染时则应选择尿浓度高的药物如呋喃类或磺胺。

(2)选用对肾功能影响小的药物。

(3)根据尿培养及药物敏感结果,同时结合临床疗效选用抗菌药物。

(4)药物在肾组织、尿液、血液中都应有较高的浓度。

(5)选用的药物抗菌能力强,抗菌谱广,最好能用强效杀菌剂,且不易使细菌产生耐药菌株。

(6)若没有药敏试验结果,对急性肾盂肾炎推荐使用二代以上头孢菌素、氨苄青霉素 - 棒酸盐复合物。

急性、初次尿路感染经药物治疗,症状多于 2~3 天内好转,菌尿消失。如治疗 2~3 天症状仍不见好转或菌尿持续存在,多表明细菌对该药可能耐药,应及早调整,必要时可两种药物联合应用。

3. **抗菌疗程**

(1)急性肾盂肾炎的治疗:①≤3 月龄:全程静脉敏感抗菌药物治疗 10~14 天;②>3 月龄:若患儿有中毒、脱水等症状或不能耐受口服抗菌药物治疗,可先静脉使用敏感抗菌药物治疗 2~4 天后改用口服敏感抗菌药物治疗,总疗程 10~14 天。

(2)下尿路感染的治疗:①口服抗菌药物治疗 7~14 天(标准疗程);②口服抗菌药物 2~4 天(短疗程)。推荐使用短疗程。

(3)慢性尿路感染或尿路感染多次复发者,尤其合并泌尿道畸形的患儿,需要在急性期治疗 2 周后,选择敏感抗生素抑菌治疗。

4. **积极治疗尿路结构异常**　小儿尿路感染约半数可伴有各种诱因,特别在慢性或反复再发的尿路感染多同时伴有尿路结构异常,必须积极查找,尽早治疗,防止肾实质损害。

【转诊指征】

1. 对反复 2 次以上尿路感染者,尤其合并发热症状者,需警惕合并尿路畸形,需转诊进一步检查。

2. 确诊为广谱耐药菌或治疗效果欠佳的尿路感染者,需转诊。

3. 对合并高血压、肾功能不全、严重尿路畸形的尿路感染者,需转诊。

【常见临床问题及沟通要点】

1. 尿路感染是儿科常见的感染性疾病,合并泌尿道畸形(肾积水、膀胱输尿管反流等)容易出现尿路感染复发或慢性尿路感染。

2. 有泌尿道基础疾病的患儿,感染易复发,故与家长沟通时应强调需定期随访尿常规、尿培养,防止反复尿路感染。

(张高福　李　秋)

第六节　急性肾衰竭

学习目标

1. 掌握　急性肾衰竭的临床表现。
2. 熟悉　急性肾衰竭的常见病因、诊断及鉴别诊断、处理原则。

急性肾衰竭(acute renal failure,ARF)是由多种原因引起的肾脏生理功能在短时间之内急剧下降或丧失的临床综合征。

2005 年,肾脏病和急救医学界提出了急性肾损伤(acute kidney injury,AKI)的概念,2012 年《KDIGO 急性肾损伤临床实践指南》,对急性肾损伤的概念和分期进行了调整,目前急性肾损伤的诊断已经被广泛接受。

急性肾衰竭病因可分为肾前性、肾性、肾后性。肾前性因素指任何原因引起的血容量减少导致肾血流量下降而出现的少尿或无尿,包括腹泻、呕吐、脱水、大出血、大面积烧伤、重度窒息等均可引起。肾性因素包括肾小球疾病(急性肾炎、过敏性紫癜肾炎、狼疮性肾炎、溶血尿毒综合征等)、肾小管 - 间质疾病(肾小管坏死、中毒及药物损害)。肾后性包括尿路梗阻、尿路畸形(后尿道瓣膜、输尿管连接部狭窄等)、结石、肿瘤压迫等。本节重点介绍肾性肾衰竭的诊断和治疗。

【病史要点】

肾性肾衰竭临床分为少尿期、多尿期和恢复期。

1. **少尿期**　一般持续 5~7 天,有时可达 2~4 周。

(1)有无尿量减少:尿量减少是本病的早期症状。多数表现为少尿,即 24 小时尿量少于 250ml/m²。个别可以无尿,24 小时总尿量少于 30~50ml(尿量 <50ml/m²)。

(2)水电解质紊乱和酸碱平衡失调相应常见的临床表现。

1)有无水肿:随着尿量迅速下降,水肿逐渐加重。

2)有无氮质血症及酸中毒表现:乏力、精神淡漠、嗜睡、烦躁、厌食、恶心、呕吐、腹泻、呼吸深长,严重者出现贫血、抽搐、昏迷和尿毒症心包炎等。

3)电解质紊乱:低钠血症、高钾血症、低钙血症等。

4)血压增高:患儿有头痛、眩晕、视物模糊、恶心、呕吐,甚至抽搐、昏迷等高血压脑病的表现。

(3)其他系统症状。

1)消化系统症状出现较早,注意有无厌食、恶心、呕吐,甚至消化道出血、黄疸或肝功能衰竭的表现。

2)心血管系统受累可表现为不能平卧、心率加快、肺底出现湿啰音、肝大等。

3)呼吸系统常有肺水肿及继发感染表现,部分病例可发生呼吸窘迫综合征。

4)神经系统症状有性格改变、意识障碍及惊厥发作。

5)造血系统常表现为不同程度贫血,严重病例可有出血倾向,甚至出现弥散性血管内凝血。

2. **多尿期**　一般 2~3 周进入多尿期间,注意尿量有无增多,水肿消退,血压下降,精神、食欲改善的情况。本期易出现多种电解质紊乱,易出现继发感染,故需特别注意。

3. **恢复期**　指肾功能基本恢复正常,尿量正常或偏多,此期常见不同程度的贫血。

【体检要点】

1. **一般情况**　意识状态(神志是否清楚、有无脑病表现)、血压及慢性病容(生长发育落后)。

2. 水肿程度及性质。

3. **有无酸中毒表现**　呼吸深长、面色灰、口唇樱红,可伴心律失常。

4. **有无循环充血的体征**　肝脏大小、心界大小、肺部有无啰音、能否平卧。

5. 有无肾前性(脱水、烧伤等)、肾后性(结石、先天畸形等)的表现。

【辅助检查】

1. **血常规检查**　常见血红蛋白及红细胞轻度降低,个别有溶血性贫血和血小板降低时警惕溶血尿毒综合征。

2. **尿液检查**　尿常规检查常见尿比重减低和蛋白尿。尿沉渣镜检可见红细胞、白细胞及管型。如为肾前性因素所致者,早期尿比重常偏高,尿沉渣镜检及尿蛋白定性多无异常发现；肾性因素所致者常有明显的蛋白尿及沉渣镜检的异常。

3. 生化检查　少尿期改变最为显著。常见尿素氮、肌酐明显上升，碳酸氢根明显下降。可出现多种电解质紊乱，以高钾及低钠最为多见，也可发生低钙和高磷。多尿期早期也多有明显的代谢性酸中毒和氮质血症，尤易发生低钾或高钠。

4. B超检查　可观察肾脏大小，同时可提示有无肾脏结石及肾盂积水。如彩超提示有明显肾盂积水，则强烈提示肾后性病因。

5. X线检查　用于观察肾脏大小，同时能发现阳性结石。

6. 肾穿刺　适应证为原因不明的急性肾实质性肾衰竭，可了解肾脏病变的病理类型及程度，有助于制订治疗方案及判断预后。

【诊断要点及鉴别诊断】

1. 急性肾衰竭诊断标准

(1) 尿量显著减少：少尿（每天尿量 <250ml/m^2）超过 24 小时，或无尿（每天尿量 <50ml/m^2）超过 12 小时。

(2) 氮质血症：血清肌酐 ≥176μmol/L、血尿素氮 ≥15mmol/L，或每天血清肌酐增加 ≥44μmol/L 或血尿素氮增加 ≥3.57mmol/L，有条件时测肾小球滤过率（如内生肌酐清除率）常 ≤30ml/(min·1.73m^2)。

(3) 常有酸中毒、水电解质紊乱等表现；无尿量减少者为非少尿型急性肾衰竭。

2. 肾前性肾衰竭与肾性肾衰竭的鉴别（表 10-1）。

表 10-1　肾前性和肾性肾衰竭的鉴别

	项目	肾前性	肾性
1. 症状及体征	脱水征	有	无或有
	中心静脉压	下降	正常或增高
2. 尿检查	常规	正常	异常
	比重	>1.020	<1.010
3. 尿诊断指标	尿钠排出量	<20mmol/L	>40mmol/L
	尿渗透压	>500mOsm/L	<350mOsm/L
	钠排泄分数	<1%	>1%
	肾衰指数	<1	>1
4. 补液试验	补液试验	尿量增加	无效
5. 利尿试验	利尿试验	有效	无效

注：尿钠排出量：肾前性少尿时，肾小管保持完好的浓缩和重吸收钠的能力，因此，常合并低尿钠（<20mmol/L）及高渗尿（>500mOsm/L），而肾小管坏死时肾小管浓缩和重吸收能力均下降，故呈少尿高尿钠（>40mmol/L）和低渗尿（<350mOsm/L）

钠排泄分数：是尿诊断指标中最敏感的，阳性率高达 98%。钠排泄分数 =（尿钠 / 血钠）×（血肌酐 / 尿肌酐）×100%

肾衰指数：肾前性肾衰时，肾衰指数 <1，肾性肾衰时 >1，可达 4~10。

补液试验：当可能为脱水、血容量不足时，可做补液试验。2:1 液体，15~20ml/kg 快速输注（半小时输完），如尿量明显增加为肾前性少尿，尿量无增加则可能为肾实质性肾衰竭。

利尿试验：如补液试验后无反应，可使用 20% 甘露醇 0.2~0.3g/kg（或呋塞米 1.5~3mg/kg），在 20~30 分钟静脉推注，2 小时如果尿量 >6~12ml/kg，表明为肾前性，需继续补液改善循环。如尿量增加不明显，表明为肾实质性肾衰竭

【病情观察及随访要点】

1. **尿量**　是反映肾小球滤过功能和评估病情的重要指标。持续少尿须与急进性肾衰竭鉴别。应每天记出入量、体重、呼吸次数、心率、肝大小及水肿程度,直至每天尿量超过少尿标准。

2. 观察有无高血压和脑病症状,以及降压药的疗效和副作用。

3. 密切随访血尿素氮、肌酐、电解质的变化及有无酸碱失衡,有血液净化指征时需及时进行治疗。

4. 病情进行性加重或原因不明的肾实质性肾衰竭,建议作肾活检明确诊断及评估预后。

【治疗原则】

重点关注肾性急性肾衰竭少尿期的处理,总的治疗原则是去除病因,维持水电解质及酸碱平衡,减轻症状,改善肾功能,防止并发症发生。

1. 严格限制入量。

2. 维持水电解质、酸碱平衡。

3. 控制高血压。

4. 出现以下情况,需要进行血液净化(主要为血液透析)。

(1)严重水钠潴留,有左心衰或脑水肿倾向。

(2)有明显的尿毒症症状,如频繁呕吐、心包炎、神经病变或无法解释的精神状况恶化。

(3)血钾持续或反复超过 6.5mmol/L。

(4)血尿素氮 >43mmol/L 或每天以 >10mmol/L 递增。

(5)持续难以纠正的酸中毒。

(6)需除去可透析的有害物质,如引起中毒的药物、毒素和毒物。患儿病情紧急或合并多脏器衰竭和心血管功能不稳定的急性肾衰竭患儿可选用连续性肾脏替代治疗。腹膜透析与血液透析对于改善肾功能、电解质紊乱和酸中毒同样有效,且适合基层医院开展。

【转诊指征】

1. 肾前性因素持续发展,出现肾实质损伤。

2. 有血液净化指征。

【常见临床问题及沟通要点】

1. **病因与预后的关系**　不同原发疾病所导致的急性肾衰竭,疾病转归不同,引起急性肾衰竭的病因为肾实质疾病时,预后相对较差。

2. **治疗措施及费用**　急性肾衰竭处理以对症治疗为主,当病情需要进行血液净化时,费用相对较高。

【急性肾损伤的诊断标准和分期】

1. **急性肾损伤的诊断标准**　肾功能在 48 小时内突然降低,血清肌酐绝对值高 ≥ 26.5μmol/L(0.3mg/dl);或血清肌酐较前一次升高 50%;或尿量 <0.5ml/(kg·h)持续 6 小时以上。

2. 急性肾损伤分级标准(表 10-2)。

表 10-2　急性肾损伤分级标准

分级	血肌酐	尿量
1	基线水平的 1.5~1.9 倍,或肌酐上升 ≥26.5μmol/L（≥0.3mg/dl）	持续 6~12 小时尿量 <0.5ml/（kg·h）
2	基线水平的 2.0~2.9 倍	持续 12 小时以上尿量 <0.5ml/（kg·h）
3	基线水平的 3 倍以上,或肌酐上升 ≥353.6μmol/L（≥4.0mg/dl）,或开始肾脏替代治疗,或小于 18 岁,估算的 GFR<35ml/（min·1.73m^2）	持续 24 小时尿量 <0.3ml/（kg·h）或 12 小时以上无尿

（王　墨）

第七节　血　尿

学习目标

1. 掌握　血尿的诊断标准。
2. 熟悉　肾小球源性血尿和非肾小球源性血尿的鉴别,血尿的诊治流程。

尿液中含有超过正常量的红细胞即称为血尿。仅显微镜下发现红细胞者称为镜下血尿;肉眼即能见尿呈"洗肉水"色或者血样、血凝块者称为肉眼血尿。肉眼血尿的颜色与尿液中酸碱度有关,中性或弱碱性时尿颜色呈鲜红色或洗肉水色,酸性时尿液呈浓茶色或烟灰水色。

【病史要点】

引起血尿的原因众多,各种致病因素引起的肾小球基膜完整性受损或通透性增加、肾小球毛细血管腔内压增高、尿道黏膜的损害、全身凝血机制障碍等均可引起血尿。故根据病因不同可分为尿路疾病、肾脏疾病和全身性疾病。

1. **尿路疾病**　有无发热、尿频、尿急、尿痛、外阴瘙痒、肾区疼痛等尿路感染或尿路结石症状。

2. **肾脏疾病**　有无水肿、少尿、高血压、皮肤紫癜、面部蝶形红斑等原发性及继发性肾脏疾病表现。

3. **全身性疾病**　有无牙龈出血、鼻出血、便血、皮肤瘀斑瘀点或出血点等出凝血功能障碍表现。有无血友病家族史。有无猩红热、流行性出血热、暴发性流脑、脓毒败血症、钩端螺旋体病等感染性疾病表现。

【体检要点】

1. 尿道口有无红肿、破溃,肾区有无叩痛等泌尿系统局部异常。
2. 有无水肿、高血压、皮肤瘀斑瘀点、关节血肿等全身症状。

【辅助检查】

1. 血常规及 CRP、尿常规、大便常规检查。

2. 反复多次尿平均红细胞体积及红细胞位相分析。

3. 肝肾功能、电解质、凝血功能、血小板退缩实验。

4. 自身抗体、抗中性粒细胞胞质抗体、免疫Ⅰ号、红细胞沉降率、ASO。

5. 12 小时尿红细胞计数、24 小时尿蛋白定量、尿培养、尿钙 / 尿肌酐。

6. 泌尿系统彩超检查,了解有无左肾静脉压迫。

【诊断要点及鉴别诊断】

诊断标准

(1)血尿的定义:首选需排除尿中含有色素、血红蛋白或肌红蛋白、尿酸盐等能产生假性血尿者,真性血尿诊断标准如下:

1)新鲜清洁中段尿 10ml,1 500r/min 离心 5 分钟,高倍镜下红细胞 >3;或尿沉渣红细胞计数 >8×10^6/L,即为镜下血尿。

2)新鲜清洁中段尿直接镜检,红细胞≥1/HP。

3)尿 Addis 计数红细胞≥50×10^4/L/12h。

4)肉眼即可见尿呈"洗肉水"色或血样,称为"肉眼血尿"。

(2)血尿诊断步骤

1)真性血尿与假性血尿:血尿的诊断首先要排除假性血尿的情况:红色色素大量摄入引起的红色尿;血红蛋白尿;血便污染等情况。

2)鉴别肾小球性血尿与非肾小球性血尿常用的方法:①尿沉渣红细胞形态学检查,若以异形红细胞为主(相差显微镜下 >30%)或尿红细胞 MCV<70fl 则提示肾小球源性血尿。均一性红细胞则提示非肾小球性血尿;②尿沉渣检查见到红细胞管型和肾小管上皮细胞,表明血尿为肾实质性,多提示肾小球疾病。

3)进一步区分肾小球性疾病和非肾小球性疾病。常见肾小球性疾病包括:①新近有皮肤感染、扁桃体炎后出现血尿、高血压者,首先考虑急性链球菌感染后肾小球肾炎,其次为IgA 肾病;②伴有听力异常、尿毒症家族史者,应考虑 Alport 综合征;③伴有紫癜者,应考虑紫癜性肾炎;④伴有高度水肿、大量蛋白尿者应考虑肾病综合征;⑤伴有水肿、高血压、血尿和蛋白尿者,应该考虑原发性或继发性肾小球疾病。常见非肾小球源性血尿:①有尿频、尿急、尿痛者,应考虑尿路感染,其次为肾结核;②伴有皮肤黏膜出血者,应考虑出血性疾病;③伴有肾绞痛或活动后腰疼者,应考虑泌尿道结石。

【病情观察及随访要点】

1. 观察尿色、尿量等变化。

2. 随访尿红细胞数量及形态变化。

3. 观察有无肾脏疾病的表现,如水肿、高血压等,有无全身出血性疾病的表现等。

【治疗原则】

不同病因引起的血尿治疗方案不同,临床治疗以积极寻找病因,根据不同原发病进行治疗为主。

【转诊指征】

1. 持续肉眼血尿 >1 周,病因不清楚者。

2. 持续肾小球源性血尿,病因不清楚者,有肾活检指征。

3. 泌尿道结石、肿瘤、憩室、异物等引起的血尿,需要外科手术干预治疗者。

【常见临床问题及沟通要点】

1. 血尿是儿科常见症状,尤其镜下血尿,有肾脏疾病家族史的患儿,需长期随访、密切追踪。

2. 血尿分为真性血尿与假性血尿,首先应该排除摄入大量色素引起红色尿、血红蛋白尿或肌红蛋白尿、新生儿尿酸盐结晶引起的红色尿等假性血尿者。单纯尿潜血阳性不能诊断血尿。

3. 血尿可由不同的肾小球疾病和非肾小球疾病引起,而且两者可以重叠。需要长期随访才能明确原因。

4. 持续肾小球源性血尿原因不清楚者,需完善肾活检检查。

5. 持续非肾小球源性肉眼血尿者,需泌尿外科就诊,必要时行膀胱镜或输尿管镜检查明确诊断。

(张高福　李　秋)

第十一章

造血系统疾病

知识要点

√ 胎儿到儿童时期造血和血象处于动态变化中,儿童贫血的定义值因年龄而不同,贫血的形态学和病因学分类是诊断和鉴别诊断的重要指引。

√ 缺铁性贫血是小儿最常见的一种贫血,主要病因为食物铁摄入不足。溶血性贫血的主要病因为先天性红细胞内在因素异常所致,具有不同的遗传特征、治疗方式及预后。

√ 免疫性血小板减少症和血友病是儿童时期具有代表性的出血性疾病,两者出血特征不同。免疫性血小板减少症诊断时需要注意排除其他引起血小板减少的疾病,通常预后良好。血友病为 X- 连锁隐性遗传性的凝血功能障碍,尚无根治方法,因子替代治疗是主要的防治手段。

√ 急性白血病是儿童时期最常见的肿瘤性疾病,主要包括急性淋巴细胞白血病和急性粒细胞白血病。目前化疗为主的综合治疗下,急性淋巴细胞白血病的疗效优于急性粒细胞白血病,是可以治愈的肿瘤性疾病。

第一节 造血和血象特点

学习目标

1. 掌握 各年龄期小儿血象特点,婴儿生理性贫血。
2. 熟悉 生后骨髓造血和骨髓外造血特点,血红蛋白种类及其变化特点。
3. 了解 胎儿期造血、造血干细胞概念及主要造血细胞发育调节因子。

一、造血的发育

造血器官(hematopoietic organ)起源于中胚叶,包括肝、脾、骨髓、胸腺及淋巴结等器官。在胎儿期和出生后不同阶段,造血器官的发生和发育是一个动态变化的过程。

(一)胎儿期造血

根据造血组织发育和造血部位发生的先后,可将此期分为三个不同的阶段:

1. 中胚叶造血期 在胚胎的第 10~14 天,开始出现卵黄囊造血,之后在中胚叶组织中出现广泛的原始造血成分,其中主要是原始的有核红细胞。在胚胎的第 6 周后,中胚叶造血开始减退。

2. 肝脾造血期 在胚胎的第 6~8 周时,肝脏开始出现造血组织,并成为胎儿中期的主要造血部位。肝脏造血在胎儿期的第 4~5 个月时达高峰,至 6 个月后逐渐减退。肝造血主要产生有核红细胞,也可产生少量粒细胞和巨核细胞。同期脾脏也发挥一定的造血作用,是终生造血淋巴器官。

3. 骨髓造血期 胚胎的第 6 周开始出现骨髓,但直到胎儿的第 4 个月时骨髓才开始造血活动,并迅速成为主要的造血器官,其中粒、红、巨核细胞增生都很活跃,是胎儿后期 3 月的主要造血器官,并且在出生后的第 2~5 周后成为唯一的造血场所。

(二)生后造血

1. 骨髓造血 出生后主要是骨髓造血。婴幼儿期所有骨髓均为红骨髓,全部参与造血,以满足生长发育的需要。因此,出生后第一年常选择胫骨为骨髓穿刺部位。5~7 岁开始,脂肪组织(黄骨髓)逐渐代替长骨中的造血组织,因此到了年长儿和成人期,红骨髓仅限于肋骨、胸骨、脊椎、骨盆、颅骨、锁骨和肩胛骨,但黄骨髓仍有潜在的造血功能,所以当需要增加造血时,它可转变为红骨髓而恢复造血功能。小儿在出生后头几年缺少黄骨髓,故造血代偿潜力小,如果需要增加造血,就会出现髓外造血。

2. 骨髓外造血 在正常情况下,骨髓外造血极少。出生后(尤其是在婴儿期),当发生感染性贫血或溶血性贫血等需要增加造血时,肝、脾和淋巴结可随时适应需要,恢复到胎儿时的造血状态,从而出现肝、脾、淋巴结肿大。同时外周血中可出现有核红细胞和 / 或幼稚中性粒细胞。这是小儿造血器官的一种特殊反应,称为"髓外造血",感染及贫血纠正后可恢复正常。

(三)造血细胞的发育和调节

所有造血细胞和组织都起源于多能干细胞(pluripotent stem cells,HSC)。多能造血干细胞是指具有自我更新和复制成熟为所有血细胞系的细胞。多能造血干细胞进一步分化为祖细胞(progenitor cells)和定向干细胞,后者在造血生长因子的作用下经过原始、早幼、中幼、晚幼各阶段,发育增殖成熟为各系血细胞。

红系造血受由巨噬细胞、淋巴细胞和基质细胞所产生的生长因子的调控。其中以红细胞生成素(erythropoietin,EPO)最为重要。在胎儿后期和出生后 1 周内,红细胞生成素的产生部位从肝脏转移到肾脏。红细胞生成素不能通过胎盘,因此母亲红细胞生成素的产生并不影响胎儿红细胞的生成。粒细胞集落刺激因子(granulocyte colony-stimulating factor,G-CSF)的主要生理作用之一是调节和促进粒细胞的产生。早产儿可能会因为缺少粒细胞而具较高的细菌感染风险。巨核细胞是由其定向干细胞 - 巨核细胞集落形成单位分化成熟而形成的。原始的巨核细胞在成熟和生成血小板的过程中,受到以血小板生成素(thrombopoietin,TPO)为主的细胞因子的调节。

二、小儿血象及其特点

胎儿和儿童的造血处于动态变化中,出生后的血细胞数量和成分随年龄变化而有所不同。

1. **红细胞数和血红蛋白量**　红细胞生成依赖持续地供给氨基酸、铁、某些维生素和微量元素,并受红细胞生成素的调节。

由于胎儿在宫内处于相对缺氧状态,红细胞生成素合成水平高,故红细胞数和血红蛋白量较高,出生时红细胞数约为 $5.0{\sim}7.0\times10^{12}/L$,血红蛋白量约为 150~220g/L。早产儿与足月儿基本相等,少数可稍低。生后 6~12 小时,因进食少和不显性失水,红细胞数和血红蛋白量常比出生时稍高。出生 1 周后,红细胞数量和血红蛋白量逐渐降低,至 2~3 个月时红细胞数降至 $3.0\times10^{12}/L$、血红蛋白降至 100g/L 左右或以下;早产儿红细胞及血红蛋白下降更明显,生后 3~7 周血红蛋白可降至 70~90g/L;这种现象被称为"婴儿生理性贫血"。出生后,随着自主呼吸的建立,血氧含量增加,红细胞生成素合成减少,导致骨髓造血功能暂时性下降,网织红细胞减少,红细胞生成减少,这是生理性贫血发生的主要原因。另外,胎儿和新生儿红细胞寿命较短(平均 60~90 天),在此期破坏较多(生理性溶血),同时婴儿生长发育迅速,循环血容量迅速增加,血红蛋白浓度降低;因此,红细胞合成减少、破坏增加导致了生理性贫血的产生。早产儿生理性贫血发生更早更明显。生理性贫血一般没有临床症状,经过呈自限性。3 个月后,红细胞数和血红蛋白量随着红细胞生成素的合成增加而恢复,约于 12 岁时达成人水平。

网织红细胞数在初生 3 天内约为 4%~6%,于生后第 7 天迅速下降至 0.02 以下,并维持在较低水平,约 0.3%,以后随生理性贫血的纠正而上升,婴儿期以后达成人水平(0.5%~1.5%)。此外,初生时外周血中可见到少量有核红细胞,足月儿平均 3~10/100 个白细胞,早产儿可以高达 10~20/100 个白细胞,生后 1 周内消失。

2. **血红蛋白种类**　人类从胚胎、胎儿、儿童到成人的红细胞内,正常情况下可以检测到 6 种不同的血红蛋白分子:胚胎期的血红蛋白 Gower1、Gower2 和 Portland;胎儿期胎儿血红蛋白 HbF($\alpha2\gamma2$);成人血红蛋白 HbA($\alpha2\beta2$)和 HbA$_2$($\alpha2\delta2$)。

胚胎期血红蛋白在胚胎 12 周时消失,为 HbF 所代替。胎儿 6 个月时 HbF 占 90%,而 HbA 仅占 5%~10%;以后 HbA 合成逐渐增加,至出生时 HbF 占 70%,HbA 约占 0.30,HbA2<1%。出生后,HbF 合成迅速下降,1 岁时 HbF 不超过 5%,至 2 岁时不超过 2%;同时,HbA 合成增加,6~12 个月后达到成人水平。成人 HbA 约占 95%,HbA$_2$ 占 2%~3%,HbF 不超过 2%。胎儿血红蛋白所具有的抗碱变性的特征使其成为检测 HbF 的基础。

3. **白细胞数与分类**　初生时白细胞数 $15{\sim}20\times10^9/L$,生后 6~12 小时达 $21{\sim}28\times10^9/L$,24 小时后逐渐下降,2 周左右达 $12\times10^9/L$;婴儿期白细胞数维持在 $12\times10^9/L$ 左右,8 岁以后接近成人水平。白细胞数受哭闹、进食、肌肉紧张、疼痛及缺氧等多种因素影响。

白细胞分类中粒细胞与淋巴细胞的百分比变化较大。出生时中性粒细胞约占 60%,淋巴细胞约占 30%,生后 4~6 天时两者比例大致相等;之后淋巴细胞比例上升,约占 60%,中性粒细胞约占 30%,至 4~6 岁时两者比例大致相等。此后中性粒细胞增加,淋巴细胞减少,逐渐达到成人比例,粒细胞约占 65%。此外,初生婴儿外周血中也可出现少量幼稚中性粒细胞,但在数天内即可消失。

4. **血小板数**　新生儿期血小板数量波动比较大,6 个月后与成人相似,约为 150~350 × 10⁹/L;我国规定低于 100 × 10⁹/L 为血小板减少。

5. **血容量**　小儿血容量相对较成人多,新生儿血容量约占体重的 10%,平均 300ml;儿童约占体重的 8%~10%;成人约占体重的 6%~8%。

(于 洁)

第二节　贫 血 概 述

学习目标

1. 掌握　贫血的定义及诊断标准、形态和病因分类。
2. 熟悉　贫血的临床表现、诊断要点及实验室检查。
3. 熟悉　贫血的治疗原则。

贫血(anemia)是指外周血中单位容积内的红细胞数、血红蛋白量或血细胞比容低于正常值。婴儿和儿童的红细胞数及血红蛋白量随年龄不同而有变化,因此贫血的诊断必须参考不同年龄的正常值。根据世界卫生组织的资料,血红蛋白的正常低限值在 6 个月 ~ 6 岁者为 110g/L,6~14 岁为 120g/L,海拔每升高 1 000m,血红蛋白含量上升 4%,低于此值者为贫血。6 个月以下的婴儿由于生理性贫血等因素,血红蛋白值变化较大,目前尚无统一标准。我国暂定:血红蛋白在新生儿期 <145g/L,1~4 个月时 <90g/L,4~6 个月时 <100g/L 者,为贫血。

【**贫血的分类**】

1. **程度分类**　根据外周血血红蛋白含量或红细胞数可分为四度:①轻度贫血:血红蛋白从正常值下限 ~90g/L;②中度贫血:60g/L ≤ 血红蛋白 <90g/L;③重度贫血:30g/L ≤ 血红蛋白 <60g/L;④极重度贫血:血红蛋白 <30g/L。新生儿:血红蛋白 144~120g/L 者为轻度,90g/L ≤ 血红蛋白 <120g/L 者为中度,60g/L ≤ 血红蛋白 <90g/L 者为重度,血红蛋白 <60g/L 者为极重度。

2. **形态分类**　根据检测红细胞数和红细胞体积、血红蛋白量和血细胞比容计算红细胞平均容积、红细胞平均血红蛋白及红细胞平均血红蛋白浓度的结果,将贫血分为四类(表 11-1)。

表 11-1　贫血的细胞形态分类

分类	红细胞平均容积(fl)	红细胞平均血红蛋白(pg)	红细胞平均血红蛋白(%)
正常值	80~94	28~32	32~38
大细胞性	>94	>32	32~38
正细胞性	80~94	28~32	32~38
单纯小细胞性	<80	<28	32~38
小细胞低色素性	<80	<28	<32

3. **病因分类** 根据造成贫血的原因将其分为红细胞或血红蛋白生成不足、溶血性和失血性三类。

(1)红细胞或血红蛋白生成不足

1)造血物质缺乏:如缺铁性贫血(铁缺乏)、巨幼细胞贫血(维生素 B_{12}、叶酸缺乏)、维生素 B_6 缺乏性贫血、铜缺乏、维生素 C 缺乏、蛋白质缺乏等。

2)骨髓造血功能障碍:如再生障碍性贫血、单纯红细胞再生障碍性贫血。

3)感染性疾病和慢性肾衰竭所致贫血。

4)骨髓浸润所伴发的贫血:如白血病、淋巴瘤、神经母细胞瘤、脂质代谢病、骨硬化症等。

(2)溶血性贫血:可由红细胞内在异常或红细胞外在因素引起。

1)红细胞内在异常:①红细胞膜结构缺陷:如遗传性球形红细胞增多症、遗传性椭圆形红细胞增多症、棘状红细胞增多症、阵发性睡眠性血红蛋白尿等;②红细胞酶缺乏:如葡萄糖 -6- 磷酸脱氢酶缺乏症、丙酮酸激酶缺乏症等;③血红蛋白合成或结构异常:如地中海贫血、血红蛋白病等。

2)红细胞外在因素:①免疫因素:体内存在破坏红细胞的抗体,如新生儿溶血症、自身免疫性溶血性贫血、药物所致的免疫性溶血性贫血等;②非免疫因素:如感染、物理化学因素、毒素、脾功能亢进、弥散性血管内凝血等。

(3)失血性贫血

1)急性失血:如外伤后所致失血;各种原因所致的急性消化道出血;急性颅内出血等。

2)慢性失血:①肠道畸形;②钩虫病;③特发性肺含铁血黄素沉着症;④鲜牛乳过敏等。

【临床表现】

贫血的临床表现与其病因、程度、发生急慢及年龄等因素有关。一般而言,急性贫血,虽然贫血程度轻,也可引起明显症状甚至休克;而慢性贫血,早期由于机体各器官的代偿功能较好,可无症状或症状较轻,当代偿不全时才逐渐出现症状。红细胞及其血红蛋白的主要功能是携带和运输氧气,当血红蛋白低于 70~80g/L 时,临床上就会出现明显的由组织与器官缺氧而产生的一系列症状。

1. **一般表现** 皮肤、黏膜苍白为重要表现和发现贫血的线索。贫血时皮肤(面、耳轮、手掌等)、黏膜(睑结膜、口腔黏膜)及甲床呈不同程度苍白色;慢性溶血和巨幼细胞贫血时,皮肤呈苍黄或蜡黄;伴有黄疸、发绀或其他皮肤色素改变时可掩盖贫血的表现。此外,病程较长的患儿还常有疲倦、毛发干枯、营养低下、体格发育迟缓等症状。

2. **造血器官反应** 当机体造血需要增加时,如果骨髓代偿能力不足时会出现骨髓外造血。因此除再生障碍性贫血外,婴幼儿发生重症贫血时肝、脾、淋巴结可呈不同程度的增大,外周血中可出现有核红细胞、幼稚粒细胞。

3. **各系统症状**

(1)循环和呼吸系统:贫血时可出现呼吸加速、心率加快、脉搏加强、动脉压增高,有时可见毛细血管搏动。在重度贫血代偿功能失调时,则出现心脏扩大、心前区收缩期杂音,甚至发生充血性心力衰竭。

(2)消化系统:胃肠蠕动及消化酶分泌功能均受影响,出现食欲减退、恶心、腹胀或便秘等。偶有舌炎、舌乳头萎缩等。

(3)神经系统:常表现精神不振,嗜睡,烦躁不安,注意力不集中,情绪易激动,神经精神发育缓慢、智力减退等。年长儿可有头痛、昏眩、眼前有黑点或耳鸣等。

【诊断要点】

对于任何贫血患儿，必须寻找出其贫血的原因，才能进行合理和有效的治疗。因此，详细询问病史、全面的体格检查和必要的实验室检查是贫血病因诊断的重要依据。

1. **病史** 询问病史时注意下列各项：

(1)发病年龄：可提供诊断线索。对出生后即有严重贫血者要考虑产前或产时失血；生后 48 小时内出现贫血伴有黄疸者，以新生儿溶血症可能性大；婴儿期发病者多考虑营养缺乏性贫血、遗传性溶血性贫血；儿童期发病者多考虑慢性失血性贫血、再生障碍性贫血、其他造血系统疾病，以及全身性疾病引起的贫血。

(2)病程经过和伴随症状：起病快、病程短者，提示急性溶血或急性失血；起病缓慢者，提示营养性贫血、慢性失血、慢性溶血等。如伴有黄疸和血红蛋白尿提示溶血；伴有呕血、便血、血尿、瘀斑等提示出血性疾病；伴有神经和精神症状如嗜睡、震颤等提示维生素 B_{12} 缺乏；伴有骨病提示骨髓浸润性病变，肿瘤性疾病多伴有发热，肝、脾及淋巴结肿大。

(3)喂养史：详细了解婴幼儿的喂养方法及饮食的质量，对诊断和病因分析有重要意义。单纯乳类喂养未及时添加辅食的婴儿，易患营养性缺铁性贫血或巨幼细胞贫血；幼儿及年长儿饮食质量差或搭配不合理者，也可能导致缺铁性贫血。

(4)过去史：询问有无寄生虫病特别是钩虫病史；询问其他系统疾病，包括消化系统疾病、慢性肾病、严重结核、慢性炎症性疾病如类风湿病等可引起贫血的有关疾病。此外，还要询问是否服用对造血系统有不良影响的药物，如氯霉素、磺胺等。

(5)家族史：与遗传有关的贫血，如遗传性球形红细胞增多症、葡萄糖 -6- 磷酸脱氢酶缺乏症、地中海贫血等，家族中常有类似患者。

2. **体格检查** 应注意下列各项：

(1)生长发育：慢性贫血往往有生长发育障碍，如维生素 B_{12} 缺乏所致的巨幼细胞贫血常伴有生长发育落后，甚至倒退；某些遗传性溶血性贫血，特别是重型 β- 地中海贫血，除发育障碍外还表现有特殊面貌，如颧、额突出，眼距宽，鼻梁低，下颌骨较大等。

(2)营养状况：营养不良常伴有慢性贫血。

(3)皮肤、黏膜：皮肤和黏膜苍白的程度一般与贫血程度成正比。小儿因自主神经功能不稳定，故面颊的潮红与苍白有时不一定能正确反映有无贫血，观察甲床、结合膜及唇黏膜的颜色更加可靠。长期慢性贫血者皮肤呈苍黄，甚至呈古铜色；反复输血者皮肤常有色素沉着。如贫血伴有皮肤、黏膜出血点或瘀斑，要注意排除出血性疾病和白血病。伴有黄疸时提示溶血性贫血。

(4)指甲和毛发：缺铁性贫血的患儿指甲菲薄、脆弱，严重者扁平，甚至呈匙形反甲。巨幼细胞贫血患儿头发细黄、干稀、无光泽，有时呈绒毛状。

(5)肝、脾和淋巴结肿大：这是婴幼儿贫血常见的体征。肝、脾轻度肿大多提示髓外造血；如肝、脾明显肿大且以脾大为主者，多提示遗传性溶血性贫血。贫血伴有明显淋巴结肿大者，应考虑造血系统恶性病变，如白血病、恶性淋巴瘤等。

3. **实验室检查** 血液检查是贫血的诊断和鉴别诊断不可缺少的措施。

(1)外周血象：是一项简单而又重要的检查方法。根据红细胞和血红蛋白量可判断有无贫血及其程度，并可根据形态分类协助病因分析。仔细观察血涂片中红细胞大小、形态及染色情况,对贫血的诊断有较大启示。白细胞和血小板计数以及观察血涂片中白细胞和血小板的形态和数量的改变,对判断贫血的原因也有帮助,如发现外周血有幼稚细胞,常提示急性白血病。同时要注意输血对形态学观察的影响。

网织红细胞计数可反映骨髓造红细胞的功能。增多提示骨髓造血功能活跃,可见于急慢性溶血或失血性贫血;减少提示造血功能低下,可见于再生障碍性贫血、营养性贫血等。此外在治疗过程中定期检查网织红细胞计数,有助于判断疗效,如缺铁性贫血经合理的治疗后,网织红细胞在 3~5 天左右即开始增加。

(2)骨髓检查:骨髓穿刺涂片检查可直接了解骨髓造血细胞生成的质和量的变化,对某些贫血的诊断具有决定性意义,如白血病、再生障碍性贫血、营养性巨幼细胞贫血等。骨髓活检对骨髓增生异常综合征、再生障碍性贫血、白血病及转移瘤等骨髓病变具有重要诊断价值。

(3)血红蛋白分析检查:如血红蛋白碱变性试验、血红蛋白电泳、包涵体生成试验等,对地中海贫血和异常血红蛋白病的诊断有重要意义。

(4)红细胞渗透脆性试验:红细胞渗透脆性增高见于遗传性球形红细胞增多症;红细胞渗透脆性减低则见于地中海贫血等。

(5)抗人球蛋白试验:直接抗人球蛋白试验阳性对于诊断自身免疫性溶血性贫血有重要价值。

(6)其他特殊检查:红细胞酶活性测定对先天性红细胞酶缺陷所致的溶血性贫血有诊断意义,如葡萄糖 -6- 磷酸脱氢酶活性检测;血清铁、铁蛋白、红细胞游离原卟啉等检查可以分析体内铁代谢情况,协助诊断缺铁性贫血;基因分析方法对遗传性贫血性疾病或出血性疾病不但有诊断意义,还有产前诊断和遗传咨询的价值。

【治疗原则】

1. **去除病因和 / 或诱因**　是治疗贫血的关键。
2. **一般治疗**　加强护理,预防感染,改善饮食质量和搭配等。
3. **药物治疗**　针对贫血的病因,选择有效药物给予治疗,如铁剂治疗缺铁性贫血,维生素 B_{12} 和叶酸治疗巨幼细胞贫血等。
4. **输红细胞**　贫血时机体组织器官缺氧,严重贫血时输注红细胞可以改善相应症状;当贫血引起心功能不全时,输红细胞是抢救措施之一。对慢性贫血者,若代偿功能良好,可不必急于输红细胞;必须输注时应注意量和速度,贫血愈严重,一次输注量愈少且速度宜慢。一般选用浓缩红细胞,每次 5~10ml/kg,速度不宜过快,以免引起心力衰竭和肺水肿。对于贫血合并肺炎的患儿,每次输红细胞量应更少,速度更慢。
5. **造血干细胞移植**　采用 HLA 相合的异基因造血干细胞移植治疗可以根治一些遗传性贫血性疾病、再生障碍性贫血、难治性白血病和淋巴瘤等,是疗效肯定且有希望进一步发展的治疗方法。
6. **并发症治疗**　婴幼儿贫血易合并急、慢性感染,营养不良,消化功能紊乱等,应给予积极治疗。

【转诊指征】

1. 中重度贫血,病因不清楚,没有进一步检查的条件。
2. 重度及极重度贫血,如有心功能不全,需要先输血纠正缺氧,再转运。

【常见临床问题和沟通要点】

1. 贫血只是一个病症,其原因多样,可轻可重。因此需要进一步检查才能明确病因,对症治疗。

2. 血常规检查及外周血细胞形态检查是帮助诊断贫血病因的必不可少的重要方法。

3. 贫血的预后取决于贫血程度和病因,以及目前的治疗手段。贫血程度重可能导致心功能不全,威胁生命。

4. 贫血期间,需要休息,避免感染,合理膳食。

(于 洁)

第三节 红细胞生成减少性贫血

学习目标

1. **掌握** 缺铁性贫血的常见病因及临床表现。获得性再生障碍性贫血的诊断要点。
2. **熟悉** 缺铁性贫血的实验室检查特点。获得性再生障碍性贫血的临床表现、实验室检查。
3. **掌握** 缺铁性贫血铁剂治疗及预防。获得性再生障碍性贫血的对症治疗。

一、缺铁性贫血

缺铁性贫血(iron-deficiency anemia,IDA)是由于体内铁缺乏最终导致血红蛋白合成减少所致的一种贫血。临床上以小细胞低色素性贫血、血清铁蛋白减少、血清铁和转铁蛋白饱和度减少、铁剂治疗有效为特点。缺铁性贫血是小儿最常见的一种贫血,是严重危害小儿健康的常见的营养缺乏症。21世纪初,中国儿童铁缺乏症流行病学调查协作组调查发现,儿童缺铁性贫血发病率在7~12个月儿童为30.1%(农村)和16.8%(城市),13~36个月儿童为15.5%(农村)和4.4%(城市),表明缺铁性贫血仍是我国需要重点防治的小儿常见病。

【病因和发病机制】

1. 病因

(1)储铁不足:胎儿通过胎盘从母体获得铁,以孕期后3个月获铁量最多,平均每天约4mg。足月儿从母体所获得的铁足够其生后4~5个月内之需。因此,早产、双胎或多胎、胎儿失血、脐带结扎过早等因素都可使胎儿体内储铁减少。孕母严重缺铁时也可影响胎儿获取铁量,使胎儿储铁减少。

(2)铁摄入量不足:是缺铁性贫血发生的主要原因。婴幼儿时期的主要食物是人乳(含铁1.5mg/L)、牛乳(含铁0.5~1.0mg/L)、谷物,这些食物中铁含量很低。出生4~5个月后储铁减少甚至耗竭,如不及时添加含铁丰富的辅食,容易发生缺铁性贫血。较年长儿童可以因饮食习惯、偏食、营养供应差而致铁摄入减少。

(3)生长发育因素:婴儿期生长发育较快,随着体重增加,血容量相应增加。因此在生长发育较快的时期机体对膳食铁的需要增加,如不及时添加含铁丰富的食物,则容易发生缺铁。青春期是机体生长发育的第二个高峰时期,对铁的需要量增加,如果铁摄入不足或丢失增加也容易导致缺铁。

(4)铁的吸收障碍:食物搭配不合理可影响铁的吸收。慢性腹泻时不仅铁的吸收不良,铁的排泄也增加;急慢性感染时患儿食欲减退、铁吸收不良也可导致缺铁。

(5)铁的丢失过多:每 1ml 血约含铁 0.6mg;长期慢性失血时,当铁消耗超过正常 1 倍以上可致缺铁性贫血。小儿常见的引起慢性失血的疾病,如肠息肉、消化道溃疡、梅克尔憩室、膈疝、钩虫病、肺含铁血黄素沉着症等都可致缺铁性贫血;另外,用未经加热处理的大量鲜牛奶喂养的婴儿可因对牛奶蛋白不耐受而致肠出血(每天失血约 0.7ml);青春期少女初潮后月经过多也可造成铁丢失过多而贫血。

2. 发病机制

(1)缺铁对血液系统的影响:铁是合成血红蛋白的原料,缺铁时血红素生成不足,进而血红蛋白合成减少。新生的红细胞内血红蛋白含量不足,细胞质减少,细胞变小,形成小细胞低色素性贫血;而缺铁对细胞的分裂、增殖影响较小,故红细胞数量减少程度不如血红蛋白减少明显。

机体从储存铁减少到缺铁性贫血的发生通常经过以下三个阶段:①铁减少期:此阶段体内储存铁已减少,但供红细胞合成血红蛋白的铁尚未减少;②红细胞生成缺铁期:此期储存铁进一步耗竭,红细胞生成所需的铁亦不足,但循环中血红蛋白的量尚未减少,同时此期红细胞游离原卟啉利用减少和生成增加;③缺铁性贫血期:此期缺铁致血红蛋白合成减少,出现小细胞低色素性贫血。

(2)缺铁对其他系统的影响:缺铁可使多种含铁酶(如细胞色素酶、单胺氧化酶、核糖核苷酸还原酶等)的活性减低,可造成细胞功能紊乱,从而产生一些非造血系统的表现,如体力减弱、易疲劳、表情淡漠、注意力不集中和智力减低等。缺铁可影响肌红蛋白的合成。缺铁还可引起组织器官的异常,如口腔黏膜异常角化、舌炎、胃酸分泌减少和反甲等。此外,缺铁还可引起细胞免疫功能降低,易患感染性疾病。

【病史要点】

1. 苍白发生的时间和发展速度,是否伴食欲减退、迁延腹泻、反复感染、烦躁、失去活泼,有无出血(黑便,呕血等),年长儿有无记忆力减退、注意力不易集中、异食癖等,青春期女孩有无月经量过多。

2. 详细询问喂养史,特别是辅食添加的时间、种类、量及方法。对年长儿应问饮食习惯,有无偏食、择食及饮食无规律。了解胎次,是否双胎、早产、低出生体重,生长发育情况,体重是否增长过快,母亲有无严重贫血。

3. 生活环境,卫生习惯,有无钩虫感染的可能。

4. 治疗情况,是否用过铁剂或其他"补血药",是否输过血。

【体检要点】

1. 苍白程度,面色、睑结合膜、甲床、耳郭、唇、口腔黏膜。

2. 有无黄疸、瘀斑、瘀点、水肿、口腔炎、舌面是否光滑。

3. 体格发育、营养状况及精神反应。

4. 肝、脾、淋巴结。

5. 血压、心界、心律、心率、心音、心脏杂音。

【实验室检查特点】

1. **外周血象**　呈小细胞低色素性贫血,MCV<80fl,MCH<26pg,MCHC<0.31。外周血涂片可见红细胞大小不等,以小细胞为多,中央淡染区扩大。网织红细胞数正常或轻度减少。白细胞、血小板一般无改变。

2. **骨髓象**　呈增生活跃,以中、晚幼红细胞增生为主。粒细胞和巨核细胞系一般无明显异常。骨髓涂片用普鲁士蓝染色镜检,观察红细胞中铁粒细胞数,如<15%,提示细胞内铁减少;缺铁时细胞外铁也减少(0~+)。

3. **有关铁代谢的生化检验**

(1)血清铁蛋白:可作为反映体内储存铁变化的敏感指标。血清铁蛋白在缺铁的铁减少期即已降低,红细胞生成缺铁期和缺铁性贫血期降低更明显。其放射免疫法测定的正常值为:<3个月婴儿为194~238µg/L,3个月后为18~91µg/L;低于12µg/L,提示缺铁。由于感染、肿瘤、肝脏和心脏疾病时血清铁蛋白明显升高,故当缺铁合并这些疾病时其血清铁蛋白值可不降低。

(2)红细胞游离原卟啉:红细胞内缺铁时红细胞游离原卟啉值增高,当红细胞游离原卟啉>0.9µmol/L(500µg/dl)即提示细胞内缺铁。当血清铁蛋白值降低、红细胞游离原卟啉升高而未出现贫血,是缺铁性贫血期的典型表现。

(3)血清铁、总铁结合力和转铁蛋白饱和度:可反映血浆中铁含量,通常在缺铁性贫血期期才出现异常,即血清铁和转铁蛋白饱和度降低,总铁结合力升高。血清铁正常值为12.8~31.3µmol/L(75~175µg/dl),<9.0~10.7µmol/L(50~60µg/dl)有意义,但其生理变异大,并且在感染、恶性肿瘤、类风湿关节炎等疾病时也可降低。总铁结合力>62.7µmol/L(350µg/d1)时有意义,其生理变异较小,在病毒性肝炎时可增高。转铁蛋白饱和度<15%有诊断意义。

【诊断要点与鉴别诊断】

1. **诊断要点**　根据病史特别是喂养史、临床表现和血象特点,一般可作出初步诊断。进一步作有关铁代谢的生化检查有确诊意义。必要时可作骨髓检查。用铁剂治疗有效可证实诊断。缺铁性贫血诊断确定后需要注意寻找缺铁的原因,以利于防治。

2. **鉴别诊断**　注意和地中海贫血鉴别。后者地区性明显,有家族史;重型常有特殊面容,肝脾大明显;外周血涂片可见靶形红细胞和有核红细胞,血红蛋白检查显示胎儿血红蛋白水平异常增高或出现异常电泳区带;血清铁增高,骨髓铁粒幼细胞增多。

【预防措施】

1. 宣教加强孕妇孕晚期营养,摄入富含铁食物,或加服维生素C促进铁的吸收,可以采取口服铁剂1mg/kg,每周一次,至哺乳期止。

2. 所有早产儿应该接受铁剂预防。母乳喂养的早产儿建议1个月后开始口服铁剂预防直至12个月,元素铁2mg/(kg·d),每天最大剂量不超过15mg。标准配方奶喂养的早产儿,尤其是低体重和早产儿,也建议补充口服铁剂预防,观察随访以决定疗程。如果早产儿曾因贫血多次接受输血治疗,则可以考虑不再给予口服铁剂预防。

3. 单纯母乳喂养的足月儿,世界卫生组织建议母乳喂养至少6个月,超过6个月发生缺铁性贫血的风险增加。因此推荐4个月开始口服铁剂,元素铁1mg/(kg·d),直至其添加含铁丰富的食物以替代铁剂。没有母乳喂养的足月儿应该采用标准铁剂强化的配方奶,在1岁前不建议鲜牛奶喂养,目前没有足够的证据提示配方奶喂养的足月儿需要额外补充铁剂预防。

4. 对于幼儿和年长儿,做好喂养指导,添加含铁丰富且铁吸收率高的辅助食品;注意食品合理搭配,以利于铁吸收;青春期儿童,尤其是女性,应注意食用含铁丰富的食物。

【治疗】

主要原则为去除病因和补充铁剂。

1. **一般治疗**　加强护理,保证充足睡眠;避免感染,如伴有感染者应积极控制感染;重度贫血者注意保护心脏功能。根据患儿消化能力,给予含铁丰富的高营养高蛋白膳食,注意饮食的合理搭配,以增加铁的吸收。

2. **去除病因**　尽可能查寻导致缺铁的原因和基础疾病,并采取相应措施去除病因。对饮食不当者应纠正不合理的饮食安排和食物组成,有偏食习惯者应予纠正;及时添加辅食,注意添加铁剂强化食品;如有慢性失血性疾病应及时治疗。

3. **铁剂治疗**

(1)口服铁剂:铁剂是治疗缺铁性贫血的特效药,若无特殊原因,应采用口服法给药;二价铁盐容易吸收,故临床常选用二价铁盐制剂。口服铁剂的剂量按元素铁计,每天 3~6mg/kg,贫血重者采用高剂量,分 3 次口服,一次量不应超过元素铁 1.5~2mg/kg。服用铁剂时以两餐之间口服为宜,既可减少胃肠副反应,又可增加吸收;同时服用维生素 C 可促进铁的吸收,而牛奶、茶、咖啡及抗酸药等与铁剂同服可影响铁的吸收,应当避免。

(2)注射铁剂:注射铁剂较容易发生不良反应,甚至可发生过敏性反应致死,故应慎用,严格参照适应证。

(3)铁剂治疗后反应:口服铁剂 12~24 小时后,细胞内含铁酶活性开始恢复,烦躁等精神症状首先减轻,食欲增加。网织红细胞于服药 2~3 天后开始上升,5~7 天达高峰,2~3 周后下降至正常。治疗 1~2 周后血红蛋白逐渐上升,通常于治疗 3~4 周达到正常。如 3 周内血红蛋白上升不足 20g/L,需注意寻找原因。如治疗反应满意,血红蛋白恢复正常后再继续服用铁剂 6~8 周,以增加和保障储存铁。

4. **输血**　一般不需要输血,尤其是中度及以上贫血者,不必输红细胞。输注红细胞的指征:①贫血严重,尤其是发生心力衰竭者;②合并感染者;③急需外科手术者。

【转诊指征】

1. 重度贫血。
2. 贫血明确,缺乏条件进行病因诊断。
3. 临床诊断缺铁性贫血,但是铁剂治疗 1 个月后贫血无显著改善。

【常见临床问题及沟通要点】

1. **缺铁性贫血需要进一步查明背后的原因**　6 个月至 2 岁患儿,最多见的原因是营养性,如果补铁治疗 1 个月无效需进一步追查原因;其他年龄段的患儿在没有明显营养因素时,需警惕慢性失血等原因,青春期女性需注意月经因素。

2. **缺铁性贫血的治疗需要针对病因**　如为营养性需要添加含铁丰富食物,纠正偏食、挑食不良习惯,注意饮食的合理搭配;如为慢性失血所致,需要治疗和根除导致失血的病因。

3. **服用铁剂的注意事项**　建议在两餐之间口服,同时服用维生素 C 及类似物促进铁的吸收,避免牛奶、茶、咖啡及抗酸药等与铁剂同服。治疗有效,血红蛋白恢复正常后再继续服用铁剂 6~8 周;铁剂治疗 1 个月贫血无显著改善则需进一步追查原因。

4. 缺铁性贫血对机体的危害　贫血除了导致缺氧和影响机体器官功能,还可影响中枢神经系统功能、免疫功能及皮肤黏膜等。要重视预防和早期诊断,明确病因并及时治疗。

二、再生障碍性贫血

再生障碍性贫血(aplastic anemia,AA)是骨髓造血功能衰竭所致的一种全血细胞减少综合征,分为先天性再生障碍性贫血和后天获得性再生障碍性贫血。

先天性再生障碍性贫血,包括范科尼贫血、先天性角化不良、舒戴综合征、纯红细胞再生障碍性贫血等。

获得性再生障碍性贫血是以骨髓有核细胞增生减低和外周血全血细胞减少为特征的骨髓衰竭性疾病,儿童时期并不少见,此类贫血可发生在任何年龄,但以儿童和青春期较多见。一般无性别差异,继发于肝炎的病例则男性较多。主要症状是贫血、出血和反复感染,全血细胞减少,一般无肝、脾或淋巴结肿大。

【病因及发病机制】

可能的发病机制包括:①造血干/祖细胞量的减少和质的异常;②异常免疫反应损伤造血干/祖细胞;③造血微环境支持功能缺陷。

有明确病因或原因(如药物、放射损伤、病毒感染等)所致的获得性再生障碍性贫血称为继发性获得性再生障碍性贫血;无明确致病因素的获得性再生障碍性贫血称为特发性获得性再生障碍性贫血。

【病史要点】

1. **起病**　急性型多起病急剧,病势凶猛,进展快,病程短;慢性型多起病缓慢,病势较平稳,进展慢,病程长。

2. **贫血表现**　如苍白、发力、头晕等。

3. **出血表现**　皮肤瘀斑瘀点、鼻出血、便血、牙龈出血等。

4. **感染情况**　有无发热、畏寒,有无咳嗽、气急,有无呕吐、腹泻,有无牙龈肿痛和口腔溃疡,有无皮肤黏膜感染等。

5. 入院前诊断、治疗及检查结果。

6. **过去史**　既往是否用过或长期接触可能损害骨髓造血组织的药物或化学物质,如氯霉素、抗肿瘤药、苯类、杀虫剂及放射性物质等,服用的剂量及接触时间。有无病毒性肝炎史,有无粟粒性结核、伤寒、白喉、血吸虫病等感染性疾病,有无阵发性睡眠性血红蛋白尿。

7. 对于6岁前起病者,需注意询问家族史,注意有无骨骼或其他脏器畸形、智力落后等。

【体检要点】

1. **贫血表现**　皮肤、黏膜、甲床苍白,心率增快,多有心脏收缩期杂音,重者心脏扩大、心力衰竭。

2. **出血表现**　慢性型患者多限于皮肤、黏膜出血(瘀点、瘀斑、齿龈出血、鼻出血等);急性型患者皮肤黏膜出血较严重且常有内脏出血。

3. **感染及发热**　注意口腔、牙龈、扁桃体、皮肤等处局部感染,肺炎、败血症等全身性感染。慢性型患者感染多较轻,急性型患者多有严重甚至致命性感染。

4. 肝、脾、淋巴结常不肿大。

【辅助检查】

血常规检查常显示全血细胞减少,贫血呈正细胞正色素性,少数病例可出现大红细胞。校正后的网织红细胞 <1%。诊断需要至少符合以下 3 项中的 2 项:①血红蛋白 <100g/L;②血小板 <100×10⁹/L;③中性粒细胞绝对值 <1.5×10⁹/L。如为两系减少则必须包含血小板减少。

对怀疑再生障碍性贫血的患者应同时进行骨髓穿刺和骨髓活检检查。骨髓穿刺部位推荐髂骨或胫骨(年龄小于 1 岁者)。骨髓穿刺细胞学特征:骨髓有核细胞增生活跃或减低,骨髓小粒造血细胞减少,非造血细胞(淋巴细胞、网状细胞、浆细胞、肥大细胞等)比例增高;巨核细胞明显减少或缺如,红系、粒系可明显减少。骨髓活检的典型特征:骨髓有核细胞增生减低,巨核细胞减少或缺如,造血组织减少,脂肪和 / 或非造血细胞增多,无纤维组织增生,网状纤维染色阴性,无异常细胞浸润。

【诊断及分型标准】

综合上述临床表现、血象和骨髓象,排除其他导致全血细胞减少的疾病,即可作出诊断。再生障碍性贫血诊断后需要进行严重程度分型,分型标准如下:

1. 重型再生障碍性贫血 ①骨髓有核细胞增生程度 25%~50%,残余造血细胞少于 30% 或有核细胞增生程度低于 25%;②外周血象至少符合以下 3 项中的 2 项:中性粒细胞绝对值 <0.5×10⁹/L,血小板计数 <20×10⁹/L,网织红细胞绝对值 <20×10⁹/L 或校正后的网织红细胞 <1%。

2. 极重型再生障碍性贫血 除满足重型再生障碍性贫血条件外,需中性粒细胞绝对值 <0.2×10⁹/L。

3. 非重型再生障碍性贫血 未达到重型和极重型再生障碍性贫血标准。

【治疗和预后】

首先需仔细追溯病史,去除可能引起骨髓损害的病因。

1. 支持治疗 ①一般措施:避免出血,防止外伤及剧烈活动;尽量避免接触对骨髓有损伤作用的药物;注意饮食卫生;定期口腔护理包括应用消毒剂(如西吡氯漱口水、盐水等)清洁口腔。②抗感染治疗:出现发热应积极做病原学检查,积极抗感染治疗。③成分血输注:红细胞输注指征为血红蛋白 <60g/L,建议血小板 <10×10⁹/L 时预防性输注,存在血小板消耗危险因素者可提高输注为 20×10⁹/L。建议使用过滤和 / 或照射过的血液制品。

2. 免疫抑制治疗 ①环孢菌素 A:用于重型和非重型再生障碍性贫血。一旦确诊尽早开始口服,起始剂量为 5mg/(kg·d),分 12 小时口服,服药 2 周后监测血药浓度,调整维持全血谷浓度在 100~200μg/L,尽量维持峰浓度在 300~400μg/L。一般环孢菌素 A 的总疗程应在 2~3 年,减量过快可能增加复发风险。②联合免疫抑制治疗:是指环孢菌素 A 联合抗胸腺细胞球蛋白或抗淋巴细胞球蛋白的治疗,用于重型和极重型再生障碍性贫血患者。治疗期间需要密切监测环孢霉素的血药浓度,定期复查肝肾功,注意免疫抑制剂的毒副作用观察和处理。

3. 雄激素 司坦唑醇、十一酸睾酮或达那唑。

4. 造血干细胞移植治疗 重型和极重型再生障碍性贫血患儿一经确诊应尽早进行 HLA 检查和配型,原则 HLA 相合的同胞供者为首选,若无同胞相合供者,应在免疫抑制治疗的同时积极寻找非血缘供者,以备免疫抑制治疗 3~6 个月无效后进行非血缘 HLA 相合的异基因造血干细胞移植。

【治疗反应】

1. **完全缓解** 中性粒细胞绝对值 >1.5×10⁹/L，血红蛋白 >110g/L，血小板 >100×10⁹/L，脱离红细胞及血小板输注，并维持 3 个月以上。

2. **部分缓解** 中性粒细胞绝对值 >0.5×10⁹/L，血红蛋白 >80g/L，血小板 >20×10⁹/L，脱离红细胞及血小板输注，并维持 3 个月以上。

3. **未缓解** 未达到完全缓解或部分缓解标准。

【转诊指征】

1. 初诊怀疑再生障碍性贫血，无确诊条件。

2. 诊断后治疗过程中并发感染，一般抗生素治疗 3 天无明显好转。

3. 重度贫血、血小板低于 10×10⁹/L 或伴有活动性出血，当地医院输血支持条件不够时。

4. 定期监测环孢菌素 A 血药浓度和观察其他毒副作用，调整药物浓度。

5. 需要行异基因造血干细胞移植。

【常见临床问题及沟通要点】

1. 再生障碍性贫血的病因不完全清楚，可分为先天性和获得性两大类，单凭外周血及骨髓检查不能鉴别。对于合并先天发育畸形、阳性家族史者，需警惕先天性再生障碍性贫血。

2. 骨髓检查是确诊的主要手段；免疫功能和感染因素；先天畸形的筛查帮助排除先天性再生障碍性贫血，必要时需要行基因检查以确诊先天性再生障碍性贫血。

3. 获得性再生障碍性贫血基于免疫致病的机制，常采用免疫抑制剂治疗；严重类型或对 IS 治疗效果不好的常采用异基因造血干细胞移植治疗。

4. 预后与病情严重程度和治疗相关。重型再生障碍性贫血发病急、病情重、病死率高，IST 和移植治疗使其预后有明显改善，仍有少部分患者死于感染和出血。非重型再生障碍性贫血患者如治疗合理，多数可缓解甚至治愈，仅少数进展为重型。

（温贤浩　于 洁）

第四节　溶血性贫血

学习目标

1. **掌握** 溶血的定义、溶血性贫血的诊断证据。葡萄糖 -6- 磷酸脱氢酶缺乏症发生急性溶血时的临床表现、诊断、治疗原则及预防。地中海贫血的临床表现、实验室检查特征和诊断。

2. **熟悉** 常见溶血性贫血的病因及分类。葡萄糖 -6- 磷酸脱氢酶缺乏症的遗传方式和临床类型。地中海贫血的分类、治疗方法和预防措施。

3. **了解** 地中海贫血的病因和发病机制。

一、概述

溶血性贫血(hemolytic anemia)是由于红细胞的破坏加速致其生存期缩短,而骨髓造血虽增强但不足以代偿红细胞破坏所致的一组贫血。正常红细胞的寿命是 100~120 天(新生儿期为 80~100 天),当红细胞寿命短至 15~20 天时,即可引起溶血。

【诊断依据】

溶血的诊断主要根据临床特点和实验室检查。

1. **临床特点** 需要注意:①地区和民族:如地中海贫血和葡萄糖 -6- 磷酸脱氢酶缺乏症多发生在我国南方地区;②年龄因素:新生儿溶血性贫血多为同族免疫性;③是否有贫血、黄疸或胆结石等家族史;④持续性或反复发作性贫血伴有网织红细胞增高;⑤间接胆红素增高;⑥脾大;⑦服用某些药物后出现贫血或血红蛋白尿。

2. **实验室检查** 对于诊断溶血和发现病因有重要作用。

(1)红细胞破坏增加的证据包括:①红细胞和血红蛋白降低;②黄疸和高胆红素血症,以间接胆红素为主;③粪胆原和尿胆原排出增多;④血清结合珠蛋白降低;⑤血红蛋白尿;⑥含铁血黄素尿。

(2)红系造血代偿增加的证据包括:①网织红细胞增加;②外周血可见有核红细胞和红细胞碎片;③骨髓幼红细胞增生;④骨骼 X 线改变。

【病因及分类】

溶血性贫血的病因和分类见表 11-2。诊断溶血后需进行病因特异性检查。观察外周血涂片或骨髓涂片中有无红细胞形态异常,选择性地进行渗透脆性试验、自身溶血试验、抗人球蛋白试验、血红蛋白电泳检查、变性珠蛋白小体生成试验、谷胱甘肽含量和稳定试验、丙酮酸激酶或葡萄糖 -6- 磷酸脱氢酶活性测定等,必要时做基因检测。

表 11-2 溶血性贫血的病因和分类

红细胞内在缺陷	
红细胞膜缺陷	遗传性球形红细胞增多症
	遗传性椭圆形红细胞增多症
红细胞酶缺陷	葡萄糖 6- 磷酸脱氢酶(G-6-PD)缺乏
	丙酮酸激酶(PK)缺乏
血红蛋白病	
珠蛋白多肽链量的异常	α- 地中海贫血
	β- 地中海贫血
珠蛋白多肽链结构异常	不稳定血红蛋白病(Hb E)
	变性血红蛋白血症(Hb M)
珠蛋白肽链发育异常	遗传性胎儿血红蛋白持续综合征

续表

红细胞外异常	
免疫性溶血性贫血	自身免疫性溶血性贫血
	药物或感染诱发免疫性溶血性贫血
	同种免疫性溶血性贫血
	血型不合输血引起的溶血
非免疫性溶血性贫血	微血管病性溶血性贫血
	感染
	物理因素(烧伤、高热、电离辐射等)
	化学因素(药物、化学品)
	动植物因素(蛇、蜘蛛咬伤,有毒植物中毒)
其他溶血性贫血	脾功能亢进
	先天性造血障碍性贫血

【转诊指征】

1. 怀疑溶血性贫血,没有条件进行病因检查。

2. 重度溶血性贫血,经过处理病情平稳后需要进一步检查病因。

【常见临床问题及沟通要点】

1. 判断是否有溶血。除贫血表现外,注意是否合并有黄疸,有无尿色加深或血红蛋白尿,注意有无肝脾大、特殊容貌等。注意红细胞形态和网织红细胞是否升高。

2. 溶血的急诊处理。当溶血病情危重、病因来不及明确时,需要先输血纠正缺氧;待病情稳定,检查明确病因后再制订下一步治疗计划。

二、葡萄糖 -6- 磷酸脱氢酶缺乏症

葡萄糖 -6- 磷酸脱氢酶缺乏症(glucose-6-phosphate dehydrogenase,G-6-PD)是一种 X-连锁不完全显性遗传性溶血性疾病,患者常在一定诱因下出现溶血发作。本病分布遍及世界各地,我国以云南、海南、广东、广西、福建、四川、江西、贵州和重庆等地的发病率较高。

本病是由于调控葡萄糖 -6- 磷酸脱氢酶的基因突变所致,呈 X- 连锁不完全显性遗传。男性半合子和女性纯合子可发病,葡萄糖 -6- 磷酸脱氢酶显著缺乏;女性杂合子发病与否取决于其葡萄糖 -6- 磷酸脱氢酶缺乏的细胞数量在细胞群中所占的比例。迄今发现的葡萄糖 -6- 磷酸脱氢酶基因突变型已达 200 种以上,中国人中报道的有 35 种,其中最常见的是 c.1376G>T、c.1388G>A 和 c.95A>G,此三种突变占 75% 以上。

根据诱发溶血的不同原因,可分为 5 种临床类型:蚕豆病、伯氨喹啉型药物性溶血性贫血、感染诱发的溶血、新生儿黄疸、先天性非球形细胞性溶血,我国以蚕豆病为多见。

【病史要点】

1. 有急性溶血表现 畏寒、发热、恶心、呕吐、腹痛、腰痛,出现血红蛋白尿(尿呈酱油

色、红葡萄酒色或浓茶色)、黄疸、脾轻度肿大,严重者可有急性肾衰竭、惊厥、昏迷、休克等。

2. **进食蚕豆或服用有氧化作用药物史**　具体进食蚕豆(包括蚕豆制品)时间、量,既往食后是否有过类似发作。哺乳期婴儿母亲是否有进食蚕豆或有氧化作用药物(表 11-3)史。

3. 询问新生儿是否用过维生素 K_1、K_3 或接触萘类(樟脑丸),是否有感染、病理分娩、缺氧等。

4. **家族史**　家族中有无类似患者。

表 11-3　诱发葡萄糖 -6- 磷酸脱氢酶缺乏症溶血的药物

药物种类	药物
退热止痛药	阿司匹林,乙酰苯肼,非那西丁,安替匹林,匹拉米酮
抗疟药	伯氨喹,帕马喹,米帕林,奎宁
磺胺类	氯苯磺胺,N- 醋酰磺胺,磺胺醋酰钠,柳氮磺胺吡啶,磺胺异噁唑,磺胺吡啶
呋喃类	呋喃妥因,呋喃唑酮,呋喃西林
砜类	噻唑砜,硫唑砜
其他	二巯基丙醇,亚甲蓝,萘(樟脑丸),锑波酚,尼立达唑,水溶性维生素 K,氯霉素,氯喹,苯肼,丙磺舒,奎尼丁,甲苯磺丁脲,大剂量维生素 C,熊胆,川连

【**体检要点**】

1. **贫血的表现**　注意皮肤、黏膜、甲床有无苍白。

2. **溶血的表现**　黄疸、脾大。

3. 注意精神及意识状态,有无休克表现。

【**实验室检查**】

1. **血象**　急性溶血时红细胞数和血红蛋白迅速下降,网织红细胞增加,白细胞数正常或增加,血小板数正常;外周血可见有核红细胞、红细胞碎片等。

2. **变性珠蛋白小体生成试验**　正常红细胞不含变性珠蛋白小体,在溶血时阳性细胞 >0.05,溶血停止时呈阴性。

3. **葡萄糖 -6- 磷酸脱氢酶缺乏的筛选试验**　①高铁血红蛋白还原实验:正常还原率 >0.75,中间型为 0.74~0.31,显著缺乏者 <0.31;②荧光斑点试验;③硝基四氮唑蓝纸片法。

4. **葡萄糖 -6- 磷酸脱氢酶活性测定**　是特异和确诊的重要依据。正常值随测定方法不同而异,葡萄糖 -6- 磷酸脱氢酶缺乏症患者酶活性多在正常 10% 以下。

5. **基因诊断**　采用分子生物学的方法检测到引起葡萄糖 -6- 磷酸脱氢酶缺乏症的相应致病基因可确诊此病。

【**诊断**】

病史中有急性溶血特征,并有进食蚕豆或服用氧化性药物史,或有新生儿黄疸,或自幼即出现原因未明的慢性溶血,都应考虑本病。结合上述实验室检查,排除其他原因所致的溶血即可确诊,阳性家族史或过去病史均有助于临床诊断。

【**治疗**】

无特殊治疗,无溶血无须治疗。发生急性溶血时,应去除诱因,停食蚕豆,停用可疑药物,治疗感染。

轻症者急性溶血期给予一般支持疗法和补液即可,不需要输血,去除诱因后溶血大多于

1 周内自行停止。溶血和贫血较重时,应供给足够水分,注意纠正电解质紊乱,碱化尿液,以防止血红蛋白在肾小管内沉积,保护肾脏功能,如出现肾衰竭,应及时采取有效措施;严重贫血时,可输葡萄糖 -6- 磷酸脱氢酶正常的红细胞 1~2 次。注意监测血红蛋白尿,直至消失。

新生儿黄疸按照新生儿高胆红素血症治疗。先天性非球形红细胞溶血性贫血患儿,需要依赖输红细胞维持生命,脾脏切除可能有一定帮助,有条件可采用造血干细胞移植治疗。

【预防】

本病多数是在一定诱因作用下发生急性溶血,因此预防极为重要。

1. 群体预防　在葡萄糖 -6- 磷酸脱氢酶缺陷高发地区,进行群体葡萄糖 -6- 磷酸脱氢酶缺乏症的普查,或在婚前、产前、新生儿期筛查,以发现葡萄糖 -6- 磷酸脱氢酶缺乏者,进行预防和宣教。

2. 个体预防　①已知为葡萄糖 -6- 磷酸脱氢酶缺乏者应被告知所有禁用或慎用的药物和食物,避免进食蚕豆及其制品,忌服有氧化作用的药物,并加强对各种感染的预防;②夫妇双方或一方有葡萄糖 -6- 磷酸脱氢酶缺乏者,产前服用苯巴比妥,以减轻新生儿高胆红素血症或降低其发病率。

【转诊指征】

1. 溶血发作时应急诊救治;当地急救缓解后需要进一步检查明确病因。

2. 新生儿筛查结果可疑阳性者需要进一步检查和咨询者。

【常见临床问题及沟通要点】

1. 避免进食蚕豆及其制品,忌服有氧化作用的药物,并加强对各种感染的预防。

2. 轻症溶血时需要注意其进展,避免严重贫血和后果的发生。溶血严重时应补充足够水分,注意纠正电解质紊乱,碱化尿液;同时需要输注葡萄糖 -6- 磷酸脱氢酶正常的红细胞。

三、地中海贫血

地中海贫血(thalassemia)是一组遗传性溶血性贫血。特点是由于珠蛋白基因的缺陷使血红蛋白中的珠蛋白肽链有一种或几种合成减少或不能合成,导致血红蛋白的组成成分改变。根据肽链合成障碍的不同,通常将地中海贫血分为 α、β、δβ、δ 等 4 种类型,其中以 α- 地中海贫血和 β- 地中海贫血较常见。本组疾病的临床症状轻重不一。本病以地中海沿岸国家和东南亚各国多见,我国长江以南各省均有报道,以广东、广西、海南、云南、四川、贵州、重庆等地发病率较高,北方较为少见。

(一) β- 地中海贫血

β- 地中海贫血(β-thalassemia)是由于调控 β- 珠蛋白的基因缺陷,导致 β- 珠蛋白肽链合成障碍所产生的溶血性贫血。人类 β- 珠蛋白基因簇位于 11p15.4。β- 地中海贫血的发生主要是由于该基因的点突变,少数为基因缺失所致。β- 地中海贫血根据 β 链合成减少的程度分为轻、中、重三型。

【病史要点】

β- 地中海贫血轻型临床无明显表现,常通过血常规发现有小细胞低色素贫血表现和细胞形态特点;中重型地中海贫血表现为典型的慢性溶血性贫血,有黄疸、贫血、肝脾大和 / 或特殊容貌。

1. 家族史　询问父母及家族其他成员健康情况,有无贫血病史。因父母或其亲属可为轻型,临床表现不明显,故需对其家庭成员进行血常规及地中海贫血相关筛查。

2. 发病时间及贫血、黄疸等主要症状的演变过程。

3. **生长发育史** 重型患者伴生长发育障碍。

【**体检要点**】

1. **贫血和黄疸体征** 重型呈慢性进行性贫血,面色苍白,常有轻度黄疸;中间型呈中度贫血,黄疸可有可无;轻型无症状或轻度贫血。

2. **有无地中海贫血面容** 重型有典型地中海贫血面容,表现为头颅变大、额部隆起、颧高、鼻梁塌陷、两眼距增宽。

3. **肝脾大情况** 重型肝、脾逐渐肿大,以脾大明显;中间型脾轻或中度大;轻型脾轻或中度大。

4. 注意心率、心音、心界,有无心脏杂音。

【**辅助检查**】

1. **血象** 外周血象呈小细胞低色素性贫血,红细胞大小不等,中央浅染区扩大;出现异形、靶形、碎片红细胞,以及有核红细胞、点彩红细胞、嗜多染性红细胞、豪-周小体等;网织红细胞正常或增高。

2. **骨髓象** 红细胞系统增生明显活跃,以中、晚幼红细胞占多数,成熟红细胞改变与外周血相同。

3. **红细胞渗透脆性** 重型和中间型患者明显减低;轻型患者正常或减低。

4. **血红蛋白电泳或抗碱试验** 重型和中间型 HbF 含量明显增高,尤其是重型升高明显,大多 >0.40,轻型 HbF 多正常;HbA_2 含量升高是轻型患者的重要特点,而在重型和中间型正常或增高。该项检查是诊断 β-地中海贫血的重要依据。

5. **β-珠蛋白基因分析** 利用分子生物学方法检测珠蛋白基因,可以明确其突变位点或缺失,明确其为纯合子还是杂合子,是确诊手段之一。

6. **X 线检查** 颅骨 X 线片可见颅骨内外板变薄,板障增宽,在骨皮质间出现垂直短发样骨刺。

【**诊断与鉴别诊断**】

根据临床表现和实验室检查特点,结合阳性家族史,一般可以初步确诊,有条件者可以做基因检测确诊。

轻型 β-地中海贫血需要与缺铁性贫血鉴别。两者都是小细胞低色素性贫血,但缺铁性贫血常有缺铁诱因,血清铁减低,铁饱和度降低,骨髓外铁粒幼红细胞减少,铁剂治疗有效等特点可资鉴别。

【**治疗**】

轻型无须特殊治疗。中间型和重型应采取下列一种或数种方法治疗。

1. **一般治疗** 注意休息和营养,积极预防感染,适当补充叶酸和维生素 E。

2. **输血和去铁治疗** 此法在目前仍是最重要的治疗方法和选择。

(1)红细胞输注:对于重型 β-地中海贫血应从早期开始给予高量输血,以使患儿生长发育接近正常和防止骨骼病变。先反复输注浓缩红细胞,使患儿血红蛋白含量达 120~150g/L;然后每隔 2~4 周输注浓缩红细胞 10~15ml/kg,使血红蛋白含量维持在 90g/L 以上。但由于反复输血容易导致和加重含铁血黄素沉着症,故应同时给予铁螯合剂治疗。对于中间型 β-

地中海贫血需根据贫血的程度和病情综合考虑是否需要输血支持。

(2)铁螯合剂:依赖输血的地中海贫血患者在规范输注红细胞1年或10~20U后进行铁过载评估,如有铁过载则应开始用铁螯合剂。铁过载是指SF>1 000μg/L和/或肝脏铁含量>7mg/g。

常用的铁螯合剂有:去铁胺、去铁酮、地拉罗司,后者是最常采用的口服制剂。

3. 脾切除 脾切除可改善贫血的症状和减少输血,对中间型β-地中海贫血部分有效,对重型β-地中海贫血大多无效。脾切除可致免疫功能减弱,应在5岁以后施行,并严格掌握指征:①输血需要量增加,每年需输注浓缩红细胞超过200ml/kg者;②脾功能亢进者;③巨脾引起压迫症状者。

4. 造血干细胞移植 异基因造血干细胞移植是目前能根治重型β-地中海贫血的方法。

【预防】

开展人群普查和遗传咨询,做好高危人群的孕前地中海贫血筛查,对预防本病有重要意义。采用基因分析法进行产前诊断,可在妊娠早期对重型β-地中海贫血胎儿作出诊断并及时中止妊娠,以避免重型β-地中海贫血患儿出生。

(二)α-地中海贫血

α-地中海贫血(α-thalassemia)是由于调控α-珠蛋白的基因缺失或功能缺陷,导致α-珠蛋白肽链合成障碍的一组遗传性溶血性贫血。人类α-珠蛋白基因簇位于16p13.3,α-地中海贫血大多是由于α-珠蛋白基因的缺失所致,少数由基因点突变造成。α-地中海贫血分为四型:①重型,又称Hb Bart胎儿水肿综合征;②中间型,又称血红蛋白H病(HbH病);③轻型;④静止型。

【病史及体检要点】

1. 静止型α-地中海贫血 无临床表现。

2. 轻型α-地中海贫血 无贫血或轻度贫血,感染时贫血可加重;轻度肝、脾大或无肿大。

3. HbH病 临床表现差异较大,出现贫血的时间和贫血轻重不一。大多在婴儿期以后逐渐出现贫血、疲乏无力、肝脾大、轻度黄疸;年龄较大者可出现类似重型β-地中海贫血的特殊面容。合并呼吸道感染或服用氧化性药物、抗疟药物等可诱发急性溶血而加重贫血,甚至发生溶血危象。

4. Hb Bart胎儿水肿综合征 胎儿常于30~40周时流产、死胎或娩出后半小时内死亡,胎儿呈重度贫血、黄疸、水肿、肝脾大、胸腹水。胎盘巨大且质脆。

【辅助检查】

1. 血象 静止型α-地中海贫血红细胞形态正常;轻型α-地中海贫血患者无贫血或轻度小细胞低色素贫血;HbH病外周血象的改变类似重型β-地中海贫血。

2. 骨髓象 HbH病骨髓象的改变类似重型β-地中海贫血。

3. 红细胞渗透脆性 HbH病红细胞渗透脆性减低。

4. 血红蛋白电泳或抗碱试验 轻型患者HbA$_2$和HbF含量正常或稍低。HbH病患者HbA$_2$及HbF含量正常,出生时血液中含有约25%Hb Bart及少量HbH;随年龄增长,HbH逐渐取代Hb Bart,其含量约为2.4%~44%。Hb Bart胎儿水肿综合征,血红蛋白几乎全是Hb Bart或同时有少量HbH。

5. A-珠蛋白基因分析 利用分子生物学方法检测α-珠蛋白基因,可以明确其缺失及突变情况,是确诊手段之一。

【诊断与鉴别诊断】

根据临床特点和实验室检查,结合阳性家族史,一般可作出诊断。有条件可作基因诊断。须与缺铁性贫血、遗传性球形红细胞增多症、葡萄糖 -6- 磷酸脱氢酶缺乏症鉴别。

【治疗】

静止型和轻型 α- 地中海贫血无须特殊治疗。Hb Bart 胎儿水肿综合征多在宫内或娩出后死亡,目前暂无治疗方法。针对 HbH 病的治疗如下:

1. **一般治疗** 注意休息和营养,适量补充叶酸及多种维生素,避免服用氧化性药物,积极预防感染。

2. **输血和去铁治疗** HbH 病贫血程度多介于轻中度之间,除非在感染、应激、手术等情况下,一般不需要输红细胞。由于输血量和输血频率均比重型 β- 地中海贫血少,相应发生铁过载和含铁血黄素沉着症较少,一般不必用铁螯合剂。

3. **急性溶血危象处理** 发生急性溶血危象时,首先应去除诱因,如控制感染、停用相关的药物等;供给足够水分,注意纠正电解质和酸碱失衡;碱化尿液。贫血较重时应输注红细胞。溶血危象多呈自限性,大多于 7~14 天恢复。

4. **脾切除** 是目前治疗 HbH 病的重要方法,能够明显改善贫血症状和减少输血。但脾切除可致免疫功能减弱,应在 5~6 岁以后施行并严格掌握适应证和注意事项。

【预防】

同 β- 地中海贫血。

【转诊指征】

1. 重型地中海贫血的确诊和明确输血指征。

2. 长期输血治疗,疗效不佳。

3. 需行铁过载评估和治疗。

4. 评估脾切除治疗。

5. 需行造血干细胞移植。

【常见临床问题及沟通要点】

1. 根据贫血的表现、血常规结果,进行血红蛋白电泳和血红蛋白 F 检查,必要时做地中海贫血基因检测。

2. 重型地中海贫血患儿不治疗不能存活,输血治疗终身,移植治疗也存在风险。轻型地中海贫血对生长发育影响不大。

3. 地中海贫血不同的类型及程度治疗方式不同。

(1)静止型、轻型 α- 地中海贫血及轻型 β- 地中海贫血:无须特殊治疗。

(2)中间型地中海贫血:随访血常规,必要时成分输血支持;5~6 岁后经过评估检查,如果病情偏重,可以考虑脾切除治疗。

(3)重型 β- 地中海贫血:定期输血支持,规范去铁治疗;造血干细胞移植治疗是目前唯一根治手段。

4. 地中海贫血家庭,建议先进行父母双方地中海贫血基因的检查,根据结果再进行遗传分析。如父母双方均为地中海贫血基因携带者,则需要进行产前胎儿的诊断;如果父母仅一方为地中海贫血基因携带者,则需要告知胎儿地中海贫血携带者的风险及影响。

（窦 颖 于 洁）

第五节　出血性疾病

学习目标

1. **掌握**　出血性疾病常用实验室筛查项目及其意义。原发性免疫性血小板减少症的诊断要点及治疗。血友病的遗传方式、临床特征及治疗原则。

2. **熟悉**　临床常见出血性疾病种类。原发性免疫性血小板减少症的鉴别诊断。血友病的因子替代疗法。

3. **了解**　血友病的鉴别诊断及辅助治疗。

一、概述

正常的止血凝血机制包括血管收缩、血小板凝集、血液凝固和纤维蛋白溶解,任何一项发生异常都可造成出血。

【病史和体格检查要点】

1. 出血症状开始的年龄。

2. **临床出血类型**　以皮肤黏膜瘀点瘀斑为主,多提示血小板性或血管性出血;以深部组织(肌肉、关节腔)出血为主,常在外伤后缓慢发生,持续时间长,多提示为凝血因子缺乏。

3. **诱因**　如有无药物误服或接触史、是否为轻微外伤后出血不止等。

4. **家族史**　怀疑遗传性出血性疾病尤其应着重询问家族史。

5. **体检**　观察出血的形态与分布,平坦或高出皮表,有无肌肉出血或关节出血,有无全身性疾病表现。

【实验室检查】

1. **血小板计数**　$<100 \times 10^9/L$ 为减少,一般 $<50 \times 10^9/L$ 时可见自发性出血,$<20 \times 10^9/L$ 可发生明显出血,$<10 \times 10^9/L$ 则可发生严重出血。血小板 $>500 \times 10^9/L$ 为血小板增多,血小板明显增多可能形成血栓,引起出血。

2. **血块收缩试验**　正常人1小时血块开始收缩,18~24小时收缩完全。血块收缩不良见于血小板减少或血小板无力症、凝血酶或纤维蛋白形成重度减少等。

3. **凝血酶原时间、部分凝血活酶时间及凝血酶时间**　凝血酶原时间反映外源性凝血过程,比正常对照延长3秒以上为异常;凝血酶原时间延长见于先天性因子Ⅱ、Ⅴ、Ⅶ、Ⅹ活性降低或缺乏时。部分凝血活酶时间反映内源性凝血过程,比正常对照延长15秒以上为异常;部分凝血活酶时间延长见于因子Ⅰ、Ⅱ、Ⅴ、Ⅷ、Ⅸ、Ⅺ、Ⅻ减少或肝素等抗凝物质增多时;部分凝血活酶时间缩短见于DIC高凝状态、因子Ⅷ或因子Ⅴ增多。凝血酶时间延长提示纤蛋白原减少或血浆存在抗凝物质。

4. **血小板功能检测**　血小板聚集试验用于检测血小板聚集功能;流式细胞术检测血小板膜表面糖蛋白,用于诊断血小板黏附和聚集功能缺陷性疾病。

【分类与诊断】

根据出血的原因与发病机制,可将出血性疾病分三大类:①血管因素;②血小板因素;③凝血因子因素(表 11-4)。各类中都包含先天性和获得性因素所致疾病。

典型者根据病史和体检可初步判断,但需依靠实验室检查确诊。

表 11-4 常见出血性疾病种类

分类	常见疾病
血管因素	先天性:遗传性毛细血管扩张症;唐氏综合征 获得性:过敏性紫癜、维生素 C 缺乏症、症状性紫癜(感染、药物所致)
血小板因素	血小板数量不足: 　　免疫性血小板减少性紫癜 　　继发性血小板减少:如再生障碍性贫血、白血病、自身免疫性疾病、药物、脾功能亢进、理化因素等 　　新生儿血小板减少症 　　先天性免疫缺陷病:Wiskott-Aldrich 综合征 血小板功能障碍: 　　遗传性:血小板无力症、巨大血小板综合征、血小板病 　　获得性:严重肝病、药物(阿司匹林等)
凝血因子因素	凝血活酶生成障碍:血友病、XII因子缺乏症、DIC、严重肝病 凝血酶生成障碍: 　　先天性:低凝血酶原血症、V因子缺乏症、VII因子缺乏症、X因子缺乏症 　　获得性:新生儿出血症、维生素 K 缺乏症、凝血酶原复合体缺乏、严重肝病、药物中毒等 纤维蛋白生成障碍:先天性纤维蛋白原缺乏、XII因子缺乏症、严重肝病、DIC

【治疗原则】

1. **病因治疗** 对获得性出血性疾病,须针对病因积极治疗。

2. **血液成分补充治疗** 在病情危重或需手术时,应在短期内积极大量补充。

3. **有针对性地选择止血药物** 如卡络磺钠可改善毛细血管通透性、6- 氨基己酸为抗纤溶药物等。

二、免疫性血小板减少症

免疫性血小板减少症(immune thrombocytopenia,ITP)是小儿时期最常见的出血性疾病,主要特点为皮肤黏膜自发性出血、血小板减少、血块收缩不良及骨髓巨核细胞成熟障碍。根据病程,免疫性血小板减少症分为:①新诊免疫性血小板减少症:病程 <3 个月;②持续性免疫性血小板减少症:病程 3~12 个月;③慢性免疫性血小板减少症:病程 >12 个月。根据病因不同,免疫性血小板减少症分为原发性和继发性,本文主要讲述原发性免疫性血小板减少症。

【病史及体格检查要点】

本病见于小儿各年龄时期,多见于 1~4 岁,男女发病率无差异,冬春季发病数较高。急性起病患儿常于发病前 1~4 周有急性病毒感染史。

患儿以自发性皮肤黏膜出血为突出表现,多表现为针尖大小的瘀点,也可为瘀斑,少数有血肿;皮疹分布不均,常以四肢或易于碰撞的部位多见。鼻出血或齿龈出血常伴随皮疹出现,也可为起病时的突出表现。胃肠道出血少见,偶见肉眼血尿。青春期女性患者可有月经过多。少数患者可有结膜出血和视网膜出血。颅内出血少见,发生率约为 0.5%。出血严重者可致贫血。

脾脏一般无肿大。

【实验室检查】

1. **外周血象**　血小板计数 $<100 \times 10^9$/L(至少 2 次检测),失血较多时可合并贫血。白细胞数正常。出血时间延长,凝血时间正常,血块收缩不良。

2. **骨髓象**　急性免疫性血小板减少症骨髓巨核细胞数量增多或正常;慢性免疫性血小板减少症骨髓巨核细胞数量显著增多,幼稚巨核细胞增多,核分叶减少,核 - 浆发育不平衡,产板巨核细胞明显减少。

3. **血小板抗体测定**　可作为免疫性血小板减少症诊断的参考指标。

【诊断要点及鉴别诊断】

临床以自发性皮肤黏膜出血为主要表现;无脾大;反复查血小板计数 $<100 \times 10^9$/L;骨髓巨核细胞分类中以成熟未释放血小板的巨核细胞为主,巨核细胞总数增加或正常;以上表现并排除其他引起血小板减少的疾病即可诊断免疫性血小板减少症。

免疫性血小板减少症的诊断需与下列疾病相鉴别:

1. **急性白血病**　外周血白细胞不高的急性白血病易与免疫性血小板减少症相混淆,通过骨髓检查即可鉴别。

2. **再生障碍性贫血**　临床表现可与免疫性血小板减少症合并贫血者相似,但贫血与失血不平行,外周血中性粒细胞数减少,骨髓检查可鉴别诊断。

3. **Wiskott-Aldrich 综合征**　是一种 X- 连锁隐性遗传的免疫缺陷性疾病,除出血和血小板减少外,常合并湿疹、反复感染,血小板体积减小,通过相关蛋白及基因检测可鉴别。

4. **过敏性紫癜**　为出血性斑丘疹,对称分布,多见于下肢和臀部,血小板数量正常。

5. **其他继发性血小板减少性紫癜**　严重细菌感染和病毒血症均可引起血小板减少,化学药物、脾功能亢进、部分自身免疫性疾病(如系统性红斑狼疮等)、恶性肿瘤侵犯骨髓等均可导致血小板减少,应注意鉴别。

【治疗】

免疫性血小板减少症是一种呈良性过程的出血性疾病,多数可自限,因此对于轻微临床表现的免疫性血小板减少症者不需要药物治疗,注意加强宣教、防止外伤,密切随访观察。临床有活动性出血表现,血小板 $<30 \times 10^9$/L(常 $<20 \times 10^9$/L)时,需给予药物治疗。

1. **一般治疗**　减少活动,避免外伤,有明显出血时应卧床休息,积极预防及控制感染,避免服用影响血小板功能的药物(如阿司匹林等)。

2. **一线治疗**

(1)肾上腺糖皮质激素:常用泼尼松,从 1.5~2.0mg/(kg·d) 开始(最大剂量 60mg/d),晨起顿服或分次服用,血小板计数 $\geq 100 \times 10^9$/L 后稳定 1~2 周,逐渐减量直至停药,一般疗程4~6 周;或甲泼尼龙 10~30mg/(kg·d)(最大剂量 1.0g/d),连用 3 天后改为泼尼松口服;或地塞米松 0.6mg/(kg·d)(最大剂量 40mg/d),连用 4 天,静脉滴注或口服用药,效果不满意时可在上次应用后 24 天（即 28 天为 1 疗程）再次应用,反复 2~5 次,血小板数目稳定后即可停用。

(2)大剂量静脉用丙种球蛋白:400mg/(kg·d),连用 3~5 天;或 0.8~1.0g/(kg·d),用药 1~2 天,必要时可以重复。

3. 急重症治疗 对于有生命危险的重症免疫性血小板减少症患者,伴内脏或中枢神经系统活动性出血或需要急诊手术时,可输注新鲜单采血小板,同时给予大剂量激素冲击及丙种球蛋白治疗以迅速提高血小板数量至安全水平。

4. 二线治疗 主要用于持续性和慢性免疫性血小板减少症。对于一线治疗无效的患者,需重新评估,排除继发因素后再考虑二线治疗。

(1)抗 CD20 单抗:通过清除 B 淋巴细胞减少血小板相关抗体产生,治疗反应率为 30%~60%。标准剂量方案:375mg/m^2,每周 1 次,共 4 次。小剂量方案:每次 100mg,每周 1 次,共 4 次(或 375mg/m^2,单次应用)。一般在 4~8 周内起效。

(2)血小板生成素受体激动剂:包括重组人血小板生成素、艾曲波帕和罗米司亭。此类药物起效快(1~2 周),但停药后疗效一般不能维持,需进行个体化的维持治疗。

(3)脾切除:儿童患者应严格掌握适应证,尽可能地推迟切脾时间。术前必须对免疫性血小板减少症的诊断重新评价,仍确诊为免疫性血小板减少症方可考虑脾切除术。脾切除指征:①经正规治疗,仍有危及生命的严重出血或急需外科手术者;②病程 >1 年,年龄 >5 岁,且有反复严重出血,药物治疗无效或依赖大剂量糖皮质激素维持;③有使用糖皮质激素的禁忌证。建议在切脾前进行嗜血流感杆菌、脑膜炎双球菌、肺炎链球菌疫苗注射,切除后监测感染指标,对可疑感染积极开展抗感染治疗。对于切脾治疗无效或最初有效随后复发的患者应进一步检查是否存在副脾。

(4)其他药物:如硫唑嘌呤、长春新碱、环孢素 A、雷帕霉素等。免疫抑制剂治疗儿童免疫性血小板减少症的疗效不肯定,毒副作用较多,不推荐。

【预后】

约 70%~80% 的患儿于急性发病后 1~6 个月内缓解或痊愈,20%~30% 的患儿呈慢性病程,大龄儿童尤其是青少年转为慢性的可能性较大。免疫性血小板减少症出现严重出血的概率不到 3%,病死率约为 0.5%~1%,颅内出血为主要致死原因。

【转诊指征】

1. 基层医院无法处理的严重出血状态。

2. 诊断及疾病状态不明确,需要进一步行特殊检查。

3. 当前的诊断、治疗和随诊无法在基层医院完成。

4. 持续性和慢性免疫性血小板减少症患儿,需要定期到定点医疗机构随访评估。

【常见临床问题及沟通要点】

1. 新诊免疫性血小板减少症可以根据临床表现诊断,骨髓检查不是必需的。如果治疗效果不好或不典型,则需要做骨髓检查除外其他血液系统疾病导致的继发性血小板减少。

2. 免疫性血小板减少症是一种自限性疾病。血小板不太低且出血表现不严重的患儿,暂时不需要药物治疗;注意防止外伤,密切随访出血表现及血常规。

3. 免疫性血小板减少症是排他性诊断的疾病,需要排除其他导致血小板减少的疾病,包括再生障碍性贫血、感染和药物等因素。

三、血友病

血友病(hemophilia)是一组遗传性凝血功能障碍的出血性疾病,特点为终身在轻微损伤后发生长时间出血。包括:①血友病 A,即凝血因子Ⅷ缺乏症;②血友病 B,即凝血因子Ⅸ缺乏症。血友病为 X- 连锁隐性遗传,即女性传递、男性发病。血友病 A 较为常见,占 85%,血友病 B 次之,占 10%~15%。

【病史及体检要点】

血友病患儿大多在 2 岁左右发病,也可在新生儿期发病。90% 血友病 A 患者有家族史,同一家族患者中凝血因子Ⅷ缺乏程度大致相同。关节、肌肉及深部组织出血是本组疾病的主要表现,出血频率、严重程度与凝血因子水平有关。出血主要表现:

1. **皮肤、黏膜出血** 皮下组织、口腔、齿龈黏膜为出血好发部位。

2. **肌肉出血和血肿** 局部肿痛和活动受限,血肿压迫可引起局部缺血性损伤和纤维变性,如在前臂可引起手挛缩,小腿可引起跟腱缩短。出血部位可影响病情轻重,如髂腰肌出血早期症状不明显,表现为模糊的牵扯痛和臀部屈曲伸展受限,易发生失血性休克;颈部血肿可引起上呼吸道梗阻,导致呼吸困难,甚至窒息死亡。

3. **关节积血** 是血友病最具有特征性的临床表现。最早出现出血的关节是踝关节,年长儿以膝关节及肘关节出血最为常见,其次为髋关节、肩关节等处。膝关节反复出血,常引起膝屈曲、外翻、腓骨半脱位,形成特征性的血友病步态。

4. **创伤或手术后出血** 不同程度的创伤、小手术,如拔牙、扁桃体摘除、脓肿切开、肌内注射或针灸等,都可引起相应部位出血难止。

5. **其他部位的出血** 如鼻出血、消化道或泌尿道出血等;颅内出血是最常见的致死原因。

正常新鲜血浆所含凝血因子Ⅷ:C 或凝血因子Ⅸ:C 平均活性均为 lU/ml(以 100% 表示),根据凝血因子Ⅷ:C 或凝血因子Ⅸ:C 活性水平的高低,将血友病 A 或血友病 B 分为轻、中、重三种临床类型(表 11-5)。

表 11-5 血友病的因子水平和临床严重程度分型

严重程度	Ⅷ:C/ Ⅸ:C[*]	临床表现
重型	<1%	自发性出血,关节肌肉出血
中型	1%~5%	小手术 / 外伤后可有严重出血,偶有自发出血
轻型	>5%~40%	手术和外伤可致非正常出血

* 备注:凝血因子活性占正常血浆因子活性的百分比(正常血浆因子活性定义为 100%)

【实验室检查】

1. **血友病 A 和 B 出凝血筛查试验的共同特点** 部分凝血活酶时间延长,凝血酶原时间、凝血酶时间、血小板计数正常。

2. **纠正试验** 可进一步鉴别两种血友病。其原理为正常血浆经硫酸钡吸附后仍含有凝血因子Ⅷ,不含凝血因子Ⅸ,正常血清含凝血因子Ⅸ、不含凝血因子Ⅷ,因此,如患者部分凝血活酶时间延长可被硫酸钡吸附后的正常血浆纠正而不被正常血清纠正,则提示凝血因子Ⅷ缺乏,为血友病A;如患者部分凝血活酶时间延长可被正常血清纠正而不被硫酸钡吸附后的正常血浆纠正,则提示凝血因子Ⅸ缺乏,为血友病B。

3. **凝血因子测定** 用免疫学方法测定凝血因子Ⅷ:C和因子Ⅸ:C的活性,有确诊意义。

4. **基因诊断** 检测血友病患者基因突变位点和形式,可用于产前胎儿基因诊断。

【诊断要点及鉴别诊断】

1. **诊断** 临床特征:①男性,自幼反复发生,外伤后出血不止;②亲兄弟或母系家族中男性有类似出血史;③临床表现为皮下血肿、肌肉血肿、关节出血;④部分凝血活酶时间延长,凝血酶原时间正常;⑤经凝血因子Ⅷ或Ⅸ活性测定确诊。

2. **须与以下疾病进行鉴别**

(1)血管性血友病:是发病率最高的遗传性出血性疾病,但有出血表现者仅占1%。常染色体显性或隐性遗传,男女均可发病,以皮肤黏膜出血为主。出血时间延长,阿司匹林耐量试验阳性,血小板黏附率降低,血小板对瑞斯托霉素无凝集反应,血浆Ⅷ:C减少或正常,血浆vWF减少或缺乏。

(2)凝血酶原复合体(包括凝血因子Ⅱ、Ⅶ、Ⅸ、Ⅹ)减低症:有类似于血友病A的出血症状,但凝血酶原时间延长,且多数患者维生素K治疗有效。

(3)血小板减少或血小板功能异常:多以皮肤自发性瘀点瘀斑为主要表现,血小板计数减少或功能不良,而凝血酶原时间及部分凝血活酶时间正常。

【预防与治疗】

本组疾病尚无法根治。死亡主要原因是意外损伤,其次为手术后失血;器官内出血或颅内出血也是死亡危险因素。

1. **预防出血** 自幼养成安静生活习惯,尽可能避免肌内注射或外伤,如需手术治疗,应注意在术前、术中和术后补充凝血因子。

2. **局部止血** 急性出血时执行休息、冷敷、压迫、抬高原则。对表面创伤、鼻或口腔出血可局部压迫止血,或用纤维蛋白泡沫、明胶海绵蘸组织凝血活酶或凝血酶敷于伤口处。早期关节出血者,宜卧床休息,局部制动放于功能位置;局部冷敷。关节出血停止、肿痛消失时,可作适当体疗,以防止关节畸形,严重关节畸形可用手术矫形治疗。

3. **凝血因子替代疗法** 将患者所缺乏的凝血因子提高到止血水平,以治疗或预防出血。

(1)凝血因子Ⅷ和凝血因子Ⅸ制剂选择

1)基因重组人凝血因子Ⅷ或凝血因子Ⅸ制剂:①凝血因子Ⅷ的半衰期为8~12小时,需每12小时输注1次,每输入1U/kg可提高血浆凝血因子Ⅷ活性约2%。FⅧ首次需要量=(需要达到的FⅧ浓度－基础FⅧ浓度)×体重(kg)×0.5,在首剂之后每8~12小时可再输注。②凝血因子Ⅸ的半衰期为18~24小时,常24小时输注1次,每输入1U/kg可提高血浆凝血因子Ⅸ活性约1%。FⅨ首次需要量=(需要达到的FIX浓度－基础FIX浓度)×体重(kg),在首剂之后可每12~24小时再输注。

2)冷沉淀物:系从冰冻新鲜血浆中分出制成,每袋容量约20ml,含凝血因子Ⅷ和凝血因子ⅩⅢ各 80~100U、纤维蛋白原 250mg、一定量的 vWF 及其他沉淀物。用于血友病 A 和血管性血友病的治疗。要求与受血者 ABO 血型相容。

3）凝血酶原复合物：含有凝血因子Ⅱ、Ⅶ、Ⅸ、Ⅹ，可用于血友病 B 的治疗。

4）输血浆或新鲜全血：一般不推荐，仅在没有其他选择的紧急情况下使用。按 1ml 血浆含 1U 凝血因子计算；血友病 A 应输注新鲜冰冻血浆；血友病 B 患者可输注储存 5 天以内的血浆。

（2）按需治疗：是指有出血表现时输注相应的凝血因子制品。各种出血情况时欲达到的因子水平和疗程见表 11-6。

表 11-6　血友病凝血因子制品治疗的欲达到因子水平和疗程

出血程度	欲达因子水平（%）	疗程（天）
极重度（颅内出血）及大手术	60%~80%	10~14
重度（威胁生命出血：包括消化道、腹腔、咽喉等）	40%~50%	7~10
中度（关节、非危险部位肌肉等出血）	30%~40%	5~7
轻度（皮下、非危险部位软组织等出血）	20%~30%	3~4

（3）预防治疗：指在血友病患者出血发生前有规律地替代治疗，保证血浆中凝血因子长期维持在一定水平，是儿童血友病治疗的首选治疗方法。

对儿童患者应设定年关节出血次数小于 3 次的目标，尽量避免关节损伤的发生及因关节出血造成不可逆性关节残疾。

根据预防治疗开始的时间分为初级、次级、三级预防治疗：①初级预防：婴幼儿在确诊后、第 2 次关节出血前，且患儿年龄 <3 岁，无明确证据（体格检查和 / 或影像学）证实存在关节病变的情况下，即开始实施预防治疗；②次级预防：在两次或两次以上关节出血后，体格检查和影像学检查尚未发现关节病变之前即开始预防治疗；③三级预防：体格检查和影像学检查证实已有关节病变才开始预防治疗。

预防治疗方案：①标准剂量方案：每次凝血因子制品 25~40U/kg，血友病 A 患儿每周给药 3 次或隔天 1 次，血友病 B 患者每周 2 次；②中等剂量方案：每次 15~30U/kg，血友病 A 患者每周 3 次，血友病 B 患者每周 2 次；③小剂量方案：血友病 A 患者每次 10U/kg，每周给药 2 次或每 3 天 1 次，血友病 B 患者每次 20U/kg，每周 1 次。

4. 药物辅助治疗

（1）1- 脱氧 -8- 精氨酸加压素：轻型血友病 A 患者出血时可选，重型患儿无效。适用于 >2 岁的患儿，应用时需要限水，并提前进行预试验。推荐的剂量为 0.3~0.4μg/kg，50ml 生理盐水稀释后缓慢静脉滴注（至少 30 分钟），每 12 小时 1 次，可用 1~3 天；使用后凝血因子浓度升高 >30% 或较前上升 >3 倍为有效。

（2）抗纤溶药物：适用于黏膜出血，禁用于泌尿道出血，避免与凝血酶原复合物同时使用。如 6- 氨基己酸 50~100mg/kg，静脉滴注，每 8~12 小时 1 次。

（3）止痛药：根据病情，选用对乙酰氨基酚和阿片类药物，或选择性 COX-2 抑制剂类。禁用阿司匹林和其他非甾体抗炎药。

5. 并发症治疗

(1)抑制物治疗:抑制物是指血友病患者针对自身缺乏但输入的凝血因子产生的特异性抗体。针对抑制物的治疗包括抑制物消除治疗和急性出血时的治疗。抑制物消除治疗即免疫耐受治疗,指反复给予FⅧ或FⅨ,诱导免疫记忆反应对该抗原刺激耐受,直至抑制物逐步消失,恢复治疗效果。急性出血时对于移植物滴度低者可以加大剂量使用凝血因子制品,滴度高者使用旁路途径制剂、凝血酶原复合物或 rFⅦa。

(2)血友病关节病变:患儿应在保证一定凝血因子浓度的前提下,进行正规的物理治疗和康复训练,定期进行关节结构评估(MRI 或 X 线检查,每 3 个月至半年随访 1 次超声检查)和功能评估。根据病情开展滑膜切除、骨关节矫形治疗等。

(3)血液传播性感染:虽然通过严格的献血者筛查、血制品制造过程中的病毒灭活以及重组凝血因子的广泛使用,血友病患儿病毒感染率已明显下降,但仍可能有一些新型感染无法用现有的病毒灭活方式清除,需要注意监测。

6. 物理治疗和康复训练　在非出血期进行物理治疗和康复训练,可以促进肌肉、关节积血吸收,维持正常肌纤维长度和增强肌肉力量,维持和改善关节活动范围。

【遗传咨询】

根据本组疾病的遗传方式,筛查患者的家族成员,以确定可能的其他患者和携带者。女性携带者与健康男性所生的男孩中 50% 为患者,女孩 50% 为携带者;而健康女性与血友病患者父亲所生男孩 100% 健康,女孩 100% 是携带者。

现代诊断技术已经可以对血友病家族中的孕妇进行基因分析和产前诊断。妊娠 8~10 周可以行绒毛膜活检确定胎儿的性别;可以通过胎儿的 DNA 检测致病基因;妊娠 15 周左右可行羊水穿刺进行基因诊断。

【转诊指征】

1. 基层医院无法处理的严重出血状态或当地医疗条件无法解决的并发症问题。
2. 需要进一步进行某些特殊检查或治疗。
3. 当前的治疗和随访无法在基层医院完成。

【常见临床问题及沟通要点】

1. 血友病为 X- 连锁遗传,常为母亲携带,男孩子发病。因此需要注意遗传咨询和筛查。

2. 血友病患者因为缺乏凝血因子Ⅷ和Ⅸ,正常凝血功能不能进行,轻微外伤即可导致出血,尤其是关节和肌肉出血,以及口腔黏膜出血。颅内出血风险高,是死亡主要原因;而反复关节出血,可能导致关节功能障碍,致残。

3. 血友病治疗分按需治疗和预防治疗,有条件应该尽量选择预防治疗,避免出血和致残。

4. 血友病患儿应注意避免肌内注射或外伤,避免口腔损伤,因病就医时需告知医师血友病史。在预防治疗的前提下,尽量保证一定的活动,增强关节周围肌肉的力量和保护。

5. 孩子是血友病,如果想生二胎,可通过遗传咨询和产前检查确定胎儿的性别和诊断,选择生产。

（管贤敏　于　洁）

第六节　急性淋巴细胞白血病

学习目标

1. 掌握　急性淋巴细胞白血病的临床表现、诊断和治疗原则。
2. 熟悉　急性白血病的鉴别诊断、分型标准。
3. 了解　急性淋巴细胞白血病的治疗及预后。

　　白血病（leukemia）是造血系统的恶性增生性疾病，是由于造血细胞的遗传学异常，导致相应血细胞不可控制地克隆性增生，过度增生的血细胞浸润各组织和器官而引起一系列临床表现。儿童白血病是所有儿童恶性肿瘤中发病率最高的，调查显示我国 15 岁以下儿童白血病的发生率为 3/10 万 ~4/10 万，约占该年龄时期所有恶性肿瘤的 35%。儿童白血病在任何年龄均可发病，但以学龄前期和学龄期儿童多见；男性发病率高于女性。儿童白血病发生的具体病因尚未完全明了，可能与病毒感染、物理和化学因素、遗传等有关。

　　儿童白血病分为急性白血病和慢性白血病，急性白血病占 97%，包括急性淋巴细胞性白血病和急性髓细胞白血病。白血病是儿童时期死亡的重要病因，但随着医疗技术的进步，儿童白血病的疗效得到了显著的提高，已成为可治愈的疾病，尤其是儿童急性淋巴细胞白血病。儿童急性髓细胞白血病的治疗主要以化疗和 / 或异基因造血干细胞移植为主，其疗效和长期生存不如儿童急性淋巴细胞白血病，目前能达到 40%~60% 或更好。

　　急性淋巴细胞白血病（Acute lymphoblastic leukemia, ALL）是儿童急性白血病最主要的类型，占急性白血病的 75% 左右。急性淋巴细胞白血病发病高峰年龄为 3~4 岁，发病的男女比例为 1.1~1.6∶1。经过近几十年的不断研究和实践，急性淋巴细胞白血病的总体生存率已达到 75% 以上，成为可以基本治愈的肿瘤性疾病。

【分型】

　　急性白血病的分类或分型对于诊断、治疗和预后都有重要意义。目前常采用形态学、免疫学、细胞遗传学和分子生物学的方法对儿童白血病进行分型。

　　1. **形态学分型（FAB 分型）**　形态学分型是根据骨髓中原始幼稚淋巴细胞形态学的不同分为 L1、L2 和 L3 三种类型，其中 L3 型具有比较重要的形态学特征，常提示是成熟 B-ALL 或 Burkitt 白血病。

　　2. **免疫学分型**　应用单克隆抗体检测淋巴细胞表面抗原标记一般可将急性淋巴细胞白血病分为 T、B 两大系列，儿童急性淋巴细胞白血病以 B 系为主，占 85% 左右。

　　3. **细胞遗传学改变**　目前发现 90% 以上的儿童急性淋巴细胞白血病具有克隆性染色体异常，包括数量异常和结构异常。①染色体数目异常：如 ≤45 条的低二倍体，或 ≥47 条的高二倍体；②染色体结构异常：染色体结构异常中 50% 为易位，比较常见和重要的有：t(12;21)(p13;q22) 形成 ETV6-RUNX1 融合基因，提示预后较好；t(1;19)(q23;p13) 形成 TCF3-PBX1 融合基因；t(9;22)(q34;q11) 形成 BCR/ABL 融合基因；累及 11q23 的染色体移位 /MLLr 等。后两者类型常规治疗预后差。

4. **分子生物学分型** 急性淋巴细胞白血病发生及演化中的特异基因:①免疫球蛋白重链基因重排;②T淋巴细胞受体基因片段重排,尤以γ、δ基因重排特异性高;③融合基因的形成,如 ETV6-RUNX1、TCF3-PBX1、BCR-ABL、MLLr 等。

5. **危险因素与临床分型** 根据危险因素将儿童急性淋巴细胞白血病分为标危(SR)、中危(IR)及高危(HR)三个亚型,根据不同亚型进行分层治疗。常见的危险度分型标准如下:

(1)SR-ALL:一般需具备年龄≥1岁且<10岁;诊断时外周血白细胞计数<50×10^9/L;非T-ALL;无t(9;22)或 *BCR/ABL* 基因;无t(4;11)或 *MLLr* 基因;泼尼松反应良好(泼尼松诱导治疗7天,第8天外周血白血病细胞<1×10^9/L);且诱导化疗第33天骨髓形态学完全缓解、诱导化疗第46天微小残留白血病<1%。

(2)IR-ALL:至少符合以下条件之一:①诊断时外周血白细胞计数>50×10^9/L;②年龄≥10岁或年龄<1岁;③T-ALL;④有t(1;19)或 *TCF3-PBX1* 基因;⑤有t(9;22)或 *BCR/ABL* 基因;⑥任何其他不符合SR及HR的急性淋巴细胞白血病。

(3)HR-ALL:t(4;11)或 MLL/AF4 阳性急性淋巴细胞白血病;诱导化疗第33天骨髓形态学未缓解或诱导化疗第46天微小残留白血病≥1%。

【**病史和体检要点**】

各型急性淋巴细胞白血病的临床表现基本相同。

1. **起病** 大多较急,少数缓慢。早期症状有面色苍白、精神不振、乏力、食欲低下、鼻出血或齿龈出血等;少数患儿以发热和类似风湿热的骨关节痛为首发症状。

2. **发热** 多数患儿起病时有发热,热型不定,可低热、不规则发热、持续高热或弛张热。发热原因包括白血病性发热及继发感染。

3. **贫血** 出现较早,并随病情发展而加重,表现为苍白、虚弱无力、活动后气促等。贫血原因主要是骨髓造血干细胞受到抑制所致。

4. **出血** 以皮肤和黏膜出血多见,表现为瘀点、瘀斑、鼻出血、齿龈出血、消化道出血和血尿。偶有重要脏器出血如颅内出血,为引起死亡的重要原因之一。

5. **白血病细胞浸润引起的症状和体征**

(1)肝、脾、淋巴结肿大:由白血病细胞浸润引起,肝、脾大常为轻中度,肿大的肝、脾质软,表面光滑;淋巴结肿大常为轻度,多局限于颈部、颌下、腋下和腹股沟等处;有时因纵隔淋巴结肿大引起压迫症状而发生呛咳、呼吸困难和静脉回流受阻,该表现以T-ALL更常见。

(2)骨和关节浸润:儿童骨髓多为红骨髓,易被白血病细胞侵犯,故患儿骨关节疼痛较为常见。约25%患儿以四肢长骨、肩、膝、腕、踝等关节疼痛为首发症状,其中部分患儿呈游走性关节痛,局部红肿现象多不明显,并常伴有胸骨压痛。骨骼X线检查可见骨质疏松、溶解,骨骺端出现密度减低横带和骨膜下新骨形成等征象。

(3)中枢神经系统浸润:白血病细胞侵犯脑实质和/或脑膜时即引起中枢神经系统白血病。由于多数化疗药物不能透过血脑屏障,造成中枢神经系统白血病的发生率增高。常见症状:颅内压增高引起头痛、呕吐、嗜睡、视乳头水肿等;浸润脑膜时可出现脑膜刺激征;浸润脑神经核或神经根时可引起脑神经麻痹;脊髓浸润时可引起横贯性损害而致截瘫。此外,也可有惊厥、昏迷等表现。脑脊液检查:脑脊液色清或微浊,压力增高;细胞数>10×10^6/L,蛋白>0.45g/L;脑脊液离心涂片发现白血病细胞可确诊。

(4)睾丸浸润:白血病细胞侵犯睾丸时即引起睾丸白血病,表现为局部肿大、触痛,阴囊皮肤可呈红黑色。由于化疗药物不易进入睾丸,因而成为导致白血病复发的重要原因。

(5)其他器官浸润:患儿还可有腮腺、肾脏等浸润的相应表现。

【辅助检查】

1. 外周血象 白细胞的改变是本病特点。白细胞数增高者占 50% 以上;白细胞分类以淋巴细胞为主,部分患儿外周血出现比例不等的原始和幼稚淋巴细胞。红细胞及血红蛋白多减少,且大多数为正细胞正血色素性贫血。网织红细胞数大多较低,少数正常,偶在外周血中见到有核红细胞。血小板多减少,少数患儿初诊时血小板数量正常。

2. 骨髓检查

(1)骨髓细胞学形态检查:是确立诊断和评定疗效的重要依据。典型的骨髓象为增生活跃或极度活跃,少数增生低下;分类以原始幼稚淋巴细胞为主,原始幼稚淋巴细胞 ≥20% 即可确诊急性淋巴细胞白血病,多数超过 50%,甚至 90%;幼红细胞和巨核细胞减少。

(2)组织化学染色:常用组织化学染色以协助鉴别细胞类型。急性淋巴细胞白血病组化的特征为过氧化酶染色和苏丹黑染色阴性;糖原染色阳性(±~+++);其他酸性磷酸酶和非特异酯酶多阴性。

(3)免疫学分型:用流式细胞仪和单克隆抗体对骨髓白血病细胞进行检测,可以鉴定并将淋巴细胞白血病分为 T 系和 B 系,后者又分为早期和成熟 B 系急性淋巴细胞白血病。

(4)染色体检查和白血病相关基因检测:通过对骨髓白血病细胞染色体分析和基因检测,可以发现急性淋巴细胞白血病相关染色体、融合基因和 / 或分子异常,有助于白血病的遗传学分型,对于指导分型诊治和判断预后有重要意义。

3. X 线检查 儿童长骨 X 线片可以显示特有的白血病改变,如骨质疏松、骨干骺端近侧可见密度减低的横线或横带,即"白血病线",有时可见骨质缺损、骨膜增生等改变。胸部 X 线或 CT 检查可以见到部分患儿纵隔肿物、纵隔淋巴结肿大,常见于 T 系急性淋巴细胞白血病。

4. 其他检查 出凝血检查、肝肾功能检查等可以帮助评估病情。

【诊断和鉴别诊断】

1. 典型病例根据临床表现、血象和骨髓象的改变即可作出诊断;尤其是骨髓细胞学检查中发现原始和幼稚细胞比例 ≥30% 即可确定诊断。一旦确诊白血病,需对骨髓外白血病的状态进行评估。

2. 中枢神经系统白血病诊断标准 头痛、呕吐、嗜睡等神志异常可为临床表现,很多患儿并非一定有明显的临床表现,脑脊液检查见到白血病细胞是确诊的依据,少数患儿以脑实质占位为主要表现,但需要排除出血与感染等。

3. 睾丸白血病诊断标准 单侧或双侧睾丸肿大,质地变硬或呈结节状,缺乏弹性感,透光试验阴性,睾丸超声检查可发现非均质性浸润灶,睾丸活组织检查可见白血病细胞浸润是确诊的依据。

4. 鉴别诊断 发病早期症状不典型,特别是白细胞数正常或减少者,其血涂片不易找到幼稚白细胞时,可使诊断发生困难。需注意鉴别的疾病,包括再生障碍性贫血、传染性单核细胞增多症、类白血病反应、类风湿关节炎等。

【治疗和预后】

治疗是以化疗为主的综合治疗。原则是早期诊断、早期治疗,分型明确后根据不同危险度分层治疗、联合序贯化疗;针对 Ph 染色体阳性急性淋巴细胞白血病患儿采用靶向治疗药物(伊马替尼或达沙替尼)治疗;同时要注意防治中枢神经系统白血病和睾丸白血病;注意支持治疗。总疗时间为 2~3 年。

1. **支持治疗**

(1)防治感染:在化疗阶段,保护性环境隔离对防止外源性感染具有较好效果。并发细菌性感染时,应根据不同致病菌和药敏试验结果及时选用有效的抗生素治疗;复方新诺明常用于预防卡氏肺囊虫肺炎。

(2)成分输血:严重贫血者可输红细胞;因血小板减少而致出血者,可输浓缩血小板或机器单采血小板。

(3)集落刺激因子:化疗期间如严重骨髓抑制,可予以 G-CSF、GM-CSF 等集落刺激因子,缩短中性粒细胞减少,促进骨髓造血恢复,减少感染机会。

(4)高尿酸血症的防治:化疗早期,由于大量白血病细胞破坏分解而引起高尿酸血症,导致尿酸结石梗阻、少尿或急性肾衰竭,称为肿瘤溶解综合征(tumor lysis syndrome, TLS)。预防高尿酸血症或肿瘤溶解综合征的治疗措施,包括补充液体(水化),碱化尿液,口服别嘌呤醇 200~300mg/(m²·d),共 5~7 天。

(5)其他:在治疗过程中,要注意营养,有发热、出血时应卧床休息,注意口腔卫生,防止黏膜糜烂和感染。

2. **化学药物治疗** 目的是杀灭白血病细胞,解除白血病细胞浸润引起的表现,使病情缓解、治愈。常用药物剂量和用法随方案不同。以下简单介绍儿童急性淋巴细胞白血病化疗方案的组成。

(1)泼尼松敏感试验:减少白血病负荷并评估疗效,诊断明确后尽快开始。泼尼松可以从小剂量开始,避免肿瘤溶解综合征。足剂量为 60mg/(m²·d),分 3 次口服 7 天,第 8 天观测外周血白细胞,白血病细胞绝对计数 ≥ 1 000/μl 为不敏感。

(2)诱导治疗:目的是达到完全缓解标准。多采用地塞米松、门冬酰胺酶、长春新碱、柔红霉素联合化疗,同期进行鞘内注射化疗。

(3)早期强化治疗:全身强化以进一步杀灭微小残留白血病细胞。主要采用环磷酰胺、大剂量阿糖胞苷和巯嘌呤联合化疗;同期进行鞘内注射化疗。

(4)延迟强化治疗:是在缓解状态下最大限度地杀灭白血病细胞,防止早期复发。通常使用诱导治疗的主要药物。

(5)巩固治疗(或庇护所治疗):主要是预防髓外白血病。多数化疗药物不能到达中枢神经系统及睾丸等部位,使其成为白血病的庇护所。因此有效的髓外白血病的预防是急性淋巴细胞白血病患儿获得长期生存的关键之一。通常采用大剂量甲氨蝶呤 + 四氢叶酸钙方案,配合 MTX、Ara-c 和地塞米松三联药物鞘内注射。

(6)维持治疗方案:是巩固疗效、达到长期缓解及治愈的重要手段。主要采用巯嘌呤和 MTX 口服,长春新碱和地塞米松每 4 周 1 次,联合鞘内注射化疗每 8 周 1 次。高危组患儿需要在维持期间加用环磷酰胺和阿糖胞苷巩固。

3. **放射治疗** 中枢神经系统及睾丸等骨髓以外部位在化疗过程中出现复发时,除了加强化疗外还需要接受局部放疗,以使髓外病灶尽可能达到缓解并减少复发的风险。

4. 造血干细胞移植　造血干细胞移植治疗白血病原理是通过预处理进一步消灭微小残留白血病,通过植入异基因造血干细胞,使白血病患者重建供者免疫,通过移植物抗白血病作用清除残留的白血病细胞。造血干细胞移植在儿童主要用于高危急性淋巴细胞白血病和一些难治复发的病例。

5. 疗程和预后评估　总疗程 2.5 年。

【转诊指征】

1. 根据临床表现和血象怀疑急性白血病,需要进一步诊断和鉴别诊断。急性白血病的诊断和评估分型对于后续分层治疗非常重要,因此需要在有条件的机构进行。

2. 急性淋巴细胞白血病的诱导缓解和巩固治疗、急性粒细胞白血病的化疗等强度大,并发症的及时有效处理至关重要,建议在有经验和有条件的儿童血液中心进行治疗。

3. 白血病化疗间歇或维持治疗中出现血象异常明显,伴或不伴发热,肝、脾、淋巴结肿大,骨痛,睾丸肿痛等表现,需要进一步检查有无复发。

4. 化疗间歇期,骨髓抑制,粒细胞缺乏或减少,如果合并发热等需要尽快就诊,注意抗感染和休克观察治疗。

【常见临床问题及沟通要点】

1. 怀疑白血病时,需要根据临床表现和外周血象考虑其可能性,不能排除的情况下考虑进行骨髓穿刺等相关检查以明确诊断。

2. 不同年龄儿童的某些骨髓腔含有活跃的造血组织,骨髓穿刺抽取的是造血细胞和/或组织,探查有无白血病细胞,以确诊。穿刺部位有轻微疼痛,不影响功能。脑脊液检查是为了查明中枢神经系统的循环中有无白血病细胞浸润,穿刺检查也不会造成后遗症或伤害,检查后需要去枕平卧 4~6 小时。

3. 目前儿童急性白血病的治疗手段以化疗为主;急性淋巴细胞白血病的化疗后总体长期生存能达 75% 左右,急性粒细胞白血病儿童的治疗(化疗和/或加移植)后生存率在 60%~70%。

4. 造血干细胞移植并不适用于多数儿童白血病。适应证包括高危急性淋巴细胞白血病、中高危急性粒细胞白血病、复发和/或难治的白血病。

(于　洁)

第十二章

神经肌肉系统疾病

知识要点

√ 儿童神经系统随年龄增长逐步发育完善,其疾病症状、体征复杂多样。

√ 儿童神经系统疾病具有一定的致残率和致死率,早期诊疗有助于改善预后。

√ 热性惊厥是小儿惊厥最常见的病因,地西泮有助于快速止惊。

第一节 常 见 症 状

学习目标

1. 掌握 神经系统常见症状的临床表现。
2. 熟悉 婴幼儿常见症状的不典型表现。
3. 了解 神经系统常见症状的病因。

一、头痛

头痛是儿童时期常见的症状。问诊要点包括起病方式,头痛的部位、性质、程度及伴随症状,注意头痛发作的频率、持续时间,有无加重或减轻的诱因;体检时应注意血压、头颅、五官与神经系统的检查。幼龄儿童常难以准确表达头痛的病史,婴幼儿头痛时常表现为哭闹不安、摸头、拍头、呕吐等。

儿童头痛的病因可能是原发性或继发性(如脑炎、脑膜炎、颅内肿瘤、脑血管畸形、高血压脑病等)。临床上应注意识别头痛的"危险信号",头痛突然发生或加重,伴有发热、皮疹、意识障碍、惊厥、颈项强直、视乳头水肿或局灶性神经体征者,应仔细检查寻找头痛的病因。

二、意识障碍

意识障碍是对外界刺激的反应减弱或消失,可分为意识水平障碍或意识内容障碍。问诊要点包括有无诱因(如外伤、服药史),意识障碍发生的时间、程度和持续时间,是否伴有头痛、惊厥、瘫痪等症状,是否伴有呼吸系统、心血管系统疾病。体格检查时,根据意识水平将意识障碍分为嗜睡、昏睡、昏迷;对年长儿可进一步判断意识内容障碍,而婴幼儿的意识障碍表现为对声、光、疼痛、语言等刺激反应减弱或消失,难以进行意识内容障碍的判断。

儿童意识障碍病因复杂,颅脑疾病及全身性疾病均可引起意识障碍,在病因诊断时应注意判断。

三、惊厥

惊厥是儿童期常见的急症,由大脑神经元异常超同步放电所致短暂性的骨骼肌不自主收缩,可伴有不同程度的意识障碍。小婴儿惊厥发作常不典型,表现为面部或肢体局灶性发作,或表现为凝视、咂嘴、咀嚼、流涎、屏气、口唇发绀等微小发作。

小儿惊厥病因复杂多样,有颅内 / 颅外、感染 / 非感染等多种病因,其中以热性惊厥最为常见。

四、瘫痪

瘫痪是指骨骼肌随意动作的减弱或消失。随意运动的完成,需要通过上运动神经元、下运动神经元、神经肌肉传导与骨骼肌共同参与。运动神经系统的任何部位(如脑、脊髓、周围神经、神经 - 肌肉接头、骨骼肌)发生病变均可导致瘫痪。瘫痪的性质可分为上运动神经元瘫痪和下运动神经元瘫痪,鉴别要点见表 12-1。

表 12-1　上、下运动神经元瘫痪的鉴别

项目	上运动神经元瘫痪	下运动神经元瘫痪
病变部位	大脑皮层运动区或锥体束	脑神经运动核,脊髓前角运动神经元及其发出的神经纤维,神经 - 肌肉接头,骨骼肌
肌张力	增高	减低
腱反射	亢进	减弱或消失
病理反射	有	无
肌萎缩	出现晚	早期出现
肌震颤	无	可有

(洪思琦　蒋 莉)

第二节　体　格　检　查

学习目标

1. 掌握　意识、运动功能、病理反射和脑膜刺激征的检查方法。
2. 熟悉　共济运动的检查方法。
3. 了解　小儿暂时性反射。

在进行神经系统体格检查时,应遵循小儿神经系统的发育和生理特点,尽量取得患儿的配合,检查时可将易引起患儿哭闹的检查项目放在最后。

一、意识和精神行为状态

通过观察小儿对外界刺激的反应来了解小儿意识状态,观察有无烦躁不安、精神行为异常、定向力障碍等评估精神状态。意识障碍可分为意识水平障碍和意识内容障碍,其中意识水平障碍可分为以下几类:

1. **嗜睡**　患儿处于病理性睡眠状态,可被唤醒,醒后能正确回答问题并做出反应,反应稍迟钝,停止刺激后很快进入睡眠状态。

2. **昏睡**　患儿处于沉睡状态,正常外界刺激不能使其觉醒,给予强烈刺激(压迫眼眶、摇晃身体)可以唤醒,醒后不能回答问题,随即又进入熟睡状态。

3. **昏迷**　意识活动完全丧失,对外界各种刺激或自身内部的需要不能感知。可有无意识的活动,任何刺激均不能被唤醒。

二、头颅

观察头颅外观,测量患儿头围,检查囟门和颅缝。头围过大常见于脑积水、巨脑症等,头围过小需警惕脑发育不全或脑萎缩。前囟过早闭合见于小头畸形。前囟增大伴膨隆及颅缝开裂均提示颅内压增高。

三、运动功能检查

1. **肌张力**　在安静状态下检查肌肉紧张度,检查时触摸肌肉硬度以体会肌肉的紧张度,在肢体放松状态下进行被动运动以感受其阻力。

2. **肌力**　检查肌肉主动收缩时的力量。婴幼儿及意识障碍患儿常不能配合肌力检查,可观察自发状态下或给予疼痛刺激后,肢体活动是否对称,踢蹬及握物是否有力进行初略判断。肌力分级见表 12-2。

表 12-2 肌力的分级

肌力(级)	描述
0	无肌肉收缩
1	肌肉收缩,但不能产生动作
2	能收缩,仅能水平活动,不能抬离床面,无法对抗地心引力
3	能抬离床面,但无法对抗阻力
4	能对抗阻力,但力量稍差
5	正常

3. **姿势和步态** 与肌力、肌张力、平衡功能、深感觉密切相关。常见的异常步态包括:痉挛步态,宽基底的共济失调步态,高举腿、落足重的感觉性共济失调步态,髋带肌无力的摇摆步态等。

4. **共济运动** 生后数月的小婴儿无法检查共济运动,对较大婴儿观察伸手拿玩具的动作是否准确。合作的小儿可进行指鼻试验、闭目站立、跟膝胫试验和轮替运动等检查。患儿存在肌无力或不自主运动时,也会出现随意运动的不协调,易被误认为共济失调。

5. **不自主运动** 主要见于锥体外系疾病,表现为动作过多或动作减少,如舞蹈样运动、扭转痉挛、手足徐动、肌群的快速抽动、肌张力不全等。

四、反射检查

反射分为终身存在的反射(深、浅反射)、暂时性反射(原始)反射,以及病理反射。

1. **暂时性反射** 生后数月婴儿存在的暂时性反射,随年龄增长在一定的年龄期消失(表 12-3)。

2. **浅反射** 出生 4~6 个月后提睾反射才可引出,1 岁后才容易引出腹壁反射。

3. **腱反射** 新生儿期即可引出肱二头肌反射、膝反射和踝反射。腱反射的缺失或亢进有助于上 / 下运动神经元瘫痪的判断,恒定的一侧性腱反射改变有定位意义。

4. **病理反射** 包括巴宾斯基(Babinski)征、卡道克(Chaddock)征、戈登(Gordon)征和奥本海姆(Oppenheim)征等。进行巴宾斯基征检查时,使用叩诊锤钝端划足底外侧缘,由足底向前划,姆趾背屈而其余各趾散开为阳性。巴宾斯基征对称性阳性可见于 2 岁以内正常儿童。该反射不对称或 2 岁后出现阳性提示锥体束损害。

表 12-3 正常小儿暂时性反射的出现和消失年龄

反射	出现年龄	消失年龄
拥抱反射	初生	3~6 个月
吸吮反射	初生	4~7 个月

续表

反射	出现年龄	消失年龄
觅食反射	初生	4~7 个月
握持反射	初生	3~4 个月

五、脑膜刺激征

1. **屈颈试验**　仰卧位,检查者用手轻托患儿头部,使其被动前屈,正常者下颌可接触前胸。如下颌不能接近前胸且有阻力时,则提示有颈强直。

2. **Kernig 征**　仰卧位,屈膝成直角,然后被动使小腿伸直,正常时不受限制,如不能伸直,出现阻力与疼痛时,则以膝关节形成的角度来判定,小于 135° 时为阳性。

3. **Brudzinski 征**　仰卧位,两下肢伸直,以手托起头部使其下颌接近前胸部,如双下肢髋、膝关节屈曲为阳性。

(郭　艺　蒋　莉)

第三节　辅 助 检 查

学习目标

1. 熟悉　脑脊液和神经影像学检查。
2. 了解　脑电图、肌电图及诱发电位。

一、腰椎穿刺术与脑脊液检查

腰椎穿刺术是神经科常用的检查方法,对神经系统疾病的诊断具有重要价值,尤其是颅内感染的重要诊断依据(表 12-4)。对严重颅内压增高的患儿,应在有效降低颅内压之后再评估能否进行腰椎穿刺。

表 12-4　颅内常见感染的脑脊液改变特点

项目	压力 (mmH$_2$O)	白细胞 (×10^6/L)	蛋白 (g/L)	糖 (mmol/L)	其他
正常	50~80	0~10	0.2~0.4	>50% 血糖或 2.4~4.4	
化脓性脑膜炎	升高	100~10 000;多核细胞为主	明显增高	降低或 <40% 血糖	革兰氏染色涂片及培养

续表

项目	压力 (mmH$_2$O)	白细胞 (×10^6/L)	蛋白 (g/L)	糖 (mmol/L)	其他
病毒性脑炎	正常或升高	正常~数百， 淋巴细胞为主	正常或稍增高	正常	PCR或病毒抗体
结核性脑膜脑炎	升高	数百~数千； 淋巴细胞为主	明显增高	降低	PCR或抗酸染 色；结核培养
隐球菌脑膜炎	升高	数十~数百； 单核细胞为主	增高	降低	墨汁染色 真菌培养

二、脑电图检查

脑电图是从颅外头皮或颅内记录到的神经元电活动的总和，常用脑电图包括常规脑电图和视频脑电图。儿童脑电图分析包括背景活动、睡眠脑电图和与年龄相关的发育规律。脑电图在癫痫的诊断中具有重要的意义，临床上也有助于判断大脑皮层功能。

三、肌电图检查

检查肌肉在静息状态和随意收缩时的电特性，协助判断肌源性或神经源性损害。

四、周围神经传导检查

协助判断周围神经的病变程度、范围及性质（髓鞘或轴索损害）。

五、诱发电位检查

指中枢神经系统感觉外在或内在刺激过程中产生的生物电活动。包括脑干听觉诱发电位、体感诱发电位、视觉诱发电位等。

六、神经影像检查

脑成像技术分为结构性和功能性成像。结构成像包括磁共振成像MRI、CT及颅脑超声，有助于发现脑、脊髓等的结构性病变。CT能较好显示钙化影和出血灶，MRI对脑组织分辨率优于CT，并更适合于后颅窝、脊髓病变的检查。功能成像包括单光子发断层显像、正电子发射断层显像、磁共振波普成像、功能性磁共振成像等，通过神经组织新陈代谢或脑电活动，了解大脑不同区域的活动或功能。临床上还可根据诊断需要进行脑血管造影检查。

七、遗传代谢筛查

1. **代谢筛查** 常用的血生化检测包括血糖、电解质、血气分析、肝肾功、心肌酶谱等，有条件单位可进行代谢产物检测分析，如血串联质谱分析、尿气相色谱 - 质谱分析。

2. 遗传筛查　通过染色体、拷贝数变异及基因分析等进行遗传学诊断。

（洪思琦　蒋　莉）

第四节　小 儿 惊 厥

学习目标

1. 掌握　小儿惊厥的临床特征、热性惊厥的诊治及惊厥的急救。
2. 熟悉　小儿惊厥的常见病因。
3. 了解　热性惊厥的预防措施。

惊厥是儿科临床常见急症，是由大脑神经元暂时性、超同步异常放电引起骨骼肌强烈收缩，常伴有不同程度意识障碍。小儿惊厥多见于急性疾病，也可见于慢性疾病的急性发作，以强直 - 阵挛发作最常见，易有频繁或严重发作，甚至惊厥持续状态（一次惊厥发作持续30 分钟，或两次发作间隔间，意识不能恢复到基线者），而新生儿及小婴儿可有不典型惊厥发作。

【病史要点】

1. 惊厥发生的诱因（如外伤、中毒等）、发作形式、频率及持续时间等。
2. 是否伴随发热、意识障碍、颅内高压等症状。
3. 发作前有无精神运动里程碑发育迟缓、停滞，发作后有无发育倒退。
4. 有无围生期脑损伤高危因素，有无热性惊厥及癫痫家族史。

【体检要点】

1. **一般体检**　体温、呼吸、心率、血压、皮肤有无异常改变。
2. **神经系统**　意识状态、瞳孔、脑膜刺激征、病理征等。

【辅助检查】

1. **三大常规**　血常规有助于协助判断感染性质，尿常规注意有无镜下血尿，大便常规可筛选有无中毒性菌痢患者。
2. **生化检查**　有无低血糖，有无电解质紊乱。
3. **脑脊液检查**　疑诊中枢神经系统感染者，进行脑脊液检查（颅内高压时需谨慎进行）。
4. **头颅 CT 或 MRI 检查**　协助判断有无脑结构损害或脑发育不全。
5. **脑电图检查**　协助寻找癫痫证据，协助判断大脑皮层功能障碍。
6. **其他检查**　根据可能的病因进行遗传代谢筛查或毒物筛查。

【诊断要点及鉴别诊断】

小儿惊厥病因复杂多样，病因诊断的同时，也涉及病因的鉴别诊断（表 12-5）。

【病情观察及随访要点】

1. 惊厥是否持续存在。
2. 有无发热，有无意识障碍、颅内压增高及神经系统局灶性体征。
3. 是否伴有其他系统受累的临床表现。

表 12-5 小儿惊厥的病因分类

病因	颅内	颅外
感染性病因	各种病原感染引起的脑膜炎、脑炎等	热性惊厥、感染中毒性脑病
非感染性病因	颅脑损伤、颅内出血、脑发育畸形 颅内肿瘤等	缺氧缺血性脑病 代谢性疾病(包含水、电解质紊乱、肝、肾衰竭、遗传代谢性疾病) 中毒

【治疗原则】

1. 急性发作者,给氧,保持呼吸道通畅。

2. **控制惊厥发作** 地西泮 0.3~0.5mg/kg,每次总量不超过 10mg,静脉推注速度 <1mg/min,无静脉通道者经直肠给药;反复发作者,可给予鲁米那 3~5mg/kg 肌内注射。若遇频繁发作或惊厥持续状态,及时转诊。

3. **对症** 退热降温,维持内环境稳定。

4. **对因** 针对惊厥病因进行原发疾病的治疗。

【热性惊厥】

热性惊厥多发生于 6 个月至 5 岁,是体温在 38℃ 以上出现的急性惊厥,需排除颅内感染和其他可导致惊厥的病因,既往没有无热惊厥史。

根据发作形式、发作持续时间和发作次数常将热性惊厥分为单纯型和复杂型两类。单纯型热性惊厥更为常见,约占 70%,其发作为全面性发作,发作时间 <15 分钟;一次热程中发作次数仅 1 次。复杂型热性惊厥具有以下一项或多项体征:局灶性发作;发作时间 >15 分钟;24 小时内发作 ≥ 2 次。

热性惊厥有复发的风险,尤其是发病年龄 <18 个月,发作时体温 <38℃,发作距发热间隔时间 <1 小时,以及具有热性惊厥家族史者。间歇性短程预防治疗,用于短时间内频繁惊厥发作(6 个月内 ≥3 次或 1 年内 >4 次)或发生惊厥持续状态,需使用止惊药物终止发作的热性惊厥患儿,在发热开始即给予地西泮口服,0.3mg/(kg·8h),≤3 次,大多可有效防止惊厥发生。

多数热性惊厥预后良好,仅 2%~5% 的患者可继发癫痫。发生癫痫的危险因素:首次发作前已有神经系统发育迟缓、复杂型热性惊厥及一级亲属中有癫痫病史。

【转诊指征】

惊厥频繁发作或持续发作,或伴有明显感染中毒症状、意识障碍、颅内高压等表现者,建议转诊。

【常见临床问题及沟通要点】

1. 频繁惊厥发作或惊厥持续状态者,病情重,有一定的病死率和致残率,应转诊到上级医院,并告知路途的转运风险。

2. 短时间内频繁惊厥发作或发生惊厥持续状态,需使用止惊药物才能终止发作的热性惊厥患儿,可考虑地西泮间歇性短程预防治疗。

3. 具有热性惊厥复发或继发癫痫高危因素的患儿,建议到儿童神经专科进一步评估。

(程 敏 蒋 莉)

第五节 化脓性脑膜炎

学习目标

1. 掌握 化脓性脑膜炎的临床表现与诊治原则。
2. 熟悉 化脓性脑膜炎的常见病原菌。
3. 了解 化脓性脑膜炎的常见并发症。

化脓性脑膜炎（purulent meningitis）是小儿时期常见的中枢神经系统感染性疾病。脑膜炎球菌、肺炎链球菌和 B 型流感嗜血杆菌是儿童化脓性脑膜炎的主要致病菌。随着相关疫苗的普及，脑膜炎球菌和 B 型流感嗜血杆菌所致化脓性脑膜炎明显减少。新生儿化脓性脑膜炎的主要病原菌仍是 B 群链球菌和大肠埃希菌。

致病菌可通过血行播散、邻近组织器官感染、与颅腔存在直接通道等多种途径侵入脑膜，形成以软脑膜、蛛网膜和表层脑组织为主的炎症反应。化脓性脑膜炎以发热、颅内压增高、急性脑功能障碍、脑膜刺激征及脑脊液脓性改变为主要临床特征。由于经济及卫生条件的限制，化脓性脑膜炎仍有较高的致残率和一定的病死率。

【病史要点】

1. 急性或亚急性起病，多有上呼吸道或胃肠道前驱感染史。

2. 四季散发，以冬春季多见。

3. **感染中毒及急性脑功能障碍症状** 发热、烦躁不安和进行性加重的意识障碍。30%以上患儿出现惊厥发作。脑膜炎球菌感染易有瘀点、瘀斑和休克。

4. **颅内高压表现** 头痛、呕吐，婴儿则表现为前囟饱满、前囟张力增高、头围增大等。出现呼吸不规则、意识障碍加重及瞳孔不等大等体征，应警惕脑疝。

5. 3 月以下小婴儿表现多不典型，体温可高可低或不发热，甚至体温不升；幼婴不会诉头痛，可能仅有吐奶、尖叫、前囟及头围改变或颅缝开裂；惊厥可不典型，如仅有局灶性惊厥发作或眨眼、呼吸不规则、屏气等微小发作。

【体检要点】

1. **神经系统检查** 判断意识障碍程度，检查脑膜刺激征：以颈项强直最常见，Kernig 征和 Brudzinski 征阳性，小婴儿脑膜刺激征不明显。检查有无颅内高压征（婴幼儿前囟、颅缝及头围变化），有无中枢性呼吸节律变化。

2. **一般体检** 注意体温、呼吸、心率，有无皮肤瘀斑瘀点、化脓性感染灶等。

【并发症】

1. **硬脑膜下积液** 多见于 1 岁以下婴儿，有效抗生素治疗 48~72 小时后脑脊液有好转，但体温不退或体温下降后再升高；或临床好转后症状再次加重时，应考虑。

2. **脑室管膜炎** 主要发生在治疗被延误者。在有效抗生素治疗下发热不退，惊厥、意识障碍不改善，进行性加重的颈项强直甚至角弓反张，脑脊液始终无法正常化，以及 CT 检查见脑室扩大时，需考虑。

3. **脑积水** 新生儿和小婴儿多见,可见头围增大、落日眼。

4. **抗利尿激素异常分泌综合征** 炎症刺激神经垂体致抗利尿激素过量分泌,引起低钠血症,致惊厥和意识障碍加重。

【辅助检查】

1. **脑脊液检查** 脑脊液压力增高,外观混浊似米汤样,白细胞总数成百上千,以中性粒细胞为主;糖含量常有明显降低,蛋白显著增高。大于 2 个月儿童,脑脊液糖与血糖比值 ≤0.4 具有诊断价值。病原菌检查包括涂片革兰染色检查和脑脊液细菌培养,培养阳性者应进行药物敏感试验。

2. **皮肤瘀点、瘀斑涂片** 有助于发现脑膜炎球菌。

3. **血培养** 腰椎穿刺和治疗前抽取的血培养有助于寻找致病菌。

4. **血常规检查** 白细胞总数大多明显增高,以中性粒细胞为主。但在重症感染或抗生素不规则治疗者,可能出现白细胞总数减少。

5. **影像学检查** 头颅 CT 或 MRI 检查可了解是否伴有脑实质病变,是否伴有硬膜下积液、脑积水等并发症,增强可显示脑膜强化。

【诊断要点及鉴别诊断】

1. **诊断要点** 急性起病、发热伴有急性脑功能障碍、颅内压增高、脑膜刺激征表现时,应考虑化脓性脑膜炎诊断,脑脊液常规、生化符合化脓性改变者,可确定诊断。血培养和脑脊液培养可进一步明确病原菌。

2. **鉴别诊断**

(1)病毒性脑膜炎:急性起病,感染中毒症状一般不严重,有脑功能障碍及颅内高压表现,病程相对自限,脑脊液检查可以正常或有轻度蛋白、白细胞数轻度增高。

(2)结核性脑膜炎:亚急性或隐匿性起病,较早出现局灶性神经系统体征(如脑神经麻痹、偏瘫等),未进行卡介苗接种,具有结核接触史(年龄越小越重要),常有脑外结核表现(应积极寻找),结核菌素试验阳性,脑脊液及病原菌检查有助于进一步诊断。

(3)感染中毒性脑病:急性起病,常发生于原发疾病的极期(如重症肺炎、中毒性菌痢等),具有原发病的临床表现,脑脊液检查除压力增高外,常规和生化均正常。

【病情观察及随访要点】

1. 有效抗生素治疗下注意体温、意识状态、有无惊厥发作,有无颅内高压症状及脑膜刺激征变化。

2. 治疗中定期随访脑脊液恢复情况。

【治疗原则】

1. **抗生素治疗**

(1)原则:尽早选择对病原菌敏感且能够透过血脑屏障的抗生素,足剂量、足疗程、静脉使用。对于病原菌明确的化脓性脑膜炎,可根据药物敏感试验选择。若临床高度怀疑为化脓性脑膜炎,而无病原菌证据时,建议使用三代头孢菌素联合万古霉素抗感染。治疗过程中密切观察上述药物的副作用,定期随访脑脊液及万古霉素的血药浓度,并根据病情恢复情况进行调整。

(2)疗程:肺炎链球菌脑膜炎、流感嗜血杆菌脑膜炎疗程至少 10~14 天。脑膜炎球菌脑膜炎疗程 7 天。病原未明确者,至少使用抗生素 2~3 周。出现并发症或治疗不规则者,应适当延长抗生素疗程。

2. 对症及支持治疗　保证热量和液体的供应,维持水电解质平衡。选用渗透性利尿剂,常用的药物有 20% 甘露醇和甘油果糖以降低颅内压。

3. 并发症治疗　硬膜下积液量大或硬膜下积脓时均应穿刺放液,必要时可手术;脑室管膜炎可进行侧脑室穿刺引流,并可经脑室注入抗生素;脑积水程度重者应进行外科手术治疗。

【预防】

B 型流感嗜血杆菌疫苗、肺炎链球菌多价疫苗、脑膜炎球菌疫苗接种,可使化脓性脑膜炎发病率显著下降。

【转诊指征】

1. 患儿高度疑诊化脓性脑膜炎时,应转诊到上级医院进行治疗。

2. 若有明显的颅内高压,应使用 20% 甘露醇降颅压,病情相对平稳后再转运。转运前应进行转运途中风险告知。

【常见临床问题及沟通要点】

1. 化脓性脑膜炎的死亡率为 10%,约 10%~20% 的患儿存在智力障碍、癫痫发作、语言障碍、听力障碍等神经系统严重后遗症。为减少后遗症,改善预后,临床一旦疑诊应尽早治疗。

2. 化脓性脑膜炎治疗时间长,应坚持合理规律使用抗生素。

3. 在有效抗生素治疗前提下,临床症状改善不明显或脑脊液恢复不理想,应注意调整抗生素,并评估有无硬膜下积液、脑室管膜炎、脑积水等并发症。

(胡　越　蒋　莉)

第六节　病毒性脑炎

学习目标

1. 掌握　病毒性脑炎的临床表现与诊断。

2. 熟悉　病毒性脑炎的治疗。

3. 了解　病毒性脑炎的常见病原与预后。

病毒性脑炎是各种病毒感染引起的急性脑实质炎症。肠道病毒、单纯疱疹病毒、虫媒病毒(流行性乙型脑炎等)、腮腺炎病毒、带状疱疹病毒、巨细胞病毒等均可引起病毒性脑炎。临床以发热、颅内压增高、惊厥、意识障碍为主要临床表现,部分患儿可出现精神行为异常、瘫痪、不自主运动、共济失调等表现。临床表现轻重不一,轻者预后良好,重者可遗留严重后遗症甚至死亡,病程大多自限。

【病史要点】

1. 流行病学　询问有无水痘、腮腺炎、麻疹、手足口病等疾病接触史,有无相关疫苗接种史。

2. **前驱感染** 注意有无呼吸道、消化道、出疹性疾病等前驱感染。单纯疱疹病毒感染时,常可见口周疱疹。

3. 多为急性或亚急性起病。

4. **临床表现** 因脑实质受累的部位、范围和严重程度而有不同。轻者仅有发热、头痛、呕吐、神萎、嗜睡表现而无阳性体征;重者可出现惊厥、昏迷、瘫痪。严重颅内高压时可能出现脑疝表现。

【**体检要点**】

1. **神经系统检查** 判断意识障碍程度,检查脑膜刺激征及病理征,注意有无颅内高压及脑疝体征。

2. **一般体检** 体温、呼吸、心率,有无皮疹、口周疱疹、腮腺肿大等。

【**辅助检查**】

1. **脑脊液检查** 凡怀疑病毒性脑炎者,无禁忌证均应尽早进行腰椎穿刺。病毒性脑炎脑脊液中白细胞计数正常或数十至成百增高,多以单核细胞为主,蛋白含量正常或轻度增高,糖和氯化物正常。单纯疱疹病毒感染时脑脊液可有出血性改变。脑脊液病毒特异性抗体及 PCR 检测有助于明确病原。

2. **血常规检查** 病毒感染时白细胞正常或下降,以淋巴细胞为主,但乙脑病毒感染时白细胞总数可达$(10\sim20)\times10^9/L$ 或更高,分类以中性粒细胞为主。

3. **脑电图检查** 脑电图正常或背景活动出现弥漫性或局限性异常慢波,少数可见棘波、尖波等痫性放电。

4. **影像学检查** 有助于了解有无炎症造成的脑实质损害。MRI 较 CT 检查更有优势。单纯疱疹病毒脑炎可见颞叶底部或额叶出血坏死性改变,或继发脑梗死。

【**诊断要点及鉴别诊断**】

1. **诊断要点** 根据急性或亚急性起病,有不同程度的发热、颅内压增高、意识障碍、惊厥等神经系统症状,以及神经系统定位体征者,进行脑脊液检查,符合病毒性脑炎改变者可诊断。

2. **鉴别诊断**

(1)化脓性脑膜炎:感染中毒症状重,脑膜刺激征明显,而惊厥、意识障碍等脑实质损害相对较轻,外周血象常增高,脑脊液中有核细胞增多,以中性粒细胞为主,蛋白增高,糖降低。脑脊液糖 / 血糖的比值 ≤ 0.4(新生儿比值 ≤ 0.6),对化脓性脑膜炎诊断有较高的敏感性和特异性。多数抗生素治疗有效。

(2)结核性脑膜炎:起病较缓,可有脑膜、脑实质、脑神经等损害,常有结核接触史或伴有肺结核,脑脊液外观呈毛玻璃样,有核细胞多在 $500\times10^6/L$ 以下,以淋巴细胞为主,糖和氯化物降低,蛋白明显升高,抗酸染色可呈阳性。

【**病情观察及随访要点**】

1. 观察体温变化,注意有无惊厥发作,有无意识障碍加重。

2. 有颅内压增高者,应观察有无颅内高压症状的加重,出现瞳孔改变、意识障碍突然加深,以及中枢性呼吸衰竭(呼吸节律改变)者,需警惕脑疝发生。

3. 昏迷者应注意有无坠积性肺炎、褥疮等并发症发生。

4. 进食困难者应注意随访电解质及血气分析。

【治疗原则】

1. **一般治疗**　保证营养供给,保持水电解质平衡,维持呼吸、循环功能,防止褥疮、坠积性肺炎等并发症发生。

2. **抗病毒治疗**　多数病毒性脑炎无特效抗病毒治疗药物。对单纯疱疹病毒性脑炎、水痘-带状疱疹病毒性脑炎,应首选阿昔洛韦治疗,每次 5~10mg/kg,每 8 小时 1 次静脉滴注,疗程 2~3 周。

3. **对症治疗**　给予 20% 甘露醇降颅内压、控制惊厥发作、退热等处理。

【预防】

避免与水痘、腮腺炎、麻疹、手足口病患者的接触,接种相关疫苗,包括流行性乙型脑炎疫苗,可减少部分病毒性脑炎的发生。

【转诊指征】

1. 患儿出现明显的神经功能障碍,如反复惊厥、意识障碍、瘫痪、精神行为异常等,应转诊到上级医院。

2. 如有明显的颅内高压,应使用 20% 甘露醇降颅压,病情相对平稳后再转运,并告知转运风险。

【常见临床问题及沟通要点】

1. 重症病毒性脑炎急性进展可发生脑疝而危及生命,若病变累及延髓可出现中枢性呼吸衰竭,需转入重症监护室予以人工辅助呼吸治疗。

2. 病毒性脑炎尚缺乏特效抗病毒药物,治疗以对症支持治疗为主。重症病毒性脑炎,可给予 IVIG 支持治疗。

3. 病毒性脑炎大多病程自限,急性进展期常有 1~2 周,渡过急性期后,若遗留神经功能障碍,需数周至数月的神经康复治疗。

4. 病毒性脑炎有一定的病死率,恢复期应观察有无智力减退、精神行为异常、癫痫发作、瘫痪等神经系统后遗症。

5. 病毒性脑炎可继发自身免疫性脑炎,在急性期及恢复期应注意观察。

（李秀娟　蒋　莉）

第七节　脑性瘫痪

学习目标

1. 掌握　脑性瘫痪的临床表现与诊断。
2. 熟悉　脑性瘫痪的治疗。
3. 了解　脑性瘫痪的病因。

脑性瘫痪是由发育中的胎儿或婴幼儿脑部非进行性损伤所致一组症候群,包括持续存在的中枢性运动和姿势发育障碍、活动受限。脑性瘫痪常伴有感知觉、认知、交流和行为障碍,以及癫痫和继发性骨骼、肌肉问题。早产、宫内感染、窒息、胆红素脑病,以及生后 1 个月内的颅内感染、颅内出血等高危因素,常与脑性瘫痪有关。

【病史要点】

1. 运动里程碑发育落后,包括抬头、翻身、独坐、站立及行走等大运动及手部的精细运动。

2. 伴有肌张力异常、姿势异常及腱反射异常。

3. 询问有无早产、宫内感染、窒息、胆红素脑病、颅内感染、颅内出血等高危因素。

4. 询问有无家族史,注意与遗传代谢病相鉴别。

【体检要点】

1. 将患儿置于仰卧位、俯卧位、直立位等不同体位,观察其自主运动,判断运动里程碑发育水平,并注意有无异常姿势。

2. 检查患儿的肌张力有无改变,肌张力降低的脑性瘫痪患儿腱反射活跃,可引出踝阵挛和巴氏征。

3. 婴儿暂时性反射消失延迟。

【辅助检查】

1. CT 或 MRI 检查 了解有无脑结构异常及脑发育不全。

2. 脑电图检查 了解有无背景异常或痫性放电,有癫痫放电波者应注意是否合并癫痫。

【诊断要点及鉴别诊断】

1. 诊断 脑性瘫痪应具备以下四项必备条件,参考条件有助于病因寻找。

(1)必备条件:①中枢性运动障碍持续存在;②运动和姿势发育异常;③反射发育异常;④肌张力和肌力异常。

(2)参考条件:①有引起脑瘫的病因学依据;②有头颅影像学证据。

2. 临床分型 痉挛型四肢瘫、痉挛型双瘫、痉挛型偏瘫、不随意运动型、共济失调型、混合型。

3. 共患病 评估是否伴有认知、交流和行为障碍,以及癫痫等共患病。

4. 鉴别诊断 脑性瘫痪应注意与骨骼、脊髓疾病及遗传代谢性疾病(如遗传性痉挛性截瘫、脊髓性肌萎缩症、先天性肌无力综合征等)相鉴别。

【病情观察及随访要点】

1. 患儿运动里程碑发育变化。

2. 是否存在智力低下,其他如癫痫、语言功能障碍、视力障碍、听力障碍等。

【治疗原则】

1. 早期发现,早期治疗。

2. 促进正常运动发育,抑制异常运动和姿势。

3. 综合治疗,包括物理治疗、技能训练、语言训练、作业治疗、矫形器等辅助器具的应用,甚至手术治疗等。高压氧、水疗、电疗等可辅助功能训练。

4. 医师指导和家庭训练相结合。

【预防】

预防围生期脑损伤、早产、胆红素脑病、中枢神经系统感染等危险因素,有助于减少脑性瘫痪的发生。

【转诊指征】

临床考虑脑性瘫痪的患儿,若无诊断或康复治疗条件,可转诊到上级医院。

【常见临床问题及沟通要点】

1. 脑性瘫痪是出生前到出生后 1 个月内由多种病因所致的非进行性脑损伤,诊断时应注意与早期发病的神经肌肉病与神经遗传代谢病相鉴别。

2. 脑性瘫痪的康复治疗以综合治疗为主,同时应针对智力低下、癫痫、语言功能障碍等共患病进行综合管理。

3. 脑性瘫痪的治疗是长期过程,需要家长与医师、康复师共同协作,将医院治疗与家庭训练密切结合。

（洪思琦　蒋　莉）

第八节　吉兰 - 巴雷综合征

学习目标

1. 掌握　吉兰 - 巴雷综合征的临床表现与诊治原则。

2. 熟悉　吉兰 - 巴雷综合征的重症表现。

3. 了解　吉兰 - 巴雷综合征的临床分型。

吉兰 - 巴雷综合征(Guillain-Barré syndrome,GBS)又称急性感染性多发性神经根神经炎,是一种急性免疫性周围神经病,感染或疫苗接种可诱发。临床上以进行性、对称性、弛缓性瘫痪为主要特征,常伴有脑神经受累。严重时可出现呼吸肌麻痹。本病感觉障碍相对较轻,部分患儿可有一过性尿潴留、直立性低血压等自主神经功能障碍。

本病病程自限,瘫痪进展期不超过 4 周,绝大多数患儿于数周或数月恢复,10%~15% 患儿于起病后 1 年遗留不同程度的肌无力,个别患儿急性期死于呼吸衰竭。

【病史要点】

1. 病前 2~4 周有无上呼吸道、消化道等前驱感染史或疫苗接种史。

2. 多为急性或亚急性起病。

3. 瘫痪多从双下肢开始,上行性发展,或由双上肢开始,下行性发展,注意是否伴有流涎、呛咳、吞咽困难、声嘶、咳嗽无力等后组脑神经受累表现,注意有无呼吸困难。

4. 有无神经根痛,有无肢体的感觉异常,如手足发麻、手套或袜套样的感觉减退。询问有无一过性尿潴留、有无多汗等。

5. 既往有无类似病史。

【体检要点】

1. **神经系统检查**　评估肌力下降的程度,有无肌张力降低、腱反射减弱或消失、病理征阴性及早期出现的肌萎缩等弛缓性瘫痪的特征。有无面神经麻痹、咽反射减弱或消失。

2. **一般体检**　测量血压、呼吸、心率,观察有无呼吸肌麻痹,如呼吸动度减弱或消失,严重者可见矛盾呼吸。

【辅助检查】

1. **脑脊液检查**　脑脊液中白细胞计数正常,而蛋白含量增高,呈"蛋白 - 细胞分离"现象,注意检查时机,于病程后 1 周开始出现,第 2~3 周达高峰。

2. **神经传导功能检查**　运动和 / 或感觉神经传导速度减慢、F 波缺如或潜伏期延长;或神经传导波幅降低。

【诊断要点及鉴别诊断】

1. **诊断**　对于急性进行性对称性弛缓性瘫痪的患儿(可伴脑神经受累,感觉异常和自主神经功能障碍),结合脑脊液"蛋白 - 细胞分离",以及神经传导功能改变,可诊断本病。

2. **临床分型**　急性炎症性脱髓鞘性多发性神经病、急性运动轴索型神经病、急性运动感觉轴索型神经病和 Miller-Fisher 综合征。

3. **鉴别诊断**

(1)非脊髓灰质炎肠道病毒感染:由肠道病毒感染导致脊髓前角细胞病变,常以非对称性肢体弛缓性瘫痪为特点,无感觉障碍。脑脊液检查早期白细胞增多,运动神经传导功能见 H 反射异常,而无传导速度及波幅的改变。大便病毒分离可证实。

(2)急性横贯性脊髓炎:受损平面以下运动障碍、完全性感觉障碍和持续性括约肌功能障碍。在脊髓休克期,暂时表现为下运动神经元性瘫痪,应注意与吉兰 - 巴雷综合征鉴别。急性横贯性脊髓炎脑脊液蛋白与白细胞均可增高,而脊髓 MRI 检查可见脊髓异常信号。

(3)其他:应注意与周期性瘫痪、重症肌无力、代谢性肌病、肌炎等鉴别。

【病情观察及随访要点】

1. 随访肌力和腱反射的变化,注意有无脑神经麻痹。

2. 监测呼吸、心率、血压等,注意有无自主神经功能紊乱表现。

3. 一旦发生呼吸肌麻痹,应严密随访呼吸功能的变化,监测动脉血气分析。

4. 注意有无褥疮、肺不张、吸入性或坠积性肺炎的发生。

【治疗原则】

1. 急性期卧床休息,勤翻身,保持肢体功能位,预防褥疮和坠积性肺炎。

2. 保证营养及水电解质平衡。吞咽困难者给予鼻饲治疗。

3. 保持呼吸道通畅,维持通气功能。出现呼吸肌麻痹或窒息时,需要气管插管、人工辅助机械通气。

4. **免疫治疗**　静脉注射免疫球蛋白或血浆置换疗效相当。静脉注射免疫球蛋白 400mg/(kg·d),连用 5 天,或总剂量 2g/kg,在 1~2 天静脉滴注。不推荐肾上腺糖皮质激素。

5. **营养神经**　可给予维生素 B_1、B_{12} 等药物治疗。

6. **神经康复**　急性进展期后应尽快启动肢体运动功能训练,并预防肌萎缩和关节挛缩。

【预防】

本病尚无有效预防措施。

【转诊指征】

1. 肢体瘫痪急剧进展,考虑本病诊断时应尽快转诊上级医院。

2. 重症患者转运途中有呼吸衰竭或严重自主神经功能紊乱的风险,应充分知情告知。

【常见临床问题及沟通要点】

1. 本病主要影响肢体运动功能,应尽早进行肢体运动功能康复训练,保持功能位,防止关节挛缩。

2. 重症患儿可出现呼吸肌麻痹和窒息,应及时转诊至有抢救条件的单位,给予气管插管或气管切开,呼吸机辅助呼吸,同时心电监护,监测血压、心率等。

3. **预后**　本病多为单相病程,病程自限性,绝大多数患儿在数月至 1 年内完全恢复,少数患儿遗留不同程度的肌无力、指 / 趾活动不灵活、足下垂和肌萎缩等神经后遗症;个别患儿死于呼吸衰竭或严重的自主神经功能紊乱。

（洪思琦　蒋　莉）

第十三章

内分泌疾病

知识要点

√ 内分泌疾病通常涉及内分泌轴的各个环节,应注意多病因的诊断和鉴别诊断。

√ 内分泌疾病的早期诊断和早期替代治疗可以有效改善患儿的预后,特别是可有效预防先天性甲状腺功能减退症的生长发育迟缓及智能发育落后的发生,故早诊断、早治疗是关键。

√ 内分泌疾病的诊断常需要进行有关内分泌功能试验,如生长激素激发试验等。

第一节　生长激素缺乏症

学习目标

1. 掌握　生长激素缺乏症的临床表现。
2. 熟悉　生长激素缺乏症的诊断及鉴别诊断。
3. 了解　生长激素缺乏症的治疗原则。

【病史要点】

1. 出现矮身材的年龄、程度及持续时间的长短。
2. 每年身高增加的速度。
3. 有无智能发育落后。
4. 是否伴随特殊面容及面部畸形等。
5. 有无产伤窒息病史及宫内发育迟缓病史。
6. 有无头颅外伤史及颅内感染、颅内出血病史。
7. 有无矮小家族史。
8. 平素的饮食、睡眠及运动情况等。

【临床表现】

1. 特发性生长激素缺乏症（growth hormone deficiency, GHD）多见于男性，出生时身长和体重多正常，往往在 1 岁以后开始出现生长速度减慢，身高年增长率下降，身高低于到同年龄同性别平均水平的 -2SD 以下，2 岁以后年增长率小于 5cm；智能发育正常；面部圆形，面容多幼稚，皮肤细腻，萌牙延迟；身材矮小但比例正常；骨龄常落后于实际年龄。

2. 器质性生长激素缺乏症可发生于任何年龄，其中由围产期异常情况导致者，可伴有垂体的多种激素缺乏和尿崩症；颅内占位病变导致者多有头痛、呕吐、视野缺失等颅内高压及视神经受压迫的症状和体征。继发的生长激素缺乏症的表现与特发性生长激素缺乏症的症状类似。

【体检要点】

1. 准确测量患儿的身高、体重的一般体格发育指标。

2. 注意有无特殊面容。

3. 注意有无外生殖器及肢体的畸形。

4. 注意有无颅内占位所致颅内高压症状及体征等。

5. 注意有无智能发育落后等。

【辅助检查】

1. **生长激素激发试验**　在评价下丘脑 - 生长激素 -IGF1 轴功能过程中起着非常重要的作用。

生理状态下，生长激素呈脉冲式分泌，受多种因素影响，随机单次血生长激素水平不能真正地反映机体生长激素的分泌情况，临床上应用生长激素激发试验作为诊断生长激素缺乏症的主要依据。

结果判断：只要有一项试验生长激素峰值 ≥10μg/L，即排除生长激素缺乏症；当两项试验生长激素峰值均 <5μg/L 时为生长激素完全缺乏；生长激素峰值介于 5~10μg/L 时为生长激素部分缺乏。

2. **IGF-1 和 IGFBP3 水平测定**　IGF-1 和 IGFBP3 水平随生长激素分泌状态而改变，但它们的改变速度较慢。血清 IGF-1 因无明显脉冲式分泌和昼夜节律，相对稳定，能较好地反映内源性生长激素分泌状态，但需结合年龄、性别、年龄、青春期、营养状况等因素判断。

3. **骨龄测量**　骨龄是评估生物体发育情况的良好指标。正常情况下，骨龄与实际年龄的差别应在 ±1 岁之间，落后或超前过多即为异常。

4. **头颅影像学等检查**　按需进行头颅的 MRI 检查（重点是垂体、蝶鞍区），了解有无先天发育异常或占位性病变。生长激素缺乏症可见垂体前叶发育不全，垂体柄断裂，垂体后叶信号异常和空蝶鞍等。

5. **核型分析**　对疑有染色体畸变的患儿应进行核型分析。矮身材女性均应做染色体核型分析。

【诊断要点及鉴别诊断】

1. **诊断需符合以下标准**　①面容幼稚，匀称性身材矮小，身高低于同年龄、同性别正常健康儿童平均身高的 2 个标准差，或者低于正常儿童生长曲线第 3 百分位数；②年生长速率

<7cm(3岁以下),<5cm(3岁~青春期前),<6cm(青春期);③骨龄落后于实际年龄2年或2年以上;④两种药物激发试验结果均提示生长激素峰值<10μg/L;⑤智能正常;⑥排除其他影响生长的疾病。

2. 鉴别诊断　影响生长落后的原因很多,需要鉴别的主要有:①体质性生长及青春期延迟;②特纳综合征;③先天性甲状腺功能减退症;④骨骼发育障碍性疾病。

【病情观察及随访要点】

1. 重点随访身高变化情况,身高增长是一个非匀速的连续过程,且有一定规律。3岁以前受营养、睡眠、疾病等影响大,3岁以后主要受内分泌激素等影响,应定期监测身高,及时发现身高偏离,以便及时处理。

2. 影响身高的因素众多,应行相关检查以排除各种引起矮小的疾病,及时干预。

3. 在判断生长迟缓时,尚需结合患儿身高和骨龄的变化等进行综合分析。对生长速度突然变慢的患儿,即使身高绝对值并未达到矮小的标准,仍需密切随访并实时进行评估。

【治疗原则】

1. 病因治疗　对继发性生长激素缺乏症进行病因治疗。有中枢神经系统病变的生长激素缺乏症可考虑手术或放疗,如鞍区肿瘤特别是出现神经系统症状的肿瘤多需手术;对继发于其他疾病的生长激素缺乏症应同时针对原发病治疗。

2. 替代治疗　重组人生长激素替代治疗已被广泛应用。具体应用时建议上级医院协助。

【预防】

优生优育,尽量避免产伤、窒息病史,尽可能防止头颅外伤及放射线接触。在发现身材偏离于同年龄同性别正常儿童时,及时到正规可做相关评估的医院规范的检查及治疗。

【转诊指征】

1. 生长激素缺乏症合并颅内高压、低血糖等危及生命的症状和体征时,建议转诊至上级医院。

2. 高度怀疑生长激素缺乏症但没有条件进行相关检查手段情况下,建议转诊至上级医院。

【常见临床问题及沟通要点】

1. 生长激素缺乏症大多为散发性,少数为家族性遗传。根据下丘脑-生长激素-IGF轴功能缺陷,可分为原发性或继发性生长激素缺乏症。临床表现为单纯性生长激素缺乏症或多种垂体激素缺乏。长期疾患、社会心理抑制及原发性甲状腺功能减退等可造成生长激素分泌功能暂时性低下,在外界不良因素消除或原发疾病控制后即可恢复正常。

2. 生长激素治疗对绝大部分患儿有效。治疗效果具有剂量依赖效应且存在个体差异。身高SDS随着治疗时间的延长而不断改善。但治疗过程中需密切监测,且治疗费用较为昂贵,故在家长及患儿选择治疗之前应予以充分解释及沟通。

3. 经过规范治疗及随访的生长激素缺乏症患儿大多预后良好,未治疗者则会严重矮小,同时会出现代谢紊乱症状及体征,如体脂堆积、低血糖、心血管疾病等。

(曾燕　朱岷)

第二节 中枢性尿崩症

学习目标

1. 掌握 中枢性尿崩症的临床表现、诊断及鉴别诊断。
2. 熟悉 中枢性尿崩症的实验室检查。
3. 了解 中枢性尿崩症的处理原则。

尿崩症(diabetes insipidus)是以多饮、多尿、尿比重低为特点的临床综合征,分为中枢性尿崩症和肾性尿崩症。中枢性尿崩症可分为特发性尿崩症、继发性尿崩症、遗传性尿崩症。

【病史要点】

1. 有无多饮、多尿,有无烦渴、夜尿增多或遗尿。
2. 有无皮肤干燥、精神萎靡、食欲减退、消瘦、便秘、生长发育缓慢。
3. 有无头痛、呕吐、复视、斜视、视野缩小、性早熟。
4. 婴儿期有无不明原因高热,在补充液体后热退。
5. 既往有无朗格汉斯细胞组织细胞增生症、颅内肿瘤、脑外伤或手术、脑炎、肾小管酸中毒、糖尿病等。
6. 家族中有无多饮、多尿患者。

【体检要点】

1. 一般情况,检查身高、体重等生长发育情况。
2. 有无脱水体征,如皮肤干燥等。
3. 婴幼儿注意有无颅骨缺损、贫血貌。
4. 有无复视、斜视、视野缩小、性早熟等。

【辅助检查】

1. **尿常规检查** 尿色清淡如水,尿比重 <1.005,尿糖(−),尿蛋白(−)。
2. **尿渗透压检查** 尿渗透压 <300mmol/L。
3. **血浆渗透压检查** 血浆渗透压 >300mmol/L。
4. **电解质检查** 血钠升高。
5. 禁水加压素试验。
6. 中枢性尿崩症血浆 AVP 测定降低。
7. **X 线检查** 常规头颅、四肢长骨和胸部 X 线检查除外肿瘤性疾病。
8. **MRI 检查** 中枢性尿崩症患儿神经垂体后叶高信号消失。疑为颅脑肿瘤时应进行颅脑 MRI 扫描,阴性不能完全排除脑瘤,必要时定期检查。

【诊断要点及鉴别诊断】

1. 诊断要点

(1)多尿、多饮,每天饮水量可达 300~400ml/kg,尿量 >2 000ml/m²。

(2) 尿渗透压 <200mmol/L 或尿比重 ≤1.005 时, 血浆渗透压 >300mmol/L 或血钠 >145mmol/L, 可疑诊尿崩症。

(3) 加压素试验中, 尿渗透压较注射前增高 >50% 为完全性中枢性尿崩症; 在 9%~50% 之间为部分性中枢性尿崩症; <9% 为肾性尿崩症。

2. 鉴别诊断

(1) 糖尿病: 根据尿渗透压或比重、尿糖即可鉴别。糖尿病除多饮、多尿外, 还有多食, 尿糖阳性, 血糖升高。

(2) 精神性多饮: 多见于婴幼儿, 由于被动喂水和液体食物过多引起多尿。

(3) 肾脏疾病: 先天肾畸形、慢性肾炎、肾小管酸中毒、慢性肾盂肾炎等疾病均可发生多尿, 引起继发性肾性尿崩症。可根据肾功能检查、尿常规化验、腹部超声检查等予以鉴别。

【病情观察及随访要点】

1. 观察内容　应用加压素治疗中, 观察尿量、尿比重、饮水量、血压的改变。加压素有收缩血管作用, 有的患儿应用后有暂时性面色苍白、腹痛。加压素过量可引起水中毒, 有头痛、高血压、低钠性抽搐, 严重时可昏迷。加压素过量时应停用加压素, 限制饮水, 呋塞米 1~2mg/kg 静脉推注, 同时应用 5% 氯化钠 6ml/kg 静脉滴注, 有脑水肿者应用甘露醇静脉快速滴注。

2. 随访要点

(1) 诊断明确的中枢性尿崩症每 3 个月随访电解质、血渗透压、尿比重, 根据结果和尿量调整用药剂量。

(2) 每年评估生长发育情况。

(3) 对原因不明的中枢性尿崩症强调每半年随访头颅 CT 或 MRI 检查, 以便及早发现颅内占位病变。

【治疗原则】

1. 一般治疗　防止因脱水引起的严重并发症, 及早治疗原发病。

2. 药物治疗　去氨加压素是目前治疗中枢性尿崩症的首选药物。

【转诊指征】

1. 血浆渗透压 >300mmol/L 或血钠 >160mmol/L。

2. 无条件完成加压素试验明确诊断。

【常见临床问题及沟通要点】

1. 在药物治疗初期, 注意适当限制饮水, 以防引起水中毒; 平时治疗中强调家长不要限制孩子饮水, 尤其是婴幼儿, 以避免脱水与高钠血症。

2. 本病确诊后需终身用药, 应告知家长, 使其有心理准备并坚持治疗。

3. 出院后患儿每 3 个月随访电解质、尿常规, 每半年进行一次头颅 CT 或 MRI 检查, 以及早发现颅内肿瘤。

(罗雁红　朱 岷)

第三节 性 早 熟

学习目标

1. 掌握 中枢性性早熟的临床表现。
2. 熟悉 中枢性性早熟的常见病因、诊断及鉴别诊断。
3. 了解 中枢性性早熟的处理原则。

【病史要点】

1. 明确第二性征出现的年龄、顺序、程度及持续时间的长短。

2. 是否有特殊的高激素含量的食物或药物摄入史。

3. 有无伴随头痛、呕吐等颅内高压症状,有无视野改变等。

4. 是否伴随生长发育的加速。

5. 有无皮肤色素沉着及消化系统症状,有无外生殖器的畸形等改变。

6. 注意询问有无性早熟的家族史、有无颅脑外伤、手术、化疗或放疗病史,有无甲状腺功能减退病史。

【临床表现】

1. 女性在 8 岁以前出现乳房发育、阴毛、腋毛及阴道出血等表现;男性在 9 岁以前出现睾丸增大、阴毛、腋毛、变声及遗精等表现。

2. 生长发育加速。

3. 若为颅内肿瘤引起,可有头痛、呕吐及视野改变等。

4. 若为肾上腺病变引起的早熟,可有皮肤色素沉着、外生殖器异常及血压改变等异常。

5. 若为甲状腺功能减退,常伴有黏液水肿、低代谢症候群及生长发育迟滞等表现。

【体检要点】

1. **第二性征的核实** 女性测量乳房、乳核及乳晕大小;男性测量睾丸大小、阴茎长度及周径,并描述有无阴毛腋毛及相应的分期情况。

2. 准确测量患儿的身高、体重等一般体格发育指标。

3. 注意皮肤有无粗糙及色素沉着等改变。

4. 注意有无外生殖器及肢体的畸形。

5. 注意有无头颅外伤证据等。

【辅助检查】

1. **性激素测定** 主要包括性激素全套及性激素兴奋实验。促性腺激素释放激素激发试验有助于诊断中枢性性早熟,也是鉴别中枢性性早熟和外周性性早熟的重要依据,用免疫化学发光法,LH 峰值 ≥ 5.0U/L,LH/FSH ≥ 0.6 均提示性腺轴启动。

2. **生殖器超声检查** 测量内生殖器的大小及发育状况。子宫长度 3.4~4.0cm,卵巢容积 1~3ml,并可见多个直径 ≥ 4mm 的卵泡,提示青春期发育;男孩睾丸:睾丸容积 ≥ 4ml 或睾丸长径>2.5cm,提示青春期发育。

3. **骨龄测量**　左手腕X线检查以了解骨骼的成熟度,若骨龄超过年龄1年及以上提示骨龄提前。

4. **其他检查**　根据病情进行头颅MRI、肾上腺功能、甲状腺功能检查等,以了解是否为中枢神经系统病变或其他疾病所致。

【诊断要点及鉴别诊断】

1. **诊断标准**　①第二性征提前出现:女孩8岁前,男孩9岁前出现第二性征发育。以女孩出现乳房结节,男孩睾丸容积增大为首发表现。②线性生长加速:年生长速率高于正常儿童。③骨龄超前:骨龄超过实际年龄1岁或1岁以上;④性腺增大:盆腔B超检查显示女孩子宫、卵巢容积增大,且卵巢内可见多个直径>4mm的卵泡;男孩睾丸容积≥4ml。⑤性腺轴功能启动,血清促性腺激素及性激素达青春期水平。

2. **鉴别诊断**　①先天性肾上腺皮质增生症;② McCune-Albright综合征;③家族性男性限制性性早熟;④原发性甲状腺功能减退症;⑤单纯乳房早发育。

【病情观察及随访要点】

1. 重点随访第二性征的出现顺序及进展变化情况,中枢性性早熟是由于性腺轴功能提前启动所致,性发育的顺序与正常儿童基本一致。

2. 性发育是一个连续的过程,且有一定规律。女孩青春期发育顺序为乳房发育,阴毛、外生殖器的改变,腋毛生长,月经来潮。男孩性发育则首先表现为睾丸容积增大,继而阴茎增长增粗,阴毛、腋毛生长及声音低沉,胡须生长,出现遗精。性发育的速度存在明显个体差异。一般性发育过程可持续3~4年,女孩每个Tanner分期的进展历时约1年。男孩Tanner分期进展与女孩类似,但从睾丸开始增大至遗精历时比女孩稍长。

3. 性早熟的诊断过程中,对于典型的界定年龄(女孩8岁,男孩9岁)前出现性发育征象的患儿较易诊断,但在重视性发育开始年龄的同时,还应考虑性发育的顺序及进程,其可为性早熟的不同表现。对进一步诊断和处理有重要提示意义。

4. 在判断结果时,需结合患儿性发育状态、性征进展情况、身高和骨龄的变化等进行综合分析。对于部分病程较短的患儿,在乳房开始发育的早期,未出现明显的生长加速、骨龄未出现明显超前时,GnRH激发试验可为假阴性。对此类患儿应密切随访性征发育情况、生长速率、骨龄等,必要时应重复进行GnRH激发试验。

【治疗原则】

对继发性中枢性性早熟,应强调同时进行病因治疗。对特发性中枢性性早熟,国内外普遍采用GnRH类似物(GnRH-a)或拮抗剂治疗。

【预防】

1. 尽量避免中枢性性早熟发生的高危因素,如不良的饮食习惯、肥胖、过长的光照暴露、颅脑外伤等。

2. 中枢性性早熟的诊断宜根据患儿的起病年龄、症状、体征、实验室及影像学检查等按照临床诊断、病因诊断、鉴别诊断的步骤进行,其中病因诊断尤为重要。中枢性性早熟的治疗首先为病因治疗,同时应明确并非所有中枢性性早熟患儿均需要GnRH-a治疗。GnRH-a治疗应严格掌握指征,采用个体化治疗方案,并在治疗过程中密切关注性发育进程、生长情况及安全性监测,确保用药的有效性与安全性。

【转诊指征】

1. 高度怀疑中枢性性早熟但没有条件进行相关检查手段情况下,建议转诊至上级医院。

2. 中枢性性早熟合并有颅内高压等危及生命的症状和体征时候,建议转诊至上级医院。

【常见临床问题及沟通要点】

1. 目前中枢性性早熟的发生机制不明,部分由于颅内病变导致,故针对中枢性性早熟患儿常规建议垂体磁共振检查,利于早期发现颅内器质性病变而及时做相应处理。

2. 普遍采用 GnRH-a 治疗,具体治疗因人而异。

3. 特发性中枢性性早熟为一个功能性改变过程,多数预后良好。对于器质性中枢性性早熟,需要肿瘤外科协助诊治。如颅咽管瘤、生殖细胞瘤等,需要颅脑外科手术,术后容易继发全垂体功能低下,需要内分泌科长期随访。

（曾　燕　朱　岷）

第四节　先天性甲状腺功能减退症

学习目标

1. 掌握　先天性甲状腺功能减退症的临床表现和治疗。
2. 熟悉　先天性甲状腺功能减退症的新生儿筛查。
3. 了解　先天性甲状腺功能减退症的诊断与鉴别诊断。

【病史要点】

1. 有无生长发育迟缓的病史及持续时间的长短。

2. 是否伴有智能发育落后及落后程度。

3. 有无皮肤粗糙、萌芽延迟、囟门闭合延迟及头发稀疏等病史。

4. 有无便秘及腹胀、有无心率缓慢等。

5. 有无面色苍黄、少言寡语等改变。

6. 有无甲状腺疾病的家族史,是否进行新生儿筛查等。

【临床表现】

1. 临床表现往往出现在生后数月,临床表现与甲状腺素缺乏的严重程度和就诊年龄有关。

2. 典型的临床表现,包括生长发育迟缓、智能发育落后、低代谢症候群及黏液水肿貌。

3. 生长发育迟缓随着年龄增大而与正常标准的差距逐步增大,多为非匀称性矮小,上部量 / 下部量多大于 1.5。

4. 智能发育落后与甲状腺素缺乏的程度相关,表现为表情呆板、反应迟缓、运动发育落后,严重者有听力障碍。

5. 低代谢症候群常波及全身器官,可表现为心音低钝、心动过缓、心包积液、心脏扩大和房室传导阻滞,也可表现为食欲减退、腹胀、便秘等,还可表现为贫血、脑瘫等。

【体检要点】

1. 就诊主诉症状的体检,身高、体重、皮肤、毛发、腹部等所有指标。

2. 注意皮肤有无粗糙及色素沉着等改变。

3. 注意有无外生殖器及肢体的畸形。

4. 注意有无甲状腺部位的肿块等。

【辅助检查】

1. 甲状腺功能测定 主要包括甲状腺激素及抗体等测定。

2. 超声检查 多数先天性甲状腺功能减退症患者的超声提示甲状腺缺如或发育不良,少部分酶缺陷患者会出现甲状腺肿大。

3. 骨龄测量 左手腕 X 线检查了解骨骼的成熟度,若骨龄延迟年龄 1 年及以上提示骨龄落后。

4. 核素检查 锝元素扫描可以了解甲状腺发育情况及大小、形状和位置。

【诊断要点及鉴别诊断】

1. 根据典型的临床症状和甲状腺功能测定,诊断并不困难。婴幼儿:典型症状合并 T_4 降低、TSH 增高和骨龄落后。

2. 鉴别诊断 ①先天性巨结肠;②唐氏综合征;③佝偻病;④骨骼发育障碍性疾病。

【病情观察及随访要点】

1. 重点关注体格改善情况,智能恢复状态,定期评估身高体重及智能发育水平。

2. 开始治疗后 2~4 周复查甲功,最初 6 个月每 1~2 个月随访一次,6 月至 3 岁每 3~4 个月随访 1 次,3 岁以后每 6~12 个月随访 1 次,调量后 2 周复查。当出现并发症或结果异常应加大随访频率,对疑诊甲状腺素合成障碍的患儿,在第 1 年应定期随访听力。

【治疗原则】

诊断后应立即治疗,终身替代治疗,首选左甲状腺素片,替代剂量要足,注意个体差异,随着年龄和体重增长定期随访及调整剂量。

【预防】

尽可能对每一个新生儿贯彻实施法定筛查项目,及时召回阳性患儿,确诊后积极治疗。

【转诊指征】

合并有大量心包积液、严重贫血等危及生命的症状和体征时候,建议转诊至上级医院。高度怀疑该病,但没有条件进行相关检查手段情况下,建议转诊至上级医院。

【常见临床问题及沟通要点】

1. 早期发现及时治疗可有效预防生长发育迟缓及智能发育落后的发生,早诊断、早治疗是关键。

2. 治疗主要是左甲状腺素的替代,该药价格便宜,半衰期长,只需 1 天 1 次口服,普通家庭均可承受。

3. 预后取决于起始治疗时间的早晚。新生儿筛查可以最大程度改善该病的预后。出生后 3 周之内治疗,预后好;如果未能及早发现而在生后 6 个月后才开始治疗,虽然可以改善生长发育状况,但智能发育仍会受到严重的损害。

（曾 燕 朱 岷）

第五节 糖 尿 病

学习目标

1. 掌握 糖尿病的临床表现。
2. 熟悉 糖尿病的辅助检查、诊断及鉴别诊断。
3. 了解 糖尿病的处理原则。

糖尿病(diabetes mellitus,DM)是一组由于胰岛素分泌或作用缺陷引起的以血糖增高为特征的代谢疾病,长期血糖控制不佳的糖尿病患者,可伴发各种器官,尤其是眼、心、血管、肾、神经损害,功能不全或衰竭,导致残疾或早亡。

根据不同的病因,可将儿童时期的糖尿病分为原发性糖尿病和继发性糖尿病。原发性糖尿病分为:胰岛素依赖型糖尿病(IDDM),又称 1 型糖尿病;非胰岛素依赖型糖尿病(NIDDM),又称 2 型糖尿病;青年成熟期发病型糖尿病。继发性糖尿病大多由一些遗传综合征(如唐氏综合征)和内分泌疾病(如库欣综合征)所致。

【病史要点】

1. 1 型糖尿病患儿起病较急骤,多有感染或饮食不当等诱因。典型症状为多饮、多尿、多食和体重下降(即"三多一少")。

(1)婴儿多饮、多尿不易被发觉,容易发生脱水和酮症酸中毒。

(2)儿童因为夜尿增多可发生遗尿。

(3)年长儿还可出现消瘦、精神不振、倦怠乏力等体质显著下降症状。

(4)约 40% 的糖尿病患儿在就诊时即处于酮症酸中毒状态。多表现为起病急、进食减少、恶心、呕吐、腹痛、关节或肌肉疼痛、皮肤黏膜干燥、呼吸深长、呼气中带有酮味、脉搏细速、血压下降、体温不升,甚至嗜睡、淡漠、昏迷。常被误诊为肺炎、败血症、急腹症或脑膜炎等。少数患儿起病缓慢,以精神呆滞、软弱、体重下降等为主。

2. 糖尿病并发症

(1)肾脏病变:儿童和青少年糖尿病患者青春期前均罕见微量蛋白尿。

(2)视网膜病变:儿童和青少年 1 型糖尿病患者青春期前罕见视网膜病变。

(3)神经病变:儿童和青少年糖尿病患者神经病变症状多不明显。但前瞻性神经传导研究与自身免疫性神经病变评估研究均发现患者神经病变发生率随时间进行性升高。

(4)血脂紊乱:大部分儿童和青少年 1 型糖尿病患者血脂紊乱相关性心血管病变风险较低。

(5)高血压:约 16% 的 1 型糖尿病患者同时患有高血压。

【体检要点】

1. 一般情况 体重下降、多饮、多食等。

2. 酮症酸中毒表现 呼吸深长,带有酮味,有无脱水征和意识的改变。

3. 生长落后、智能发育迟缓、肝大,称为 Mauriac 综合征。

4. 并发症表现 蛋白尿、高血压等糖尿病肾病表现；白内障、视力障碍、视网膜病变等。

【辅助检查】

1. 尿常规检查 尿糖、尿酮体、尿蛋白。

2. 血液检查

(1)血糖：餐后任意时刻血糖水平≥11.1mmolL，空腹血糖（FPG）≥7.0mmol/L；OGTT 血糖水平≥11.1mmol/L。

(2)血脂：血清胆固醇、甘油三酯和游离脂肪酸明显增加。

(3)血气分析：代谢性酸中毒，pH<7.30，HCO_3^-<15mmoL。

(4)糖化血红蛋白：可作为患儿在以往 2~3 个月期间血糖是否得到满意控制的指标。

(5)电解质：血钾、钠、氯，二氧化碳结合率。

(6)血胰岛素和 C 肽。

3. 葡萄糖耐量试验 用于空腹血糖正常或正常高限，餐后血糖高于正常而尿糖偶尔阳性的患儿。

4. 胰岛素自身免疫抗体。

5. 腹部 B 超检查。

【诊断要点及鉴别诊断】

1. 糖尿病家族史，典型三多一少症状，血糖及尿糖水平、C- 肽释放试验。

2. 鉴别诊断（表 13-1）。

表 13-1　1 型糖尿病与 2 型糖尿病的鉴别

鉴别指标	1 型糖尿病	2 型糖尿病
发病年龄	任何年龄	多见于较大儿童
家族史	通常无家族史	有阳性家族史
起病方式	起病急	通常缓慢
症状	多尿、多饮、烦渴、体重减轻、疲乏明显	较轻或缺如
营养状态	体重正常或消瘦	肥胖或超重
胰岛病理改变	有胰岛炎、β 细胞破坏	无
免疫学指标	有自身免疫性胰岛炎，可检测到自身抗体	大部分无自身抗体阳性
遗传学改变	与人类白细胞抗原关联孪生子患病一致性 35%~50%	与人类白细胞抗原无关联孪生子患病一致性 95%~100%
体内胰岛素和 C 肽水平	低	稍低，正常或升高，高峰延迟
胰岛素抵抗相关表现	无或少见	常见
酮症倾向	常见	少见，感染、手术等应激时出现
胰岛素治疗	必须，依赖	代谢不稳定时或多年病史后胰岛素分泌减少时需要

【治疗原则】

1. **生活方式的干预**　对于糖尿病前期和高危患儿,更应强调生活方式干预以有效降低发病率。

2. **饮食管理**　保证儿童青少年正常生长发育的前提下,纠正已发生的代谢紊乱,减轻胰岛 β 细胞负荷从而延缓并减轻糖尿病及并发症的发生和发展。

3. **运动**　调动儿童的兴趣和积极性,循序渐进,更要长期坚持。

4. **血糖监测及控制**　血糖控制理想时,1周数次餐前、餐后血糖测量即可,而控制不理想时,应增加测量频次,如每天三餐前及凌晨的血糖。

5. **合理应用药物**　胰岛素、二甲双胍等。

【转诊指征】

1. 初次发现血糖异常,病因和分型不明确。

2. 糖尿病急性并发症,如酮症、高血糖高渗综合征。

3. 反复低血糖,血糖波动大,严重降糖药物不良反应。

4. 血糖、血压、血脂长期治疗不达标。

5. 严重靶器官损害,如心脑血管病、肾功能不全、严重视力下降等。

【常见临床问题及沟通要点】

1. 糖尿病的病因及分型、临床自然病程。

2. 降糖药物及剂量调整、胰岛素终身替代治疗、胰岛素泵的正确使用、副作用。

3. 教育指导,饮食、运动、心理支持、积极预防并发症。

4. 定期监测血糖、尿常规、血压、血脂。

5. 早诊断、早治疗,健康教育。

(宋 萃　朱 岷)

第十四章

遗传性疾病

√ 遗传性疾病是由于遗传物质结构或功能改变所导致的疾病,具有先天性、终身性、家族性特征。遗传性疾病种类多,涉及全身各系统,病死率和致残率高,早期诊断、早期治疗极为重要。

√ 遗传代谢缺陷病是遗传性生化代谢缺陷的一类疾病,为罕见的疑难杂症,误诊率高。

√ 遗传性疾病的三级预防尤为重要,可减少遗传性疾病的发生,改善预后。

第一节 概 述

学习目标

1. 掌握 遗传性疾病的基本概念、预防。
2. 熟悉 遗传性疾病的临床类型及特征,遗传代谢缺陷病的特征。
3. 了解 遗传性疾病的诊断方法和治疗原则。

遗传性疾病是由于遗传物质结构或功能改变所导致的疾病。遗传物质就是染色体上的基因及基因组(基因的组合)。基因是染色体上由 DNA 组成的遗传最基本功能单位,由调控序列、转录序列和 / 或其他功能序列组成,是遗传信息的载体,其产物是蛋白质或 RNA 分子。基因异常将导致相关蛋白质的结构和功能异常,从而产生相关的遗传性疾病。

【分类】

1. 染色体病。

2. **单基因病** ①常染色体显性遗传性疾病;②常染色体隐性遗传性疾病;③性连锁遗传性疾病。

3. 多基因病。

4. 线粒体病。

5. 基因印迹缺陷。

6. 体细胞遗传性疾病。

【临床表现】

遗传性疾病具有先天性、终身性、家族性的特点。遗传性疾病种类多,涉及全身各个系统,基因及其蛋白相关系统及相关代谢途径受累,临床表现多样,主要包括多发畸形、智力落后、代谢异常及神经肌肉功能障碍。病死率和致残率高,存活者多有智力低下和体格残疾。

1. **染色体病** 染色体病是由于染色体数目及结构畸变所致的疾病。由于染色体上定位的基因众多,因此染色体病常涉及多个器官、系统的形态和功能异常,临床表现多样,常表现为综合征,造成机体多发畸形、智力低下、生长发育迟缓和多系统功能障碍。目前已发现染色体数目异常和结构畸变 2 万多种,染色体病 350 余种。发病率为 0.5%~1%。染色体异常占流产胚胎的 50%~70%,占死产婴的 10%。染色体畸变原因与高龄孕妇、放射线、病毒感染、化学因素、药物、遗传因素等相关。

染色体病分为常染色体病和性染色体病。常染色体病主要表现为生长发育迟缓,智能发育落后,多发性先天畸形(颅面部、五官、四肢、内脏、皮肤纹理改变等),如 21-三体综合征等。性染色体病主要表现为性发育异常、两性畸形、性发育落后、生殖力下降、闭经等,如特纳综合征、Klinefelter 综合征等。在多种先天畸形、明显生长发育障碍、智能发育障碍、性发育异常、孕母年龄大、有家族史、不孕或多次自然流产、怀疑染色体病时,应进行染色体核型分析以诊断染色体疾病。

染色体病预后不良,严重致愚、致残、致死,缺乏有效治疗手段。预防染色体病的措施有产前筛查、胚胎植入前诊断、产前诊断、选择性终止妊娠等。

2. **单基因遗传性疾病** 单基因遗传性疾病是由一对等位基因控制的遗传性疾病。分类为常染色体显性遗传性疾病、常染色体隐性遗传性疾病、X 连锁隐性遗传性疾病、X 连锁显性遗传性疾病、Y 连锁遗传性疾病。病种有数千种之多。

3. **遗传代谢缺陷病** 遗传代谢缺陷病是因基因突变,引起蛋白质结构和功能异常,导致酶、受体、载体等的缺陷,使机体的生化反应和代谢异常,生化代谢中断,缺陷酶的产物缺乏,底物、中间产物和旁路代谢产物在体内大量蓄积,引起系列临床表现的一大类疾病。是遗传性生化代谢缺陷的一类疾病。种类繁多,有数千种,常见有 400~500 种,单一病种患病率较低,总体发病率较高,约 1/5 00。遗传代谢缺陷病为疑难杂症,误诊率高,不治疗则危害严重。早期诊断,有些病能治疗。诊断有赖于测定代谢产物、酶活性和基因诊断。

遗传代谢缺陷病的分类:小分子病有氨基酸代谢病、有机酸代谢病、糖代谢障碍、脂肪酸氧化障碍、尿素循环障碍、核酸代谢障碍、卟啉代谢障碍、金属代谢障碍。细胞器病有溶酶体贮积病、线粒体病、过氧化酶体病。

遗传代谢缺陷病可影响任何器官系统,常为多器官系统受累。婴幼儿期、儿童期、青少年期等各年龄均可发病。表现常为各器官功能受损,以神经系统和消化系统症状突出。可表现为致命的急性代谢危象,间断性失代偿和缓解交替,和缓慢进行性加重。

4. **多基因遗传性疾病** 多基因遗传性疾病是受 2 对以上基因控制的遗传性疾病,发病率高,家族聚集,与环境因素关系密切。如原发性高血压、2 型糖尿病、冠心病、哮喘病、唇裂、无脑儿等。

5. 线粒体病　线粒体病是线粒体中的遗传物质线粒体 DNA（mtDNA）基因突变所致的疾病。为母系遗传。线粒体含 37 个基因，编码 ATP 复合酶、细胞色素 C 氧化酶、还原型辅酶 I 脱氢酶等十余种参与能量代谢的线粒体酶。线粒体病为一组较为独特的遗传代谢缺陷疾病，包括脂肪酸氧化障碍、呼吸链酶缺陷、特殊类型的糖尿病等。

【诊断】

遗传性疾病的诊断根据病史、家系分析、临床症状、体征、全面体格检查。B 超、X 线、CT、MRI 等相关影像学检查。血、尿常规分析、激素测定、血糖、血气分析、血氨、酮体、丙酮酸、血乳酸、肝、肾功能、肌酶谱、电解质等生化检查。高危患者用串联质谱技术对异常代谢的底物、终产物及中间代谢产物进行检测，可筛查多种氨基酸、有机酸、脂肪酸代谢异常。用气相色谱 - 质谱联用仪筛查多种有机酸尿症。酶学检查测定缺陷的蛋白酶的活性。

细胞遗传学及基因诊断方法：染色体核型分析，限制性片段长度多态性分析，荧光原位杂交技术，多重连接探针扩增技术，定量 PCR，基因芯片技术。DNA 序列分析包括一代测序了解基因点突变（<30bp），二代测序包括：高深度测序全基因组、全外显子组基因变异，全基因组拷贝数变异测序（CNVseq，>100kb），以及对已知目的基因检测（panel）。

产前诊断：对有遗传性疾病病史、家族史、生过畸形儿、不明原因流产等高危人群进行产前诊断，包括羊水检查、B 超 / 胎儿镜检查、绒毛检查等，早期诊断遗传性疾病。

新生儿筛查：可早期诊断苯丙酮尿症、21- 羟化酶缺乏症、葡萄糖 -6- 磷酸脱氢酶缺乏症、先天性甲状腺功能减退症等，早期治疗，可显著改善疾病的预后。

【治疗】

遗传性疾病的常规治疗包括药物治疗（补缺、去余、酶疗法）、组织和器官移植、手术疗法纠正畸形等。饮食疗法的原则是禁其所忌、补其所缺，如苯丙酮尿症用低苯丙氨酸奶粉，糖原贮积症用生玉米淀粉。基因治疗是通过基因重组及编辑或转基因疗法，替代或修正病变基因，从而达到治疗疾病的目的。

【预防】

遗传性疾病的预防：一级预防，防止遗传性疾病的发生，如携带者筛查；二级预防，减少遗传性疾病患儿的出生，如产前诊断；三级预防，是遗传性疾病出生后的治疗，其中新生儿筛查是重要措施。

（朱　岷）

第二节　染色体病

学习目标

1. 掌握　唐氏综合征的临床表现。特纳综合征的临床表现及诊断要点。

2. 熟悉　唐氏综合征的辅助检查、诊断及鉴别诊断及治疗原则。特纳综合征的辅助检查。

3. 了解　唐氏综合征的产前筛查。特纳综合征的处理原则。

一、唐氏综合征

唐氏综合征又称 21-三体综合征或先天愚型,是由于生殖细胞(卵子或者精子)形成时的减数分裂期染色体不分离,造成细胞中多出一条 21 号染色体所致。唐氏综合征是小儿最为常见的染色体畸变类疾病,60% 在宫内早期即流产,存活者可有智能落后、特殊面容、生长发育障碍和多发畸形。

【病史要点】

1. **智力低下** 是最突出最重要的表现。智商通常在 25~50,抽象思维能力受损最大。

2. **生长发育障碍** 唐氏综合征患儿母体妊娠期较短,平均为 262~272 天,大多数呈短头畸型,80% 的患儿肌张力低下,约有 1/2 的病例并发先天性心脏病,易患感染性疾病和白血病。

3. **伴发畸形** 约 50% 患儿伴有先天性心脏病和胃肠道畸形、视力障碍、甲状腺功能减退。因免疫力低下,易患各种感染,白血病的发生率增高可达 10%~30%。

【体检要点】

1. **一般情况** 身材矮小,四肢短,手指粗短,小指向内弯曲,运动发育和性发育延迟。

2. **特殊面容** 头颅小而圆,眼距宽,眼裂小,外眼角上斜,鼻梁低平,外耳小,硬腭窄,舌大伸出口外,流涎较多,通贯手。

3. **生长发育障碍** 发音缺陷、口齿模糊、口吃发生率高。大多性情温和,常傻笑,喜欢模仿和重复一些简单的动作,可进行简单的劳动。

4. **伴发畸形** 心前区可有杂音,有腹胀、脐疝、听力障碍、视力障碍等。

【辅助检查】

1. **染色体核型分析** 按照核型分析分为三型。

(1)标准型:47,XX(或 XY),+21,此型占全部病例的 95%。

(2)易位型:D/G 易位最常见,46,XX(或 XY)der(14;21)(q10;q10),+21。

(3)嵌合型:约占本症的 2%~4%,46,XY(或 XX)/47,XY(或 XX),+21。

2. **荧光原位杂交** 以 21 号染色体的相应部分序列作为探针,与外周血中的淋巴细胞或羊水细胞进行杂交,可快速准确进行诊断。

3. 三大常规、微量元素、甲状腺抗体、自身抗体、免疫全套、肿瘤标志物等检查,了解患儿有无合并感染,以及免疫功能和甲状腺功能。

4. 骨密度、心电图、心脏彩超、腹部 B 超、听力筛查、视力检查等,了解患儿生长情况,有无合并脏器损伤。

【产前筛查】

唐氏筛查是检测母体血清中甲型胎儿蛋白、绒毛促性腺激素和游离雌三醇的浓度,并结合孕妇的预产期、体重、年龄、采血时的孕周等,计算生出先天缺陷胎儿的危险系数的检测方法,将孕妇区分为高危与低危两类,对于高危孕妇进一步行羊水穿刺作出最终诊断。

【诊断要点及鉴别诊断】

1. 特殊面容、智能与生长发育落后、皮纹特点,染色体核型分析可确诊。

2. 鉴别诊断(表 14-1)。

表 14-1　鉴别诊断

疾病	临床表现	辅助检查	治疗
唐氏综合征	智力落后,生长发育迟缓,特殊面容,皮肤纹理特征	1. 筛查:孕中期监测母体 AFP、β-HCG、FE_3 水平,或无创产前基因检查 2. 确诊:染色体核型分析	目前尚无有效治疗方法
先天性甲状腺功能减退症	智能落后,生长发育迟缓,基础代谢率低下,肌张力低下	1. 筛查:新生儿干血滴纸片,检测 TSH 浓度 2. 确诊:血清 T_4 降低、TSH 明显升高	甲状腺素终身替代治疗
苯丙酮尿症	智能发育落后,皮肤白,虹膜色浅,尿和汗液有"鼠尿味"	1. 筛查:新生儿筛查,较大婴儿或儿童初筛:尿三氯化铁试验 2. 确诊:血串联质谱分析和尿液有机酸分析以及相关基因检测	低苯丙氨酸饮食

【治疗原则】

1. 目前尚无有效治疗方法。

2. 护理和康复训练。

3. **对症治疗**　预防感染;如伴有先天性心脏病、胃肠道或其他畸形,可考虑手术矫治。

【预防】

1. 遵循优生优育原则。

2. 定期产前检查。

【转诊指征】

有先天性心脏病、先天性消化道畸形、合并免疫缺陷及感染、合并甲状腺功能减退症、发生白血病的患儿需要转诊。

【常见临床问题及沟通要点】

1. 病因可能与遗传和环境因素有关。环境因素主要集中在孕母年龄、烟酒及接触有毒有害物质等方面。

2. 及早发现风险患儿,及早产前诊断,早期检出唐氏患儿,终止妊娠。

3. 治疗只能就合并的多发畸形、感染、甲状腺功能减退症等伴发情况予以对症处理。

4. 患儿是唐氏综合征,第二胎不一定发生。但夫妻双方可能存在生育唐氏综合征的高危因素,需要严格进行产前检查。

5. 部分患者可以存活至成年期。嵌合型患者,尤其是正常细胞比例高的嵌合型患者寿命更长,可达 50~60 岁。

二、特纳综合征

先天性卵巢发育不全又称特纳(Turner)综合征,是一种先天性染色体异常所致的疾病。由于性染色体异常,卵巢不能生长和发育呈条索状纤维组织,无原始卵泡,也没有卵子。缺乏女性激素导致第二性征不发育和原发性闭经,是人类唯一能生存的单体综合征。

【病史要点】

1. **生长落后**　出生身长、体重落后,2~3 岁生长显著缓慢,青春期落后明显,骨成熟和骨骺融合延迟。

2. **性发育不良**　外生殖器婴儿型,青春期不发育;原发闭经或第二性征发育不全;成人期出现不孕、不育。

3. **特殊的躯体体征**　皮肤色素痣、颈短、后发际低、肘外翻、颈蹼、盾形胸、乳距宽等;乳房及乳头均不发育、肘外翻、第 4 或 5 掌骨或跖骨短、掌纹通贯手、淋巴水肿、肾发育畸形、主动脉弓狭窄等。

4. **伴发自身免疫性疾病**　自身免疫性甲状腺炎、1 型糖尿病、自身免疫性肠炎等。

5. **其他表现**　35% 的患儿伴心脏和血管畸形,最常见的畸形为二叶式主动脉瓣和动脉缩窄;25% 的患儿有肾脏畸形,如马蹄肾以及肾脏结构异常等;10~25% 的患儿有脊柱侧凸;大部分患儿智能发育正常,可伴有不同程度智力低下;易发生中耳病变、听力下降。

【体检要点】

1. **一般情况**　生长迟缓、身材矮小、乳距增宽等。

2. **性腺发育不全**　女性幼稚外阴、无阴毛及腋毛生长、青春期无性征发育、原发性闭经等。

3. **特殊面容及体态**　面部多痣、内眦赘皮和眼距过宽、塌鼻梁、腭弓高、小下颌、牙床发育不良;颈蹼、盾状胸、肘外翻、提携角增大、凸指甲;第 4 掌骨短、指 / 趾弯曲、股骨和胫骨外生骨疣、指骨发育不良等。

4. **其他系统**　甲状腺功能不全、先天性心脏病、肾脏畸形、肠炎等。

【辅助检查】

1. **染色体核型分析**　① X 单体型:45,X 占 55% 左右,临床表现较典型。②嵌合型:45,X/46,XX;45,X/47,XXX 等。约占本征的 25%,易存活,症状较轻。③ X 染色体短臂或长臂缺失:46,X,del(Xp) 或 46,X,del(Xq) 等。④ X 染色体长臂或 X 短臂等臂:46,X,i(Xq) 或 46,X,i(Xp)。⑤环状 X 染色体:46,X,r(X);⑥标记染色体:46,X,mar。

2. 黄体生成素、卵泡刺激素、E_2、甲状腺功能、生长激素激发试验、性激素兴奋试验、血糖、生化、听力筛查等检查。

3. **B 超检查**　了解子宫、卵巢发育情况。

4. 全身骨骼 X 线、骨龄、骨密度检查。

5. 心脏彩超、心电图检查。

【诊断要点及鉴别诊断】

1. 生长缓慢,骨龄落后,身材矮小;特殊面容及体态;染色体核型为 45,X 或嵌合型等。

2. **鉴别诊断**　①努南综合征:以特殊面容、身材矮小、智力障碍伴先天性心脏病、骨骼发育异常、出血倾向、淋巴管发育不良为特征;② 46,XX 型单纯性性腺发育不良:临床表现、性激素改变和特纳综合征相似,但染色体核型为 46,XX。

【治疗】

1. **矮身材的治疗**　重组人生长激素对特纳综合征患儿身高改善有一定作用。早期足量应用生长激素可以使特纳综合征患儿达到正常身高范围。

2. **促进性征发育** 应用雌激素替代治疗,模仿正常的性发育过程,促进乳房的发育和女性体征的形成。

【转诊指征】

1. 具有相关病史及体征提示特纳综合征可能。

2. 经染色体检查确诊为特纳综合征需进一步完善专科评估及开始相关治疗的患儿。

3. 特纳综合征患儿合并心血管系统缺陷、肾脏畸形、骨骼异常、自身免疫病情况。

【常见临床问题及沟通要点】

1. 遗传咨询者取外周血,产前诊断取羊水,进行 G 显带染色体核型分析;染色体核型不同,临床症状表现不一,但大部分都有身材矮小及性腺发育不良等特征。

2. 女孩身高标准差 <−2SD 常规作染色体筛查。早期治疗效果好,生长激素治疗起始年龄是影响最终身高的主要因素。

3. 大多数特纳综合征患儿智力正常,学龄期可出现注意缺陷、多动障碍。

4. 仅 2% 的特纳综合征患儿成年后有自主怀孕能力,绝大多数因不育而需要辅助生育手段。

(宋 萃　朱 岷)

第三节　遗传代谢病

学习目标

1. **掌握** 苯丙酮尿症的临床表现。常规新生儿筛查项目的病种、筛查时间及阳性切割值。

2. **熟悉** 苯丙酮尿症的诊断及鉴别诊断。常规新生儿筛查项目中导致筛查结果假阳性和假阴性的因素。

3. **了解** 苯丙酮尿症的处理原则。苯丙酮尿症、先天性甲状腺功能减退症、先天性肾上腺皮质增生症、葡萄糖 -6- 磷酸脱氢酶缺乏症新生儿筛查阳性患儿的后续治疗管理原则。

一、苯丙酮尿症

苯丙酮尿症(phenylketonuria,PKU)是一种由于苯丙氨酸代谢途径中的酶缺陷而引起的常染色体隐性遗传的代谢缺陷性疾病。本病分为苯丙氨酸羟化酶缺乏症(phenylalanine hydroxylase deficiency,PAH)和四氢生物蝶呤缺乏型(tetrahydrobiopterin deficiency,BH4)。我国平均发病率为 8.5/10 万。

【病史要点】

1. 询问有无喂养困难、呕吐、易激惹、生长发育迟缓、智能如语言等发育落后、抽搐、嗜睡、多动、攻击性行为、反复湿疹等。

2. 尿与汗液有无鼠尿臭味或特殊发霉味。

3. **个人史** 询问个人生长、智能、动作、语言等发育情况。

4. **家族史** 询问父母是否近亲婚配,家族中有无智力低下或类似患者,母孕期有无病毒感染或特殊用药史。

【体检要点】

1. 毛发、皮肤、虹膜色泽呈浅淡色。

2. 皮肤干燥,可见湿疹。

3. 全身和尿液散发出特殊的鼠尿臭味。

4. 智力与运动发育落后,小头畸形,肌张力增高,步态异常,腱反射亢进,手细微震颤,肢体有重复动作,兴奋不安。

【辅助检查】

1. **血苯丙氨酸测定** 串联质谱法:血苯丙氨酸浓度 >120μmol/L 及苯丙氨酸 / 酪氨酸 >2.0 诊断为高苯丙氨酸血症。

2. 高压液相层析法,尿蝶呤谱分析。

3. **脑电图检查** 约 80% 患儿有脑电图异常,随着治疗后血苯丙氨酸浓度下降,异常脑电图改变会逐步好转。

4. **基因诊断** 是高苯丙氨酸血症病因的确诊方法,建议常规进行。

【诊断要点及鉴别诊断】

1. **诊断要点**

(1)患儿出生时正常,以后可出现喂养困难、呕吐、易激惹、多动、癫痫,3~4 个月后逐渐表现出智力与运动发育落后,全身和尿液散发出特殊的鼠尿臭味,常有湿疹,小头畸形,肌张力增高,皮肤白皙,毛发、虹膜色泽变浅,行为异常,震颤。

(2)部分患儿可表现正常,或仅见智力稍低下或不同程度的皮肤色素减退。

(3)尿三氯化铁试验、二硝基苯肼试验可为阳性。

(4)血苯丙氨酸浓度 >120μmol/L 及苯丙氨酸 / 酪氨酸 >2.0,即可确诊。

(5)尿液中新蝶呤及生物蝶呤的测定,在苯丙氨酸羟化酶缺乏时新蝶呤与生物蝶呤均增加。

(6)分子生物学方法进行基因诊断,确定苯丙氨酸羟化酶缺乏症的基因缺陷。

2. **鉴别诊断**

(1)一过性高苯丙氨酸血症:由于苯丙氨酸羟化酶缺乏症成熟迟缓所致,见于正常新生儿或早产儿,无症状。在生后数天内血苯丙氨酸升高 >120μmol/L,酪氨酸水平升高更显著,生后数月均恢复正常水平。

(2)苯丙氨酸转氨酶缺乏症:无症状,血苯丙氨酸、酪氨酸、尿新蝶呤及生物蝶呤正常。

【病情观察及随访要点】

1. 观察血苯丙氨酸浓度、惊厥、皮肤与毛发颜色、汗液与尿液特殊气味、脑电图改变等。

2. 经过饮食治疗与药物治疗后,病情好转,可见高苯丙氨酸血症被控制,惊厥消失,睡眠安静,脑电图恢复正常,皮肤湿疹消退,毛发与皮肤颜色逐渐转变为自然色。

3. 低苯丙氨酸饮食限制过度可出现不良反应,如低血糖、低蛋白血症、巨幼红细胞贫血、生长发育落后、糙皮病样皮疹、腹泻等,可给予调整饮食和对症处理。

4. 新生儿期开始治疗者可不出现智力损害,6 个月内开始治疗者智力可接近正常,6 个月后才治疗者智力低下改善不明显。

5. 随访 建议空腹或喂奶 2 小时后采血监测血苯丙氨酸浓度。特殊奶粉治疗开始后每 3 天测定血苯丙氨酸浓度,以及时调整饮食,添加天然食物。代谢控制稳定后,苯丙氨酸测定可适当调整为 <1 岁每周 1 次,1~12 岁每 2 周至每月 1 次,12 岁以上每 1~3 个月测定1 次。

【治疗原则】

一旦确诊应立即治疗。饮食治疗原则是低苯丙氨酸饮食终身治疗,控制血苯丙氨酸在 120~360μmol/L。轻度高苯丙氨酸血症可不治疗,但需要定期复查。需避免过度治疗导致苯丙氨酸缺乏,患儿可出现嗜睡、厌食、贫血、腹泻,甚至死亡。

【预防】

1. 遗传咨询 避免近亲结婚。家族成员基因突变检测也可检出杂合子携带者,进行遗传咨询。

2. 产前诊断 对苯丙氨酸羟化酶缺乏症高危家庭进行产前诊断,是优生优育,防止同一遗传性疾病在家庭中重现的重要措施。

3. 新生儿疾病筛查 开展和普及新生儿疾病筛查,及早发现苯丙氨酸羟化酶缺乏症患儿,尽早开始治疗,防止发生智力低下。

【转诊指征】

1. 患儿全身和尿液散发出特殊的鼠尿臭味伴喂养困难、易激惹或惊厥。

2. 有智力与运动发育落后。

3. 高度怀疑本病而无条件检查明确诊断。

【常见临床问题及沟通要点】

1. 苯丙酮尿症是一种先天性代谢性疾病,检查费用高,治疗时间长。

2. 治疗以饮食控制为主,家长的积极合作是成功的关键因素。如果家长充分了解治疗原则,饮食控制得比较合理,患儿的智力发育往往正常,反之,即使早期治疗患儿仍可有后遗症。

3. 新生儿期无症状,即使筛查出本病家长也可能不重视。应向家长交代本病治疗早晚与预后的关系。

4. 定期随访与治疗效果密切相关。

二、新生儿疾病筛查

新生儿疾病筛查(neonatal screening)是在新生儿群体中,用快速、简便、敏感的检验方法,对一些危害儿童生命,导致儿童体格及智能发育障碍的先天性、遗传性疾病进行筛检,作出早期诊断,在患儿临床症状出现之前给予及时治疗,避免患儿机体各器官受到不可逆损害而施行的专项检查。新生儿疾病筛查是降低出生缺陷致残、致死、提高出生人口素质重要三级预防措施之一。新生儿筛查应严格遵循国家的要求执行,实施筛查全程质量管理。常规新生儿筛查项目:苯丙酮尿症、先天性甲状腺功能减退症、先天性肾上腺皮质增生症、葡萄糖 -6- 磷酸脱氢酶缺乏症。

近年来,新生儿筛查进展迅速,相继开展多项新生儿疾病筛查新技术,包括串联质谱技术筛查新生儿遗传代谢病、新生儿听力障碍筛查、DNA 技术筛查新生儿遗传性疾病、原发性免疫缺陷病新生儿筛查等。

1. **苯丙酮尿症** 包括苯丙氨酸羟化酶(PAH)缺乏症和四氢生物蝶呤(BH4)缺乏症。表现为智力低下,60% 患儿有脑电图异常。头发细黄,皮肤色浅和虹膜淡黄色,惊厥,尿有"发霉"臭味或鼠尿味。

新生儿筛查最有用的方法为串联质谱,其他荧光分析法。生后 72 小时(哺乳 6~8 次以上)足后跟采血滴滤纸片送检,血苯丙氨酸 >120μmol/L,苯丙氨酸 / 酪氨酸 >2。注意早产儿肝功不成熟、发热、感染、肠道外营养、输血等可出现假阳性。蛋白摄入不足是可出现假阴性。酪氨酸血症、希特林蛋白缺乏症等可继发性血苯丙氨酸增高。尿蝶呤谱分析、四氢生物蝶呤负荷试验,可用于鉴别四氢生物蝶呤缺乏症。

苯丙氨酸羟化酶缺乏症治疗:正常蛋白质摄入下血苯丙氨酸浓度 >360μmoL/L 是治疗指征。轻度苯丙氨酸羟化酶缺乏症可暂不治疗,但血苯丙氨酸浓度持续 2 次 >360μmoL/L 应给予治疗。饮食治疗原则是低苯丙氨酸饮食终身治疗,控制血苯丙氨酸浓度在 120~360μmol/L。新生儿及婴儿期以乳类饮食为主,经典型苯丙酮尿症应暂停母乳或普通奶粉,用无苯丙氨酸特殊奶粉治疗 3~7 天,血苯丙氨酸浓度下降接近正常后,逐步添加少量天然乳品,首选母乳(苯丙氨酸含量为牛乳的 1/3),或普通婴儿奶粉或低苯丙氨酸辅食。轻度苯丙酮尿症根据血苯丙氨酸浓度按 3∶1 或 2∶1 配制无苯丙氨酸特殊奶粉与普通奶粉,根据血苯丙氨酸浓度调节饮食配伍。幼儿及儿童期用无苯丙氨酸蛋白粉和 / 或奶粉,减少天然蛋白质。根据个体苯丙氨酸耐受量,参考"中国食物成分表",选择不同苯丙氨酸含量的天然食物。避免苯丙氨酸含量较高食物(如肉、乳酪、鱼、蛋、面粉、坚果、豆制品),适当食用苯丙氨酸含量中等的食物(包括大米、牛奶、早餐麦、土豆、奶油)或苯丙氨酸含量较低的淀粉类食物、水果、蔬菜等。青少年及成年期坚持治疗。女性患者孕期血苯丙氨酸浓度增高,可导致胎儿脑发育障碍及各种畸形发生,即母源性苯丙酮尿症综合征。孕前 6 个月至整个孕期需要饮食治疗,控制血苯丙氨酸在 120~360μmoL/L。四氢生物蝶呤缺乏症治疗:对四氢生物蝶呤反应型苯丙酮尿症患儿,尤其是饮食治疗依从性差者,口服四氢生物蝶呤,5~20mg/(kg·d),分 2 次,并联合低苯丙氨酸饮食。

2. **先天性甲状腺功能减退症** 先天性甲状腺功能减退症是由于先天因素,使甲状腺激素产生不足,或其受体缺陷使生理效应不足,导致小儿代谢低下、生长发育迟缓、智力发育障碍。最严重是中枢神经系统不可逆损害,终身智力低下。

新生儿筛查方法:出生 72 小时后至 7 天内足后跟采血,血滤纸片测促甲状腺素。采用时间分辨免疫荧光分析法、酶联免疫吸附法和酶免疫荧光分析法。其切割值是促甲状腺素 >15~20mU/ml。注意出生 72 小时之前获取的样本可出现假阳性。而危重或接受过输血的新生儿、低和极低体重儿的甲状腺轴反馈建立延迟,促甲状腺素延迟升高,均可出现假阴性,应在生后 2~4 周或体重 >2 500g 时复查。

治疗:左甲状腺素钠片 10~15μg/(kg·d)。治疗目标是 2 周内 T_4 升高至正常,促甲状腺素在 1 个月内恢复正常水平。T_3 和 T_4 保持在正常范围的较高水平(50% 以上)。

3. **先天性肾上腺皮质增生症** 是较常见的常染色体隐性遗传病,由于皮质激素合成过程中所需酶的先天缺陷所致。皮质醇合成不足使血中浓度降低,由于负反馈作用刺激垂体分泌促肾上腺皮质激素增多,导致肾上腺皮质增生并分泌过多的皮质醇前身物质而发生一系列临床症状。21- 羟化酶缺乏症约占先天性肾上腺皮质增生症的 90% 以上。新生儿筛查是出生 3 天新生儿行足跟采血,采用时间分辨荧光分析法或酶联免疫法测定干滤纸血片中

17-OHP 浓度,筛查阳性切割值:足月儿 17-OHP 水平约 30nmol/L。注意孕母或新生儿因某种疾病采用糖皮质激素治疗等易导致假阴性。新生儿筛查存在较高的假阳性率,原因为出生应激反应、过早采血、早产儿及低体重儿、新生儿出生后危重疾病及 17-OHP 阳性切割值设定偏低等。

治疗:糖皮质激素是治疗首选药物。经典型或失盐型同时补充盐皮质激素。婴儿期每天补充氯化钠。

4. 葡萄糖 -6- 磷酸脱氢酶缺乏症 是由于红细胞膜的葡萄糖 -6- 磷酸脱氢酶缺陷,导致红细胞戊糖磷酸途径中谷胱甘肽还原酶的辅酶 - 还原型烟酰胺腺嘌呤二核苷酸磷酸生成减少,维持红细胞膜稳定性的还原型谷胱甘肽生成减少而不能抵抗氧化损伤,导致红细胞破坏并溶血。为 X- 连锁不完全显性遗传性疾病。临床表现为新生儿高胆红素血症,食物、药物或感染诱发的急性发作性溶血,自发性慢性非球形细胞性溶血性贫血等。

新生儿筛查是检测干血滤纸片的葡萄糖 -6- 磷酸脱氢酶活性,筛查方法主要包括荧光定量法和荧光斑点法。新生儿筛查推荐具有较高特异性与灵敏性的荧光定量法,切割值多设定为 2.1~2.6U/g 血红蛋白。初筛阳性召回后应诊断性检查确诊,包括静脉血红细胞葡萄糖 -6- 磷酸脱氢酶活性测定法或比值法,基因诊断也是可靠的确诊方法。

治疗:无溶血发作时无须特殊治疗。急性溶血时应立即阻断诱因,并对症治疗。慢性溶血性贫血时,应根据贫血程度选择相应治疗。严重贫血可输入葡萄糖 -6- 磷酸脱氢酶活性正常的红细胞或全血。病理性黄疸的新生儿,可给予药物、蓝光或换血治疗,预防新生儿胆红素脑病的发生。

【转诊指征】

新生儿筛查阳性患儿转诊相应专科进一步诊断和治疗。

【常见临床问题及沟通要点】

1. 收到新生儿筛查结果后,应高度重视,及时到相关专科进一步明确诊断,尽早治疗,减少伤害。

2. 新生儿筛查受多种因素影响,可有假阳性和假阴性的结果,不是确诊相关疾病的方法,应进一步分析和检查,明确诊断。

3. 诊断不确定时应反复随访检查,明确诊断。

(罗雁红　朱　岷)

第十五章
急 腹 症

知识要点

√ 急腹症以需外科急诊手术的腹痛为主,是小儿外科最常见病种之一,以消化道疾病为主。

√ 急腹症病情发展快,危害重。早期手术治疗是减少死亡率及并发症最有效的手段。

√ 正确的诊断依靠详细、准确的病史询问和体格检查:病史决定检查的方向,体检常供给明确的资料,实验室和影像学检查提供重要的肯定性证据。

学习目标

1. 掌握 急腹症常见的临床症状、体征特点、诊断思路及诊断要求。
2. 熟悉 急腹症的治疗原则及手术指征。
3. 了解 急腹症的基本概念。

急腹症(acute abdomen)主要表现为突然发生的腹痛,随病情的发展常伴有呕吐、中毒性腹胀,以及排便和排气异常(如血便、便秘)等消化系统相关症状。腹部急诊的主诉,主要有腹痛、呕吐、急性腹胀、胃肠道大出血、腹部创伤。

急腹症是小儿外科最常见的病种,以消化道疾病为主,可发生在各个年龄段,各有不同特点。新生儿主要是先天性消化道畸形,婴幼儿主要是肠套叠及其他肠梗阻,学龄期儿童随年龄增长急性阑尾炎发病率增加。

急腹症以需要外科急诊手术的腹痛为主,因此从病理上讲急腹症必会存在腹部局限性器质性病变。根据病变性质,急腹症分为五类:①炎症性疾病:包括细菌性炎症和化学性炎症。细菌性炎症如急性阑尾炎、胰腺炎、憩室炎、部分盆腔炎等;化学性炎症如消化道溃疡穿孔引起的含有化学性物质的消化液刺激腹膜引起腹部剧烈疼痛。②梗阻性疾病:如嵌顿疝引起的肠梗阻、尿路结石、手术后粘连性小肠梗阻、肠套叠引起的结肠梗阻等。③血管性病变:如肠系膜血管血栓形成或栓塞、腹主动脉瘤破裂、胸主动脉夹层等。④先天性消化道畸形：如先天性肠闭锁、先天性肥大性幽门狭窄、先天性肠旋转不良等，可在出生后即发病，也可表现为慢性腹痛。⑤外伤性疾病：主要是因腹部外伤引起肝、脾或肠破裂等，由于有明确外伤史，诊断相对容易。在引起急腹症的5大原因中，最常见的原因为炎症和梗阻，占80%左右，血管病变虽然少见，但如诊治不及时，则病变迅速发展，可导致死亡。

【病史要点】

病史决定检查的方向，仔细询问各种症状的特点，各症状之间的关系及变化情况，对作出准确的诊断有极大价值。

1. 腹痛的起病方式

(1)若患儿病前无任何症状而突然发作濒死样（暴发性）腹痛，最可能是空腔脏器的游离穿孔或血管意外。

(2)若腹痛起病迅速，开始中度严重而很快恶化，考虑急性胰腺炎、肠系膜血栓形成、小肠绞窄或出血性坏死性小肠炎。

(3)渐进性起病，缓慢加重的腹痛是腹膜炎的特征，阑尾炎常是这种起病。

2. 腹痛的性质

(1)持续性疼痛：多为炎性病变引起，常见有急性阑尾炎、腹膜炎、憩室炎、急性胆囊炎、内脏穿孔。

(2)阵发性疼痛：多为梗阻病变引起，常见有肠套叠、单纯性肠梗阻、嵌顿性疝、胆绞痛和肾绞痛。

(3)持续性疼痛伴阵发性加重，多为炎性病变合并梗阻引起，常见有梗阻性阑尾炎、急性胰腺炎、出血性坏死性小肠炎、绞窄性肠梗阻或胆道感染。

(4)疼痛部位牵涉或转移常有特殊意义，胆道痛常牵涉右肩胛，输尿管痛常牵涉会阴部。急性阑尾炎常有从脐周转移至右下腹。

3. 食欲缺乏、恶心及呕吐 食欲缺乏，恶心及呕吐是急腹症的常见症状。儿童消化系统症状较成人表现更为明显，仔细分析这些症状的特征对获得正确的诊断有很大价值。以此症状为主的内科就诊患儿，也应注意外科疾病的鉴别诊断。

4. 腹泻或肛门停止排便排气 在多数急腹症病例中，肠功能有某些改变是常见的，但其变化却是无定的。若能十分肯定患儿在24~48小时内未曾排气排便，即有一定程度的肠梗阻。若无呕吐及无腹胀，则肠梗阻的诊断可能性不大。腹泻是胃肠炎的典型表现，也可是盆腔阑尾炎的主要症状。

5. 发热 外科疾病一般是先有腹痛后有发热，内科疾病多先有发热后有腹痛。

6. 月经情况 对于进入青春期的患儿，要考虑到宫外孕可能。此外，月经周期的中间，可能为卵巢滤泡破裂出血，黄体破裂多发生在下次月经之前。宫外孕时可有阴道流血，患儿以为是月经，故要警惕。

【体检要点】

体格检查应该是全面的，重点放在腹部检查上。检查认真仔细常能作出诊断。儿童到医院后，多存在焦虑、恐惧心理，对外界刺激非常敏感，加之本身精神及神经发育不健全，容易出现假阴性及假阳性体征，检查时应注意以下几点：

1. 体检思路

(1)腹内有器质性病变，必有固定性阳性体征。常见腹部阳性体征为压痛、紧张、肿物、肠型。固定性包括三方面:固定的性质、固定的位置、固定的范围。

(2)一般局部器官炎症,大多在病变部位有固定程度与范围的压痛与相应部位的腹肌紧张,例如阑尾炎在右下腹有一定程度的压痛与肌紧张。数小时内检查几次结果基本一致。

(3)管腔器官梗阻,一般有两种病理和两种典型体征,管内堵塞可摸到固定的肿物,如蛔虫团或食物团块肠梗阻。管外压迫或扭转型肠梗阻,都可摸到张力性扩张的肠袢,称为肠型。

(4)晚期患儿随腹膜炎的发展,可出现压痛紧张扩大、腹胀、肠鸣音消失。再晚期腹痛减轻,而出现气腹征,如肝浊音界消失,尽管患儿晚期全腹膜炎症状就诊,原始病灶仍能查到。

2. 体检方式

(1)争取患儿的合作:要掌握患儿的心理活动,耐心接近患儿,取得患儿的信任及合作,可有效提高体检的准确性。

(2)使用镇静剂:对完全不能合作的患儿可使用镇静剂(不能使用镇痛药),待患儿安静后检查,可减少体检的假阳性率。

(3)检查手法轻柔:检查手法过重常出现假阳性体征。检查时应轻柔地将手放在腹壁上,并轻轻、缓慢地下压,比较各部位不同的变化及患儿的反应。

(4)反复检查:小儿腹部体征掌握较困难。临床上很难肯定诊断的,为防止误诊及漏诊,需反复多次检查,反复比较,方能确定诊断。

【辅助检查】

1. 实验室检查 急腹症患儿实验室检查,一般包括三大常规、血细胞比容、血电解质、血清淀粉酶、血气分析等,必要时行腹腔穿刺液检查。

白细胞计数显著增高有助于诊断,注意白细胞计数正常甚至降低不能除外腹膜炎,有时是严重感染的证据。血细胞比容可反映血容量的改变,低血细胞比容提示以前可能存在贫血或出血。电解质可反映液体丢失的性质和程度,对诊断不明的病例可能需要检查腹腔积液,明确有无血性及脓性腹水。

2. 影像学检查

(1)超声:小儿腹部查体不合作或不能明确诊断时,可给予镇静后行腹部超声检查。腹部彩超可对阑尾炎、胆道疾病、泌尿系疾病、卵巢扭转、腹腔内包块、血肿、蛔虫等作出诊断。在超声监视下行生理盐水灌肠诊断和治疗肠套叠,可避免空气灌肠的放射性危害。

(2)X线:大多数急腹症患儿和所有诊断不明的病例应完善胸、腹X线检查。阅片时应注意下列问题:①肝、肾和腰大肌边界是否清楚;②腹膜脂肪线能否辨认;③胃、小肠、结肠内的气体形态是否正常;④有无肠外或膈下积气的证据;⑤有无不正常的阴影。腹部X线立位片可观察有无张力性液面、气腹、腹水。若表现为部分肠管充气扩张、孤立肠袢过度扩张或呈现弹簧征表现,其余肠管空瘪,则提示机械性肠梗阻可能。腹部X线卧位片可发现腹膜脂肪线(提示腹膜炎),肠间隙增宽,肠黏膜形态,绞窄性肠梗阻的闭袢,肠曲间的阴影或其他部位肿物影等。

有指征时可行钡餐、钡灌肠或空气灌肠,静脉泌尿系造影。有实质性肿块时,CT或MRI检查是必要的。

3. 腹腔穿刺 对诊断不明确又高度怀疑腹腔内病变的患儿,可行腹腔穿刺。穿刺液是脓性提示有腹膜炎;有混浊腹水或血水提示肠梗阻、出血性肠炎、出血性胰腺炎等;有胆汁为胆汁性腹膜炎,提示胆道病变;有气体提示消化道穿孔;腹部闭合伤患儿穿刺有不凝血提示实质性脏器损伤可能。若无积液抽出,可以先推入生理盐水,再回抽观察。穿刺液可以涂片或镜检,并可进行生化检查,如淀粉酶、胆红素等。

腹腔穿刺注意事项:①腹胀严重者需避免穿刺。②可疑刺入肠腔内需尽量抽吸至肠腔内无张力时再拔出穿刺针。无论肠腔内或腹腔内血水均提示肠绞窄或组织坏死,需手术探查。③穿刺液不能明确诊断或结果可疑时,可以穿刺两处以对照。

【诊断要点及鉴别诊断】

1. 外科急腹症的诊断线索

(1)任何患儿急性腹痛持续 6 小时以上,应认为有外科情况,直至被否定为止。

(2)疼痛、呕吐及发热在许多急性腹痛中是常见的,有外科情况时疼痛常出现于呕吐及发热之前,而在非外科情况时疼痛常在它们之后出现。

(3)有明确的压痛、肌紧张等腹膜刺激征者,多为外科疾病或内科疾病引起的外科问题,需外科处理。

(4)腹部外伤后出现的急性腹痛。

(5)腹部有肠型及肿块。

(6)腹痛有固定的位置、固定的压痛、固定的性质,说明组织或器官有器质性病变,多为外科疾病。

2. 急腹症诊断思路 急腹症的病理以腹内器质性病变为基础,腹部压痛、紧张、肿物、肠型等阳性体征则成为诊断的必要条件。急腹症包括的具体病种很多,必须分析到具体临床病种。小儿常见急腹症就诊时主要是三种类型表现:

(1)腹部局部范围有压痛及肌紧张,代表局部炎症类病种,按照压痛的位置可作出具体诊断。如阑尾炎主要表现为右下腹固定压痛;胰腺炎主要表现为左上腹部疼痛。

(2)腹绞痛,腹胀、肠型、肿物为主要表现,代表肠梗阻类病种。主要分两种情况:第一种以肿物为主要表现,提示肠腔内梗阻,如急性肠套叠、蛔虫梗阻、异物堵塞等;第二种以肠型为主要表现,提示肠腔外梗阻,如粘连或索带压迫肠扭转等。

(3)腹胀,全腹有压痛、肌紧张,听诊肠鸣音消失,代表腹膜炎类病种。主要分四种情况:第一种是全腹压痛,但有某一部位压痛最明显,提示局限性或弥漫性腹膜炎,如急性坏疽性阑尾炎伴穿孔,表现为全腹压痛,右下腹压痛最明显,腹腔穿刺液为脓性;第二种是腹水,压痛区不固定,如原发性腹膜炎,多见于合并有肝病或肾病的女性患儿,腹腔穿刺液涂片主要是球菌;第三种是腹平片有气腹征,提示消化道穿孔性腹膜炎,如胃十二指肠溃疡穿孔,腹腔穿刺为气体及粪质样物;第四种是有张力性肠型,提示肠坏死性腹膜炎,如绞窄性肠梗阻,腹腔穿刺有血性或浑浊腹水(图 15-1)。

3. 急腹症的诊断要求 按照上述分析方法推断相应的病种,必须落实到具体器官,并且明确就诊时的局部病理发展阶段。

(1)从腹痛分析至具体病种的诊断(从临床到病理的分析)。如从腹痛分析到急性肠套叠或阑尾炎。

(2)进一步从临床表现到病理分型、分期诊断(做到病理预诊)。如果是阑尾炎,需要分析到病理阶段,以决定是否手术以及手术方式。

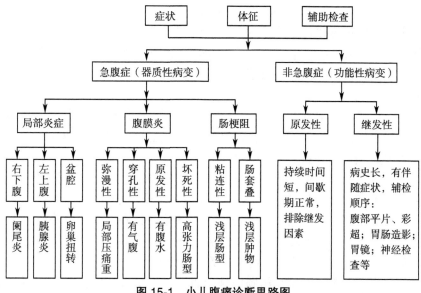

图 15-1 小儿腹痛诊断思路图

（3）以病理预诊应该出现的典型症状（按教科书描述）核对患儿临床表现（从病理到临床的核对）。任何不符合的地方必须有所解释，不能解释或勉强解释时，应该另找证据或修订诊断。

4. 常见小儿急腹症的鉴别要点

（1）内、外科急腹症鉴别：外科急腹症，起病急，病情进展快、危害重，常需手术治疗，因此在临床工作中，首先应区分是外科急腹症还是内科急腹症（表 15-1）。

表 15-1 外科急腹症与内科急腹症区别

项目	外科急腹症	内科急腹症
腹痛出现时间	最早且最突出	非最早或最突出
腹痛程度	重	轻
腹痛部位	明确、压痛、拒按	无定处
腹式呼吸	受限或消失	无改变
腹膜刺激征	阳性	阴性

（2）急性阑尾炎：由于解剖、病理生理及免疫系统特点，小儿急性阑尾炎临床表现和成人相比有很大不同，不同年龄组儿童有其不同的规律和特点，需要仔细鉴别。与成人不同，部分患儿没有转移性右下腹疼痛的病史，婴幼儿多诉为脐周疼痛。即便如此，持续性腹痛和右下腹固定压痛，依然是儿童急性阑尾炎最常见且最重要的症状和体征。

诊断要点：①急性起病，儿童食欲减退、恶心、呕吐、腹痛等胃肠道症状较成人要更常见，程度更重，可因严重的胃肠道症状而掩盖腹痛，引起误诊。小儿特别是婴幼儿全身感染中毒症状较成人出现早且重，多以恶心、呕吐、哭闹为主，发病早期可出现高热。②右下腹固定压痛，病情进展可表现为腹肌紧张及反跳痛。小儿因腹肌发育不全，腹壁较薄，腹膜炎时肌紧张可不明显，需要反复多次触诊，必要时果断使用镇静剂。阑尾周围脓肿形成时，右下腹可触到有触痛的包块。③辅助检查:腹部超声检查部分患儿可提示有局部炎性病变;血常规提示白细胞增高,以中性粒细胞增高为主。④排除肠系膜淋巴结炎、右下肺炎、急性胃肠炎、过敏性紫癜、梅克尔憩室炎、胃十二指肠溃疡、卵巢扭转/出血等。需要强调的是,阑尾炎的诊断主要依靠病史和体征。辅助检查仅作为参考,不能因为辅助检查无明显异常而排除阑尾炎的诊断。

(3)肠套叠:是婴儿期常见的急腹症,多发于2月~2岁肥胖婴幼儿,尤以4~8个月龄最为多见,男孩发病率是女孩2~4倍,常有腹泻及添换食物病史。典型的四大症状是阵发性腹痛/哭闹、呕吐、腹部包块、便血。

诊断要点:①突然出现的哭闹不安,阵发性剧烈腹痛,四肢乱动,甚至面色苍白,数分钟或十几分钟后缓解,不久又再次发生。发作间期患儿多安静或嗜睡。②呕吐,是常见症状,注意呕吐的次数,呕吐物性质及量。③腹部检查大多数可发现沿结肠框分布的腊肠样肿块,富有弹性,稍活动,有触痛。④果酱样黏液血便,一般于发病6~12小时后出现。未解血便并不能说明无血便发生。直肠指检是不可缺少的。注意有无肿块及指套上黏附的血便或果酱样便。⑤腹部超声检查多可发现沿结肠框排列的同心圆样回声的套头;空气灌肠发现杯口状阴影最具有诊断意义,同时也可以开始治疗。

需要注意的是,上述1~4项多数患儿不会同时出现,可能仅有1项或2~3项表现,临床上对出现第1项表现的患儿需高度警惕,如同时具有第5项可确诊本病。

(4)梅克尔憩室:梅克尔憩室为胚胎期卵黄管残留所致,是儿童期较常见的消化道畸形。正常人群发病率为1%~2%,其中约8%~22%憩室会出现并发症。如无并发症发生时可无任何临床表现。消化道出血是梅克尔憩室最常见的并发症,其次为肠梗阻和腹膜炎,较少见。

诊断要点:①原因不明的消化道出血,特别是患儿突然发生大量便血且无腹痛及腹部体征者,是梅克尔憩室溃疡出血的一个特征;②突然发生肠梗阻症状,应考虑到梅克尔憩室或纤维索带所致的肠粘连、肠扭转或肠套叠;③急性腹膜炎的患儿,应考虑有梅克尔憩室炎并发穿孔所致的可能;④有异位胃黏膜存在者,^{99m}Tc(锝)放射性核素扫描显示脐或右下腹部放射性密集区,对确诊有价值,有经验的超声科医生可发现肿胀的憩室。

需要注意的是,梅克尔憩室的患儿体格检查可无特异性体征,仅有上述并发症的相应体征。手术前明确诊断很困难,诊断目标一般能确定为急诊手术探查的急腹症即可。因此任何腹腔探查手术,特别是阑尾炎为诊断而行手术者,若术中发现阑尾炎症不重且无其他禁忌,需常规探查回肠末端至少150cm肠管。

(5)急性肠梗阻:是小儿腹部外科急症中的常见病症。主要以阵发性腹痛、恶心、呕吐、腹胀、肛门停止排便排气为主要表现。主要病理改变为肠管通道被机械性完全阻断,需外科急诊处置。临床上主要分为两种:一种是单纯性肠梗阻,如粪石性肠梗阻;另一种是肠管与相应血管同时闭塞,即绞窄性肠梗阻。后一种情况更为紧急,患儿在短期内出现肠坏死、腹膜炎、脓毒症休克等。在临床工作中对该类患儿需高度重视,以免出现致死性或致残性后果。

诊断要点:①既往有手术或腹部外伤病史、近期内有腹腔内感染史、有腹腔内结核或肿瘤病史。②腹部查体扪及较固定的张力性肠型或包块。③腹部X线检查发现有孤立异常扩张的肠祥或腹部有钙化点(胎粪性腹膜炎或腹腔内结核后遗钙化);腹部彩超检查提示梗阻部位肠管扩张、肥厚及腹水。

需要注意的是,临床上肯定诊断绞窄性肠梗阻后需立即手术探查;无肠绞窄表现但怀疑广泛粘连者,可先行胃肠减压,观察 48~72 小时后病情无好转,即使不肯定绞窄也应手术探查;腹腔穿刺为血性腹水,即使是误穿入肠腔内血性液也提示肠绞窄。

【病情观察及随访要点】

1. 密切观察腹痛变化、压痛范围、腹肌紧张、反跳痛情况,根据病情选择定时复查腹部 X 线、超声、CT、造影或内镜检查等以明确病情进展。

2. 观察生命体征及意识状态,注意有无水电解质及酸碱平衡紊乱,注意腹部体征有无加重,做好术前准备。

【治疗原则】

当诊断不明确但病情尚非危重时,允许一个时期的严密观察,经常查看症状进展,结合仔细轻柔的腹部反复检查,可以避免许多不必要的手术而不致冒延迟诊断的危险。患儿对查体不合作时,应毫不迟疑地应用镇静剂,当患儿安静后对急性腹部疾病的评估能作出更为确切的判断。

对诊断不明的病例使用抗生素应慎重,大剂量抗生素治疗可掩盖疾病的进展,并导致严重并发症。

若诊断不明而患儿有明显的腹膜炎体征,经纠正水电解质紊乱后,应做手术探查。

【预防】

急腹症病因不明。一般来说不属于传染病,因此预防工作缺乏有效的方案,发病率始终居高不下。随着医学进步,以及对急腹症认识的提高,及时的诊断和治疗,包括高危年龄在内的患儿死亡率已明显下降,但小儿重病率及并发症的发生率仍很高。

【转诊指征】

1. 有外科急腹症的诊断线索要及时请外科会诊或转诊。

2. 新生儿或小婴儿围手术期的处理要求高,如无治疗条件需转诊。

3. 部分疾病病因复杂,如无专科医生需转诊。

4. 急腹症手术后并发症多,处理困难,如有并发症发生需转诊。

5. 术后肠道功能恢复慢,需长期肠外营养支持者需转诊。

【常见临床问题及沟通要点】

1. 急腹症病因复杂。术前完全明确诊断困难,在有外科手术探查指征的前提下,可手术探查,明确病因和进一步处理。

2. 急腹症病情发展快,危害重。早期手术治疗是减少死亡率及并发症最有效的手段。

3. 急腹症的早期诊断很重要。诊断依据临床表现为主,辅助检查在疾病早期阴性率较高,不能以辅助检查结果作为诊断的必要依据。

4. 急腹症术后并发症多,处理困难,多学科密切合作很有必要。

（郭振华 李晓庆）

第十六章

| 医学人文

学习目标

通过学习能认识到，作为一名合格的医生，应该"以患儿为中心"，始终把患儿利益放在第一位，注重人文关怀，构建和谐医患关系，注重团结协作守住医疗质量关，以良好的医德服务儿童及家庭的健康。

社会高度的发展，人们对健康生活的需求日益增长，医疗卫生服务已成为社会关注的焦点和民生工程重点。为人民卫生健康服务的医生队伍自然也成为了建设的重点。我国从2018年起，将每年8月19日设立为"中国医师节"，这是医务工作者自己的节日，体现了党中央对卫生健康工作的高度重视，对广大医务人员在疾病预防治疗、医学人才培养、医学科技发展等方面取得成绩的充分肯定。同时，也是发出召唤，提出弘扬"敬佑生命、救死扶伤、甘于奉献、大爱无疆"的精神，是全心全意为人民健康服务的时代要求。医生必须重视职业素养、专业能力及综合能力的培养，当个人的从业行为、工作思维与职业角色达到一致，才能成为符合时代要求和医疗卫生改革需求的合格医生。

一、恪守职业精神，做合格的医生

晋代的名医杨泉认为"夫医者，非仁爱之士不可托也；非聪明答理不可任也，非廉洁淳良不可信也"。即为医者，不可缺仁爱之心。作为健康的守护者，要以人为本，敬畏生命。我国外科学之父裘法祖说过，"德不近佛者不可以为医，才不近仙者不可以为医"。先贤的箴言，一字一句都在阐释一个至精至纯的真理，出色的医务工作者必须具备崇高的医德，恪守职业精神，怀有诚挚的情感，急患者所急、痛患者所痛，在救死扶伤的行动中竭力相救、无畏无怨、无私奉献、大爱无言。

陈翠贞教授是上海第一医学院附属儿科医院院长，也是重庆医科大学附属儿童医院首任院长，是国内儿科专业的先驱者之一。在临床工作中，她自主研究，创造创新应用氨苯磺胺治疗儿童急性痢疾。她总是强调"要把患儿当作自己的弟弟妹妹，看做亲人""冬天给孩子做叩诊或触摸身体的时候，要先在热水里或暖气上暖手"。一大批儿科前辈们，他们以身作则，身体力行，尊重家长，关心孩子，他们用崇高的职业精神和精湛的医术，诠释着儿科医务工作者深厚的文化内涵和优良的传统作风。

现代医学迅猛发展，突出了"医学科技物化"，先进的医疗设备确实提高了疾病诊治的整体水平。但是，患者就医的获得感并没有同步提高，主要原因是患者对医疗服务的基本体验是来自于医务工作者的责任心、服务态度、对患者利益和隐私的保护等。

由此可见，无论基于社会道德规范，还是医务人员的行为规范，出色的医务工作者都应遵守职业道德，让自己成为一个具有仁心仁术的医务工作者。加强医务工作者职业素养的培养和教育，与专业知识和技能培养同等重要。我们所进行的医学教育和培训就是将医生培养成为尊重生命、维护健康、关爱患儿的医务工作者。

二、以患者为中心，始终把患者利益放在第一位

医疗卫生服务工作有其特殊的职业要求，身处于道德、法律之间，恪守医德，谨慎行医，是从医的根本。如果违背医德，就有可能触及法律并受到法律的制裁，甚至被逐出医疗行业。医务工作者廉洁自律，淡泊名利，不但是职业道德的需要，更是遵守社会规范的需要。

2010年中国医师协会讨论通过中国医师宣言，《宣言》中强调：健康是人全面发展的基础。作为健康的守护者医师，应遵循患者利益至上的基本原则。在经济利益的驱动下，患者的利益容易受到侵害。临床中几十元钱能治好的病，可能要花上几百元。原本不必要的检查，却让患者反复做，患者不满意的过度检查、过度医疗的根源就在于一个"利"字。

在市场经济的浪潮里，把患者利益放在第一位，打造一个风清气正的医疗环境，说起来容易，做起来难。

正因如此，2012年卫生部出台了《国家医疗机构从业人员的行为规范》，其中明确规定了医务人员要"以人为本，践行宗旨；遵纪守法，依法执业；尊重患者，关爱生命；优质服务，医患和谐；廉洁自律，恪守医德；严谨求实，精益求精；爱岗敬业，团结协作；乐于奉献，热心公益"等。

医务工作者遵循患者利益至上的基本原则。一是在患者了解病情的基础上，尊重患者有权选择治疗的决定。当然，患者是否有决定能力，就极为重要。二是治疗中"不伤害原则"，这是希波克拉底最先提出的治疗观点。可以理解为医师要选择适合患者的最小伤害的治疗方案，把在治疗中必然产生的伤害减到最小程度，直至完全无伤害。三是自觉为患者保密医疗信息，个人信息。

在日常医疗活动中，如巡视病房、观察病情的次数，医护人员是否认真执行诊疗常规等，每一个细小的医疗服务行为，都能体现医务人员的良心、道德和责任心。医务人员是患者健康的守护使者，就应该持以慎独、自律的精神，把患者的利益放在第一位，竭力为患者工作。

三、注重人文关怀，构建和谐医患关系

近年来，医学人文精神的缺失是一个突出的现象，医务人员对于疾病的诊断过多依赖医疗仪器，不仅是医生、还是患者乃至整个社会人群，都沉浸在"先进仪器设备和药物保障健康"的现代盲从中。由此，在医疗服务过程中，"只见病不见人""只治病不治人"等现象愈演愈烈，导致冷漠的医患关系不正常成长，偏离了"医乃仁术""大医精诚"的医学轨道。

西方著名医学家特鲁多说过："医学关注的是在病痛中挣扎、最需要精神关怀和治疗的人，医疗技术自身的功能是有限的，需要在沟通中体现的人文关怀去弥补"，"治愈、帮助和

安慰"，对于儿科医务工作者来说，在治疗接触中，需要更多关心、安抚患儿，增强他们的安全感，因此儿科诊疗过程中人文关怀的需求更为必要和迫切。医务人员主动的服务、整洁的仪表、优雅的仪态、温和的语气、清晰的表达、耐心的倾听、以及对患儿及家属的需求进行及时处理、反馈等等，每一个医疗互动的细节中的人文关怀都可以缓和患儿及家属的紧张情绪和敏感的心理。

我国著名肝胆外科名师吴阶平教授曾经说："医生的服务对象是人，世界上最复杂的事物莫过于人。要做一名好医生，首先一点要研究人，全心全意为人民服务，这就是医德。医德不光是愿望，更是一种行动，这个行动要贯穿医疗的全过程，贯穿医生的整个行医生涯。"

党的十八大以来，国家卫生健康委员会在医疗卫生改革中，启动了"进一步改善医疗卫生服务行动计划""智慧医疗""加强现代化制度建设"等专项工作，强调以患者为中心，深化优质服务，构建充满人道主义关爱、医患双方相互支持配合的和谐关系。

作为集医疗、教学、科研一体的大型三甲儿童医院，我院从十二五规划起，把文化建院作为医院发展纲要，坚持塑造医务人员的人文素养，努力提升医务人员的人文精神。

我们倡导"以患者为中心"的医疗服务，把人文关怀融入到患者的治疗及照护的全过程。在新生儿中心，由于病区不对家长开放，也不能陪护，用"宝宝的一天"的微视频为年轻的父母呈现孩子的治疗情况、在病房的一天的生活状况。看到视频后，家长释放出他们的焦虑和担心，在获得安慰和理解的同时，也增加对医生治疗的信任度和依从性。在肿瘤病房，孩子病情的严重性让患儿和家长都承受着巨大的痛苦，医务工作者不仅要给予及时有效的技术服务，更要多关心患儿及家长的感受，尊重他们的基本需求和基本愿望。一本书籍、一首音乐、一个玩具、一场心与心的对话……，他们会接收到你把他们看作人的整体，是需要帮助和关心的人。这样的医患沟通，会舒缓他们受疾病导致的紧张、焦虑，甚至恐惧，有时还会增加患儿和家长战胜疾病的勇气和信心。

医学人文的培育应伴随从医学生到医生的从业的全过程，更应该成为医务工作者的终身学习的内容之一。2013年，国家卫生计生委等七部委联合颁发《关于建立住院医师规范化制度的指导意见》，其中医学人文素质的培养是住院医师规范化培训的重要内容。只有当医务工作者把人文关怀作为行医的职责之时，医生对患者的态度和服务的温度就会转变，医患之间的关系就会跨越不解或对立，形成有利于解除病患的合作关心，这也是医务工作者和患者的共同期待。作为医生必须要参加执业医师的职业考试，关于医学人文的测试是必须掌握的知识点。

四、团结协作，守住医疗质量关

20世纪后半叶，儿科学取得迅速发展。随着儿科学的不断进步，儿科学不同专业领域研究的拓宽和深入，儿科学的亚专业得到发展，至今相继出现了儿童保健学、小儿外科学、小儿传染病学、小儿呼吸学病学、小儿内分泌学、小儿心脏病学、小儿神经病学、还有小儿肿瘤病学、小儿免疫病学等。

儿科医师的职业特点与儿科专业的特点具有直接的关系。儿童的疾病发病急、变化快、病情反复发作且表现不典型，儿童致病的病理反应与年龄也有关系，这些因素使得儿科医师要快速而准确的诊断患儿病因，其"诊治模式"中患儿家长和不同儿科亚专业同行都是重要的参与者。

儿科医师要根据患儿的病情进行评估,在实施检查、诊断、治疗中,需要一个多角色的医护团队,这个治疗团队有医师、护士、药剂师、营养师、医技人员,有的医院还会有社会工作者的加入。由此可见,解决患儿病情的诊断和治疗,需要团队成员之间的良好沟通,共同制订或调整患儿的治疗方案,既能有效明确患儿的诊治方案,同时也增强医生、医护之间的协同,更利于患者获得安全的治疗和照护。

医学是伴随着人类的诞生而产生的。自从有了人类,就有了疾病,人类对疾病和人体的认识也经过了漫长的历史过程。"敬业者,专心致悉,以事其业也。"综上所述,任何成功都和良好的习惯分不开,当医务工作者把恪守医德、敬业奉献、人文关怀、团结协作当成习惯,就能从职业精神中汲取力量,用医学人文构建有温度的医患关系,并受到患者的敬重、同事的敬佩和领导的赏识。医务工作者在为人类寻求预防疾病、减轻病痛、治愈疾病、维护健康的医学目的实现的过程,也是人类敬畏生命、尊重生命、尊重思想、尊重灵魂、彰显医学人文精神的过程。

（刘 芳）

参 考 文 献

1. 王卫平，孙锟，常立文.儿科学.9版.北京：人民卫生出版社，2018.

2. 江载芳，申昆玲，沈颖.诸福棠实用儿科学.8版.北京：人民卫生出版社，2015.

3. 方建培.儿科学.4版.北京：人民卫生出版社，2018.

4. 李秋.儿科临床手册.北京：人民卫生出版社，2014.

5. 薛辛东，杜立中，毛萌，等.儿科学.2版.北京：人民卫生出版社，2012.

6. 沈晓明，朱建幸，孙锟.尼尔森儿科学.17版.北京：北京大学医学出版社，2007.

7. 孙锟，沈颖.小儿内科学.5版.北京：人民卫生出版社，2014.

8. 毛萌，李廷玉.儿童保健学.3版.北京：人民卫生出版社，2017.

9. 黎海芪.实用儿童保健学.北京：人民卫生出版社，2016.

10. 邵肖梅，叶鸿瑁，丘小汕，等.实用新生儿学.5版.北京：人民卫生出版社，2019.

11. 杨锡强.儿童免疫学.北京：人民卫生出版社.2011.

12. 方峰，俞慧.小儿传染病学，4版，北京：人民卫生出版社，2014.

13. 李兰娟，王宇明.感染病学.3版.北京：人民卫生出版社，2015.

14. 杨思源，陈树宝.小儿心脏病学.4版.北京：人民卫生出版社，2012.

15. 李小梅.小儿心律失常学.北京：科学出版社，2004.

16. 谢鹏.神经系统疾病与精神疾病.北京：人民卫生出版社，2017.

17. 顾学范.临床遗传代谢病.北京：人民卫生出版社，2015.

18. 颜纯，王慕逖.小儿内分泌学.2版.北京：人民卫生出版社，2006.

19. 蔡威，孙宁，魏光辉.小儿外科学.5版.北京：人民卫生出版社，2014.

20. 张金哲.张金哲小儿外科学.北京：人民卫生出版社，2013.

21. 周文浩，李秋.儿科人文与医患沟通.北京：人民卫生出版社，2016.

22. 卫生部新生儿疾病重点实验室复旦大学附属儿科医院，《中国循证儿科杂志》编辑部，GRADE 工作组中国中心.足月儿缺氧缺血性脑病循证治疗指南(2011标准版).中国循证儿科杂志，2011，6(5)：327-335.

23. 《中华儿科杂志》编辑委员会，中华医学会儿科学分会新生儿学组.新生儿黄疸诊疗原则的专家共识.中华儿科杂志，2014，52(10)：745-748.

24. 中华医学会儿科学分会新生儿学组，中国医师协会新生儿科医师分会感染专业委员会.新生儿败血症诊断及治疗专家共识(2019年版).中华儿科杂志，2019，57(4)：252-257.

25. 中华医学会儿科学分会免疫学组.儿童系统性红斑狼疮诊疗建议.中华儿科杂志，2011，49：506-514.

26. 中华医学会儿科学分会免疫学组.幼年型类风湿关节炎(多/少关节型)诊疗建议.中华儿科杂志，2012，50：20-26.

27. 中华医学会儿科学分会心血管学组.川崎病冠状动脉病变的临床处理建议.中华儿科杂志，2012，50：746-749.

28. 中华医学会儿科学分会免疫学组.儿童过敏性紫癜循证诊治建议.中华儿科杂志，2013，51：502-507.

29. 中华医学会儿科学分会免疫学组.原发性免疫缺陷病的早期识别线索(征求意见稿).中华儿科杂志，2015，53：893-897.

30. 中华医学会儿科学分会免疫学组.原发性免疫缺陷病免疫球蛋白G替代治疗专家共识.中华儿科杂

志, 2019, 57: 909-912.

31. 刘文忠, 谢勇, 陆红, 等. 第五次全国幽门螺杆菌感染处理共识报告. 中华消化杂志, 2017, 37 (6): 364-378.

32. 李胤颖, 刘泉波. 儿童食物过敏性胃肠病发病机制研究进展. 国际检验医学杂志, 2012, 33 (5): 569-571.

33. 陈妮妮, 詹学. 儿童食物过敏: 饮食干预. 中华临床医师杂志 (电子版), 2013, 7 (5): 2129-2131.

34. 中华医学会儿科学分会心血管学组《中华儿科杂志》编辑委员会. 小儿心力衰竭诊断与治疗建议. 中华儿科杂志, 2006, 44 (10): 753-757.

35. 何兵, 江钟炎, 度虎. 儿童心肌炎诊断建议解读. 中华儿科杂志, 2019, 57 (2): 90-92.

36. 中国医师协会儿科医师分会先天性心脏病专家委员会, 中华医学会儿科学分会心血管学组,《中华儿科杂志》编辑委员会. 儿童常见先天性心脏病介入治疗专家共识. 中华儿科杂志, 2015, 52 (1): 17-20.

37. 中华医学会儿科学分会肾脏病学组. 紫癜性肾炎诊治循证指南 (2016). 中华儿科杂志, 2017, 55 (9)：647-651.

38. 中华医学会儿科学分会肾脏病学组. 儿童激素敏感、复发/依赖肾病综合征诊治循证指南 (2016). 中华儿科杂志, 2017, 55 (10): 729-734.

39. 上海市疾病预防控制中心, 杭州市疾病预防控制中心, 苏州市疾病预防控制中心, 中国儿童免疫与健康联盟. 特殊健康状态儿童预防接种专家共识之十六—肾脏疾病与预防接种. 中国实用儿科杂志, 2019, 34 (4): 265-266.

40. 上海市疾病预防控制中心, 杭州市疾病预防控制中心, 苏州市疾病预防控制中心, 中国儿童免疫与健康联盟. 特殊健康状态儿童预防接种专家共识之十九—免疫抑制剂与预防接种. 中国实用儿科杂志, 2019, 34 (5): 335-336.

41. 中华医学会儿科学分会肾脏病学组. 泌尿道感染诊治循证指南. 中华儿科杂志, 2017, 55 (12): 898-901.

42. 中华医学会儿科学分会血液学组《中华儿科杂志》编辑委员会. 儿童获得性再生障碍性贫血诊疗建议. 中华儿科杂志, 2014, 52 (2): 103-106.

43. 中华医学会儿科学分会血液学组《中华儿科杂志》编辑委员会. 重型β地中海贫血的诊断和治疗指南 (2017 年版). 中华儿科杂志, 2018, 56 (10): 940-943.

44. 中华医学会血液学分会红细胞疾病 (贫血) 学组. 自身免疫性溶血性贫血诊断与治疗中国专家共识 (2017 年版). 中华血液学杂志, 2017, 38 (4): 265-267.

45. 中华医学会儿科学分会血液学组《中华儿科杂志》编辑委员会. 儿童原发性免疫性血小板减少症诊疗建议. 中华儿科杂志, 2013, 51 (5): 389-391.

46. 中华医学会儿科学分会血液学组中华医学会血液学分会止血血栓组中国血友病治疗协作组儿童组/预防治疗组《中华儿科杂志》编辑委员会. 儿童血友病诊疗建议. 中华儿科杂志, 2011, 49 (3): 196-198.

47. 中华医学会血液学分会血栓与止血学组中国血友病协作组儿童组中华医学会儿科学分会血液学组. 中国儿童血友病专家指导意见 (2017 年). 中国实用儿科杂志, 2017, 32 (1): 1-5.

48. 中华医学会儿科学分会血液学组《中华儿科杂志》编辑委员会. 儿童急性淋巴细胞白血病诊疗建议 (第四次修订). 中华儿科杂志, 2014, 52 (9): 641-644.

49. 中华医学会儿科学分会神经学组, 热性惊厥诊断治疗与管理专家共识 (2016). 中华儿科杂志, 2016, 54 (10): 723-727.

50. 中华医学会儿科学分会神经学组, 热性惊厥诊断治疗与管理专家共识 (2017 实用版). 中华实用儿科临床杂志, 2017, 32 (18): 1379-1382.

51. 中华医学会儿科学分会神经学组. 儿童社区获得性细菌性脑膜炎诊断与治疗专家共识. 中华儿科杂志, 2019, 57 (8): 584-591.

52. 中国康复医学会儿童康复专业委员会, 中国残疾人康复协会小儿脑性瘫痪康复专业委员会,《中国脑性瘫痪康复指南》编委会. 中国脑性瘫痪康复指南 (2015): 第一部分. 中国康复医学杂志, 2015, 30 (7): 747-754.

53. 中国康复医学会儿童康复专业委员会, 中国残疾人康复协会小儿脑性瘫痪康复专业委员会, 《中国脑性瘫痪康复指南》编委会. 中国脑性瘫痪康复指南 (2015): 第五部分. 中国康复医学杂志, 2015, 30 (11): 1196-1198.

54. 叶军. 高苯丙氨酸血症的诊治及研究进展. 临床儿科杂志, 2010, 28 (2): 197-200.

55. 刘刚, 夏少岭, 苏有林, 等. 重视医学人文精神建设, 努力提升优质服务能力. 中国初级卫生保健, 2018.

56. KLIEGMAN RM. Nelson textbook of pediatrics, 20thEd, Kliegman, Elsevier's Health Sciences Rights Departmentin Philadelphia, PA, USA, 2016.

57. Rudolph's Pediatrics. 22nd ed. ColinD. Rudolph, The McGraw-Hill Companies, 2011.

58. Pediatric Nutrition Handbook. 7th ed. Ronald E. Kleinman, American Academy of Pediatrics, 2014.

59. American Psychiatric Association. Diagnostic and Statistical Manual of Mental Disorders. 5th Ed. Arlington, VA: American Psychiatric Association, 2013.

60. ORKIN SH, NATHAN DG, et al. Nathon and Oski's Hematology and Oncology of Infancy and Childhood. 8th ed. Philadelphia: Saunders, 2014.

61. JOHNSON L, BHUTANI VK, KARP K, et al. Clinical report from the pilot USA Kernicterus Registry (1992 to 2004). Journal of Perinatology, 2009, 29: S25-S45.

62. BAKER RD, GREER FR. Committee on Nutrition American Academy of Pediatrics. Diagnosis and prevention of iron deficiency and iron-deficiency anemia in infants and young children (0-3 years of age). Pediatrics, 2010, 126 (5): 1040.

63. WANG RR, YANG SH, et al. Exome sequencing confirms molecular diagnoses in 38 Chinese families with hereditary spherocytosis. Sci China Life Sci, 2018.

64. CIEPIELA O. Old and new insights into the diagnosis of hereditary spherocytosis. Ann Transl Med, 2018, 6 (17): 339.

65. LIN F, LOU ZY, et al. The gene spectrum of glucose-6-phosphate dehydrogenase (G6PD) deficiency in Guangdong province, China. Gene, 2018, 678: 312-317.

66. LIU Z, YU C, LI Q, et al. Chinese newborn screening for the incidence of G6PD deficiency and variant of G6PD gene from 2013 to 2017. Hum Mutat. 2019 Sep 6.

67. NEUNERT C, LIM W. The American Society of Hematology 2011. evidence-based practice guideline for immune thrombocytopenia. Blood, 2011, 117 (16): 4190-207.

68. RAJ AB. Immune thrombocytopenia: pathogenesis and treatment approaches. J Hematol Transfus, 2017, 5 (1): 1056-1065.

69. SRIVASTAVA A, BREWER AK, et al. Guidelines for the Management of Hemophilia. Haemophilia, 2012, 19 (1).

70. BHOJWANI D, YANG JJ, PUI CH. Biology of childhood acute lymphoblastic leukemia. Pediatr Clin North Am, 2015, 62 (1): 47-60.

71. MARK AS, PAUL S, CAROLYN AB. Pediatric Endocrinology. 4th ed. Philadelphia: Elsevier Saunders, 2014.

72. LAURA L, CHOONG W, ARLENE S, et al. Turner syndrome–issues to consider for transition to adulthood. Br. Med. Bull, 2015, 113: 45-58.

73. KESLER SR. Turner Syndrome. Child Adolesc Psychiatr Clin N Am, 2007, 16 (3): 709-722.

74. KRISTIAN AG, ANNE S, CHRISTIAN H, et al. Klinefelter Syndrome—A Clinical Update. J Clin Endocrinol Metab, 2013, 98: 20-30.

75. SIGMAN M. Klinefelter syndrome: how, what, and why？ Fertil Steril, Aug 2012, 98 (2): 251-252.

76. AKSGLAEDE L, JUUL A. Therapy of endocrine disease: Testicular function and fertility in men with Klinefelter syndrome: a review. Eur. J. Endocrinol Mar, 2013, 168: 67-76.

77. TINCANI BJ, MASCAGNI BR, PINTO RD, et al. Klinefelter syndrome: an unusual diagnosis in pediatric patients. J Pediatr (Rio J), 2012, 88 (4): 323-327.

78. PACENZA N, PASQUALINI T, GOTTLIEB S, et al. Clinical Presentation of Klinefelter's Syndrome: Differences According to Age. Int J Endocrinol, 2012: 324-335.

79. NYHAN WL, BARSHOP BA, AQEEL AI. Atlas of Inherited Metabolic Diseases. 3rd ed. London: Hodder Arnold, 2012.

80. CAMP KM, PARIS MA, ACOSTA PB, et al. Phenylketonuria Scientific Review Conference: state of the science and future research needs. Mol Genet Metab, 2014, 112 (2): 87-122.

附录 1 常见急性传染病的潜伏期、隔离期及观察期

病名		潜伏期		隔离期	接触者观察期
		常见	最短至最长		
病毒性肝炎	甲型	30 天	15~45 天	自发病之日起共 3 周	密切接触者以医学观察不少于 40 天
	乙型	60~90 天	45~160 天	急性期隔离至病情稳定	急性肝炎密切接触者医学观察 45 天
	丙型	56 天	30~180 天	急性期隔离至病情稳定	
	戊型	36 天	15~70 天	自发病之日起不少于 30 天	密切接触者以医学观察 60 天
脊髓灰质炎		7~14 天	4~35 天	自发病之日起不少于 40 天	集体机构儿童医学观察 20 天
伤寒		7~14 天	3~30 天	症状消失后每隔 5 天做粪便培养,连续 2 次阴性	医学观察 25 天
副伤寒		8~10 天	2~15 天	症状消失后每隔 5 天做粪便培养,连续 2 次阴性	医学观察 15 天
霍乱、副霍乱		1~3 天	数小时~7 天	症状消失后 6 天,并隔日做粪培养,连续 3 次阴性	医学观察 5 天,并大便培养 3 次阴性
细菌性痢疾		1~2 天	数小时~7 天	症状消失后粪便培养连续 2 次阴性	医学观察 7 天
阿米巴痢疾		7~14 天	4 天~1 年	症状消失,大便连续 3 次无滋养体及包囊	不检疫
食物中毒	沙门菌	18 小时	4 小时~3 天	患者集中隔离、治疗至症状消失后	不检疫
	葡萄球菌	2.5~3 小时	0.5~6 小时		
	肉毒杆菌	12~36 小时	2 小时~10 天		
	嗜盐菌	6~20 小时	1~99 小时		
流感		1~3 天	数小时~4 天	症状消失或热退后 2 天	大流行期间集体机构人员检疫 4 天

续表

病名		潜伏期		隔离期	接触者观察期
		常见	最短至最长		
麻疹		10 天	6~21 天	出疹后 5 天,合并肺炎出疹后 10 天	易感者医学观察 21 天
风疹		14~21 天	5~25 天	一般不需要隔离,必要时隔离至出疹后 5 天	不检疫
水痘		14 天	10~21 天	全部结痂	医学观察 21 天
流行性腮腺炎		16~18 天	12~25 天	腮腺肿胀完全消退	医学观察 30 天
手足口病		3~5 天	2~14 天	发病后 14 天	集体机构医学检疫 7 天
猩红热		2~4 天	1~7 天	有效抗生素治疗后至少 24 小时	医学观察 7 天
白喉		2~4 天	1~7 天	症状消失后 14 天或咽拭子培养 2 次阴性	医学观察 7 天
百日咳		7~14 天	5~21 天	有效抗生素治疗后 5 天或痉咳后 21 天	医学观察 21 天
流行性脑脊髓膜炎		2~3 天	1~10 天	症状消失后 3 天或病后 7 天	医学观察 7 天
流行性乙型脑炎		10~14 天	4~21 天	体温正常,隔离在防蚊室内	不检疫
流行性斑疹伤寒		10~12 天	5~23 天	彻底灭虱或体温正常 12 天	彻底灭,医学观察 21 天
肾综合征出血热		7~14 天	4~60 天	急性症状消失	不检疫
狂犬病		1 年以内	4 天~19 年	症状消失	不检疫,被可疑狂犬病咬伤后注射疫苗
布鲁菌病		14~21 天	3 天~1 年以上	症状消失	不检疫
鼠疫	腺鼠疫	2~5 天	2~8 天	至炎症消散	医学观察 9 天,预防接种或注射血清者检疫 12 天
	肺鼠疫	1~3 天	原发感染数小时~6 天;预防接种者可长达 9~12 天	症状消失后每 3 天做痰培养,连续 3 次阴性	医学观察 9 天,预防接种或注射血清者检疫 12 天
炭疽		不超过 2 周	皮肤炭疽 1~5 天;肺炭疽 12 小时至数月;肠炭疽 1 天	症状消失,细菌学检查 2 次阴性	医学观察 12 天
钩端螺旋体		7~14 天	2~28 天	症状消失,痊愈	不检疫

病名		潜伏期		隔离期	接触者观察期
		常见	最短至最长		
回归热		7~8 天	2~14 天	彻底灭虱或体温正常12 天	彻底灭虱,医学观察 15 天
疟疾	恶性疟	12 天	9~16 天	不隔离住所内应防蚊、灭蚊	不检疫
	间日疟	10~12 天	10~20 天		
	卵形疟	13~15 天	长潜伏期原虫可达 6 个月以上		
	三日疟	14~25 天	15~45 天		
登革热		5~8 天	2~15 天	在防蚊设施的室内至病后 7 天	不检疫

附录2 中国男性、女性儿童青少年血压参照标准

附表 2-1 中国男性儿童青少年血压参照标准（mmHg）

年龄（岁）	SBP				DBP-K4				DKP-K5			
	P_{50}	P_{90}	P_{95}	P_{99}	P_{50}	P_{90}	P_{95}	P_{99}	P_{50}	P_{90}	P_{95}	P_{99}
3	90	102	105	112	57	66	69	73	54	66	69	73
4	91	103	107	114	58	67	70	74	55	67	70	74
5	93	106	110	117	60	69	72	77	56	68	71	77
6	95	108	112	120	61	71	74	80	58	69	73	78
7	97	111	115	123	62	73	77	83	59	71	74	80
8	98	113	117	125	63	75	78	85	61	72	76	82
9	99	114	119	127	64	76	79	86	62	74	77	83
10	101	115	120	129	64	76	80	87	64	74	78	84
11	102	117	122	131	65	77	81	88	64	75	78	84
12	103	119	124	133	66	78	81	88	65	75	78	84
13	104	120	125	135	66	78	82	89	65	75	79	84
14	106	122	127	138	67	79	83	90	65	76	79	84
15	107	124	129	140	69	80	84	90	66	76	79	85
16	108	125	130	141	70	81	85	91	66	76	79	85
17	110	127	132	142	71	82	85	91	67	77	80	86

1mmHg = 0.133kPa；P_{50} 用于比较不同人群的平均血压水平；P_{90} 以上小于 P_{95} 为正常高血压；P_{95} 以上小于 P_{99} 者为高血压；P_{99} 以上为重度高血压

附表 2-2 中国女性儿童青少年血压参照标准（mmHg）

年龄（岁）	SBP				DBP-K4				DBP-K5			
	P_{50}	P_{90}	P_{95}	P_{99}	P_{50}	P_{90}	P_{95}	P_{99}	P_{50}	P_{90}	P_{95}	P_{99}
3	89	101	104	110	57	66	68	72	55	66	68	72
4	90	102	105	112	58	67	69	73	56	67	69	73
5	92	104	107	114	59	68	71	76	57	68	71	76

续表

年龄（岁）	SBP				DBP-K4				DBP-K5			
	P_{50}	P_{90}	P_{95}	P_{99}	P_{50}	P_{90}	P_{95}	P_{99}	P_{50}	P_{90}	P_{95}	P_{99}
6	93	106	110	117	61	70	73	78	58	69	72	78
7	95	108	112	120	62	72	75	81	59	70	73	79
8	97	111	115	123	63	74	77	83	60	71	74	81
9	98	112	117	125	63	75	78	85	61	72	76	82
10	99	114	118	127	64	76	80	86	62	73	77	83
11	101	116	121	130	65	77	80	87	64	74	77	83
12	102	117	122	132	66	78	81	88	65	75	78	84
13	103	118	123	132	66	78	81	88	65	75	78	84
14	104	118	123	132	67	78	82	88	65	75	78	84
15	104	118	123	132	67	78	82	88	65	75	78	84
16	104	119	123	132	68	78	82	88	65	75	78	84
17	105	119	124	133	68	79	82	88	66	76	78	84

　　1mmHg = 0.133kPa；P_{50} 用于比较不同人群的平均血压水平；P_{90} 以上小于 P_{95} 为正常高血压；P_{95} 以上小于 P_{99} 者为高血压；P_{99} 以上为重度高血压